這一年，
我靠植物找回自己

讓疲憊歸零，綠活慢療重啓人生

ROOTBOUND

Rewilding a Life

Alice Vincent

愛麗絲・文森 ——著　鼎玉鉉 ——譯

獻給那些把土壤和種子交付給我的人

目錄

CONTENTS

九月

高線公園是倫敦最特別的景致。它由人建造，卻被人遺忘。秋天很快就要來了。我需要燃燒，需要明確處理不得不捨棄的事物，才能挪出沉思的空間，迎向即將到來的冬天。

119

十月

在公園裡，交通全都靜止，時間得以壓縮。我感覺自己在公園裡獲得了提升：從那些緊張會議與糟糕結局中提升，以及神智混沌、虛耗光陰的下午中提升。

151

十一月

手上這株從別人那「繼承」來的鏡面草，是園藝重視分享的獨特語言。這種來自中國雲南的植物是如何源遠流長、千里迢迢，飄進每個英國人的家裡。它是愛的產物，持續散播，並努力活著。

185

十二月

在阿姆斯特丹的耶誕夜，我不知道自己是否已經準備好，準備好再度失去一個人。我透過園藝勞動分散注意力，卻無法注意到植物依然在生長。確實，事物依然在增長。

209

生命正湧進這座城市，我的身心都反映了這點。我寧可帶著好奇，放任一切自由生長，看它們能變得多美，而不是持續努力去控制一切。畢竟，生命是如此不羈。

前言

如果靠得夠近，就能無視眼前的金屬。用指節緊緊勾著鐵絲網，望進間隙，白色的花朵在另一頭搖曳。那是幾十朵的雛菊。宛如磚塊和混凝土間的一場短暫熾熱幻夢。

我最後一次經過這兒是幾週前，從院子裡供應晚餐的餐館漫步回家。這是週日晚上常有的文明儀式：跟朋友見面，撬開扇貝，夾進麵包裡。有人會拍張自拍照，發到網路上。這是舒適生活的標誌，是成就感的所在。這些都是我們這個世代被教導該嚮往的事物：在晚春時節頭一個溫暖愜意的夜晚，跟志趣相投的人外出，簡單吃頓美食後再一同散步回家。在倫敦也是這樣的。

喬許和我手牽著手往斜坡上的家走去，途中我把他拉回來看這些花。有時這真令人感到新奇，彷彿生命就該是如此。有點像個精心設計的笑話，也有點像在玩扮家家酒。這種美好的感覺像一場夢，令人意猶未盡；但又有些偏離生命的喧鬧本質。或許是因為生命本不該注定如此。

之後，所有事物一一破裂噴洩，迅速滿溢四周，令人頭暈目眩。如今我站在這裡，欣賞這片長滿野花、難得未受染指的灌木叢，並思索自己終歸何處。我要如何置身於那不再存在的地方？有人把這些花都剷除，第二年還會再長出來嗎？被壓垮入泥前，花朵在逐漸消逝的餘光下曳動；

也許，這般光景，我們只能夠擁有個幾天。

在我孩提時期，野花是種武器。我們將大自然的恩賜視為平凡卻又強大的物事，是能在我們不時幻想的戰場中派上用場的豐富彈藥。這正是鄉下孩子的特色。

鋸耳草會被拔下來，捏揉成團，往受害者方向輕輕扔去；理想情況下，他們好幾個小時都不會察覺自己已成為箭靶。接下來他們會一無所知地四處遊蕩，鮮綠的芒刺勾在T恤上，掛在他們的背後或肩膀上，或最好在屁股上，直到有人告訴他們發生了什麼事。

蒲公英也具有達到懲罰目的之潛力。五月時，蓬亂的黃花會綻放成更加動人的柔細絨毛，並成為一個個算命大師。那些從蒲公英頭上吹下種子的人，藉由一口氣為許多事占卜，但最主要是確定某兩個人是否互有好感——通常是某個緊張的朋友，與班上最受歡迎或最不受歡迎的男孩。不過，蒲公英的花莖裡還藏著更恐怖的東西：那些被慫恿吸吮蒲公英斷裂花莖的人（通常被再三保證他們將嘗到人間美味）將發現，落在他們舌頭上的乳白汁液帶著濃郁的苦味，這可怕的味道會令他們扭曲臉龐、久久不散，讓犯罪者樂不可支。

最狡猾的，非長滿酢漿草的草地莫屬了。隨著時間過去，這些植物會長得很長，隨風搖曳，迸發成手持細小長矛且恣意拋擲炸彈的種子彈頭。我們當時並不知道它們的名字，但我們知道如何挑選優良草株——有著大量種子，但又不會分布得太稀疏的那種。圓鼓鼓、毛茸茸的那種，通常會是大膽、進階的選擇；新手則會被更具光澤、更多刺的那種吸引，但這種酢漿草的種子往往長得太過緊密，無法妥善利用。更確切來說，介於這兩者之間的才是最佳選擇——而你得有點經驗才能找到。雖然我姊姊的童年時光最初是在城郊度過，但她很快就學會了箇中訣竅，同時也太了解我容易受騙又渴望些什麼，才得以施展詭計。她會挑好武器，說服我要是想體驗飛起來的感覺，就得讓她把它放在我的舌頭上，然後闔起嘴閉上眼睛。接著，葉片會放在正確位置，等待飛翔的感覺得到適當刺激，她就會拉出我嘴邊凸出來的草莖，並在我感覺堅硬、乾燥的種子在齒間噴射爆炸之際，開始咯咯大笑。我一睜開眼就看到她在笑，還得一邊把那些像是永遠吐不完的種子，從嘴巴裡全掏出來。我吐舌亂呸發出的怪腔怪調，像是一種完全沒聽過的語言。

我上過很多次當，而且很少成功把種子全吐出來，所以知道這些把戲——我試圖讓漢娜也去咬這種草，但她很清楚我在打什麼主意。身為鎮上某戶人家年紀最小的孩子，剛搬進村子裡時我還太小，不到上學年紀，正好成了這種校園犯罪的實驗對象。

但我學得很快，在我們鄉下老家周圍的田野與標示不清的小徑間穿梭自若，就如同我懂得尋覓樹籬裡的寶物，也認得莊稼的四時變化一樣。我從未正規地使用確切名詞或農業知識，就只是單純置身於事實中。所有生與死的面貌都藏身其中，藏在這個巷弄與死胡同匯聚的小小地方。青蛙卵會被裝進罐子裡帶到教室，無毛的雛鳥會張著牠們大而無神的眼珠竄出巢穴，到天井四處探索。兔子會奔馳穿越田野。要是有人目睹鼬獾從窩裡跑出來，就會看到牠們停在路旁，翹高屁股，噴出令人哭笑不得的臭氣。羔羊產季會持續數週，期間歡樂和恐懼參半；我們了解到，那些裹著兩層毛皮的動物之所以如此，都是因為死亡已然伴隨著新生事物一起展開。

我們也學到某些植物的規律。橡實變成橡樹，栗子長成七葉樹——或至少是那些沒被醃製在醋中，或每年特意收集、在烤箱中烘烤變硬並費力剝開的果實。至於那些捉弄人的伎倆，我們都知道碰到刺蕁麻葉會很慘，絕對不能拿它來惡作劇：如果你掉進刺蕁麻叢裡，隨之而來的便是火辣刺痛的紅疹，得拿附近質地清涼、柔軟又具舒緩效果的酸模葉揉碎，擦在爬上小腿的傷痕上才行。葉子在我們濕漉漉的掌間逐漸揉捏成丸之際，綠色草藥也從指間流出，沾黏在我們的指縫上。

不過，儘管如此，我們大多數的時間都還是待在屋子裡。即便我們的村子仍保有最令人困惑卻又迷人的傳統，像是烤全豬、拿羊膀胱來玩，以及競爭激烈的農產品展示，但我仍然是個九〇年代的孩子，跟其他人一樣，被科技與未來的呼喚所吸引。我對書房裡安裝的 Windows 95 電腦記憶猶新，也對幾年後連上網際網路的經驗印象鮮明。網路生活的可能如同潮水一般，湧向我們這世代與我們身旁的人，卻鮮少有人能預測到未來會如何發展。

在青少年時期，身在鄉間的我逐漸有了幽閉恐懼。儘管那兒天寬地闊，卻感覺無處可逃。我渴望城市，渴望倫敦，渴望人行道和街頭風格，渴望一股危險及狂歡的感覺，我要的不只是會在毫無照明的小路上被車速過快的車子撞上這類的擔憂。鄉村的寂靜、廣闊的天空，以及有時過於狹隘的眼界，都令我窒息。在這個時期，父母和老師都會問我們將來想做些什麼，鼓勵我們成為某種人，找到個人的使命、職涯及工作。我們複誦著他們的話語，點燃那些該為自己打造未來的需求和熱切渴望。最後我決定成為記者，一份在玩樂中工作的職業。我想讓自己的文字出現在頁面上。因此，我離開，前往那一座又一座過度成長的城市。期間，我從未想起那些植物或那些季節，或被我拋在身後的那些時光；直到我意識到，自己是多麼想念那一切。

我第一次開始對植物感興趣，是在二十多歲的時候，自此便展開一段漫長的旅程。這沒什麼好炫耀的。就算有，我也會將它深深隱藏起來。沉迷園藝會被認為是奇怪、老土的事，是老人家或乏味之人才會有的癖好。而發現新芽冒出、新葉舒展，或打開通風櫃看到十多株發了芽的種子爭先恐後地擠出育苗箱邊緣，那種扎實、縈繞不去的滿足感，更是無法用照片記錄下來的。因為這樣的照片，很容易就會跟千禧世代臉書動態上其他更常見的吸睛訊息並列：凌晨三點哈克尼威克俱樂部之夜的快照，或是布達佩斯迷你假期的景色。

我也不太明白自己為什麼會迷上栽種植物。小時候並沒有人教我要喜歡園藝；我也從來不覺得自己有必要研究植物學，或萌生想去參觀公共花園的念頭。我仍然對園藝那些略顯過時的圖案設計、某種知識性的前提假設，以及某種程度的吹毛求疵等外在形式完全冷感。我只知道，它能帶給我一種在其他地方——既不是在倫敦的明亮燈光中，也不是在時尚宴會或浮誇的相簿裡——所能獲得的純粹樂趣。沉迷於植物，就是去探問數十個引人興奮的問題，去探問這些植物如何、以及為何會表現出某些行為。而我想知道該如何回答這些問題。這是種沉默、無須言語的挑戰，而且完全無須在我腦袋之外的任何地方做解釋。除此之外，植栽跟我生命中迄今為止所有過的其他喧囂動力（拿到好成績，取得學位，找到完美工作，結交一群朋友，並且與他們一同享受那種在社交媒體上看起來會令人羨慕的歡樂時光）不同，絲毫不涉及決心。你投入其中的努力程度確實會影響到結果，但這種因果關係並不牢靠，一切都由我無法控制的因素所決定。對於長時間試著將一切推上正軌的人來說，這就像個永遠令人目眩神迷的魔術把戲。

我就像以往無數人一樣，也搬到倫敦找工作。我適應得很好，在噪音和沒沒無聞中感到自在，並陶醉於不斷變動的狀態。然而，城市其實是人類出於需求而製造出來的，最後人類卻難以在其中生活。在城市裡幾乎沒有太多思考和反省的空間。這裡遠離了空氣、大地和樹枝所具有的千百種細微變化，我也給自己強加上了各式各樣怪異的要求。城市改變了我們的優先考量，迫使我們以自己從沒在意過的方式與人競爭——像是我們的收入，或是去哪裡度假。我們之中有越來越多人生活在城市裡，比以往任何時期都要多。千禧世代，也就是我所隸屬的世代，紛紛湧進這些由玻璃和鋼鐵搭建成的灰濛濛都市，加入居住弱勢的行列，在受不景氣影響的各行各業裡爭搶職位。我們試著擺脫父母的期望，同時創造新的生活方式；我們只想使用，而非擁有，連買房也是如此。我們在職涯階梯上拚命掙扎，步向彷彿萬花筒般變幻莫測、無法預料的未來。我們想同時間完成許多不同的事，即使覺得自己一事無成，還是能表現得若無其事。

我們被迫遠離與我們共享空間的其他生物。我們漸漸看不到植物的存在，並對那些我們再也辨認不出來的綠色植物所具備的力量與用途一無所知。早已有無數世代為了尋求城市裡的炫目財富，離開童年所居住的鄉村。我們並非是最先這麼做的人。但最終，土地呼喚著我們回歸。而我們發現自己正在尋找，一個能帶來療癒的綠色空間。我們藐視法規與教條，在不屬於我們的土壤中種下各種事物，使枯燥物事變得美麗，以便撫慰社會大眾及自己的心靈。有感於工業革命所帶來的煤塵及煙霧，維多利亞時代的執政當局也開始規劃公園空間，好讓人們在肺部遭煙塵填滿之際，還能夠從綠地呼吸到新鮮空氣。之後，就在該世紀的發明狂飆步伐讓它的子民疲憊不堪之際，走在最尖端的創意者也試著透過園藝設計，尋得新的自由。

我們與之前的世代有何不同？蝸居室內的生活中，是什麼形塑了我們的思考、需求及想望？我發現自己又開始渴望起植物的爽脆口感，和那些出人意料的野草種子。我想讓它們在我的舌頭上留下驚喜；什麼都好，強烈點也無妨。我追尋海闊天空，但不在我居住的地方——因為城市之大，不只充滿奇蹟，也充滿挫折——而是在我的思維裡。就在身處那條其他人快速走過的人行道上，盯著那叢雛菊好幾分鐘的時間裡，我意識到自己的渴望。渴望著某種理解能力，某種謙卑的超能力，能把鋸耳草變成惡作劇道具，把肥美黑莓變成墨色零嘴，或把酸膜葉變成解藥。似乎只要好好掌握這些植物的效用，了解什麼會使它們綻放與枯萎，我就能找到一種全新的生活方式。

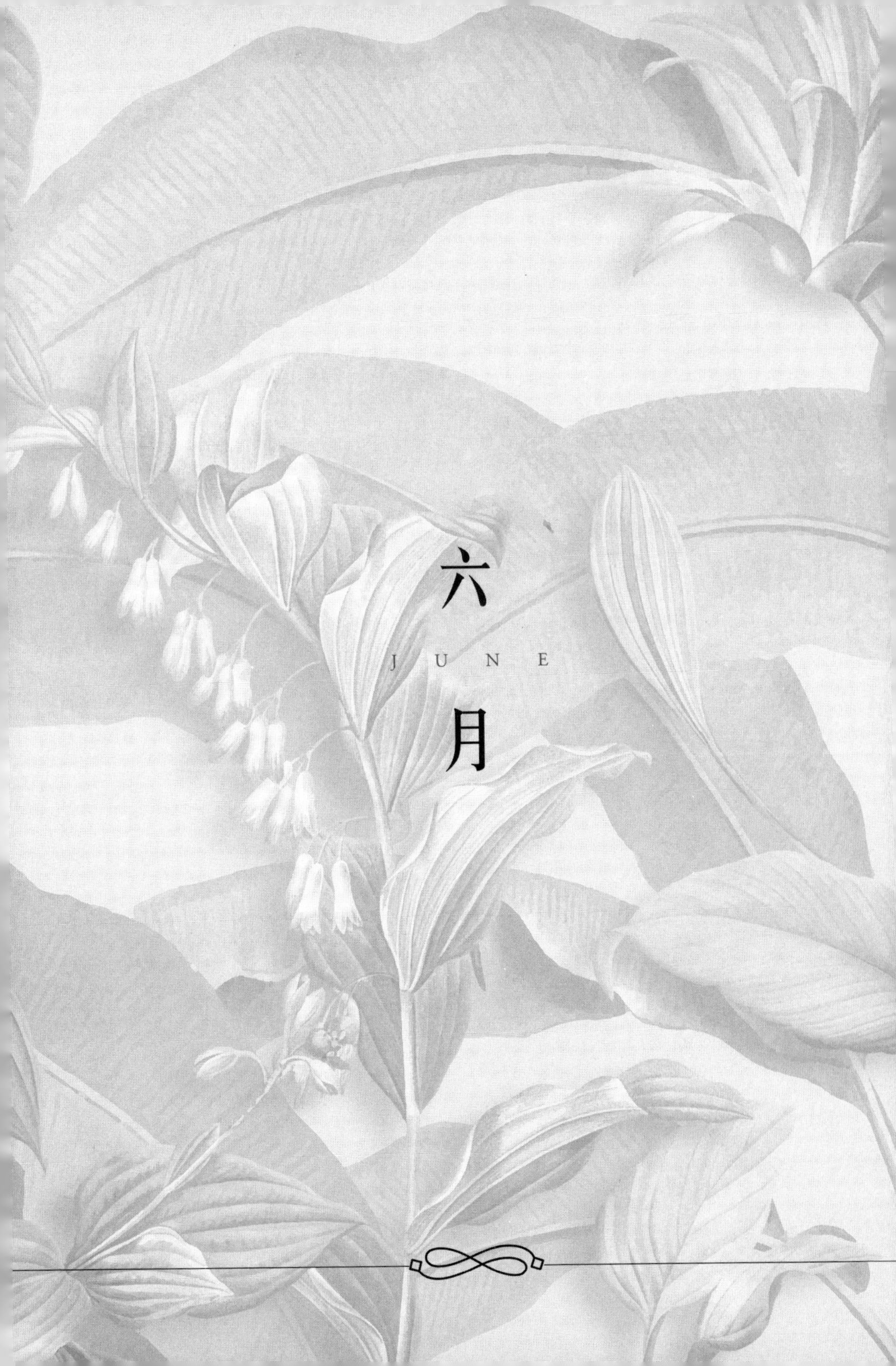

六 JUNE 月

城市的初夏腳步，與帶來夏天的高氣壓一同強勢降落。磚牆吸收了突如其來的煦陽，柏油路面在陽光的烘烤下閃閃發亮。穿著緊身衣、大衣和靴子的我們汗流浹背。一株高大的棕櫚樹聳立在眾人頭上，我們湧向戶外、花園和公園，在無數個啤酒開罐發出的嘶嘶聲中，歡慶夏季到來。我們知道，炎熱的日子不會持續太久。

人們往往忘記六月是多麼潮濕多雨。六月初陽光普照的週末，常被幾家報紙稱為熱浪來襲，將揭開夏季的序幕——即便夏至，晝短夜長的轉折點，還要數週後才會到來。不過，雨水很快就會降臨，這點毫無意外。也正是這種突如其來的熱浪，以及持續不斷的豐沛雨水，讓植物得以生長。

因為，六月是最適合萬物生長的月份。它就介於百花齊開的春季，及暑氣最旺的盛夏之間。六月時萬物勃興，全處於劇變高峰。蜀葵從地下冒出頭來，在街道緣石旁隱約現身。當樹梢滿葉繁茂，林蔭步道看起來也變窄了。野草暴長抽高隨風擺動，輕撓膝蓋後側。玫瑰綻放著清雅芳香，準備接受雨水的洗禮。而花蕾不知凡幾，經過風吹雨打之後，有些散落在人行道上，被過客踩過發出清脆聲響。四處綠意盎然，充滿生機，因新生命的萌芽而興奮欲動。夏至將至，世界繞著傾斜的地軸運轉。這一天將改變我們用日常事物所填滿的平日面貌。

我的生活已安定下來好些日子。這是我在這個家迎來的第三個夏天，也是我在二十多歲階段，定居於相同地點時間最長的一次。位於山頂的公寓承載著四季的重量，從我住的五樓可望見整座城市，餐桌上就能捕捉到晨昏時刻的光影。冬天時霧氣繚繞，清晨一片朦朧，凝結的水珠從窗面滴淌而下，積聚在窗台上；有時則是暴風雨襲上的雨滴。隨著炎夏到來，我們會打開窗，讓白晝光線傾瀉而入，直到傍晚的彩霞將牆面染成緋紅。有時一陣勁風會吹進長廊，砰地一聲關上一端的門，打斷此處蒼白的寧靜。

這是我和喬許風雨同舟的處所。但有時，這樣一處光亮白淨的家，對於我倆一同累積的物品來說，似乎太過大人樣；對於將我倆繫在一塊的東西——冒險與興趣——而言，也太過洗鍊了。

我們在五年前相戀，就在附近不遠的社區，我們在公園裡吃著午餐，沿著泰晤士河散步，一同徜徉夏日時光。度過幾週溫暖的日子後，在午夜後的幾分鐘，特拉法加廣場的獅子雕像旁，我們親吻了彼此。在倫敦所帶來的種種新鮮、孤獨的事物中，他是特別的存在；對我而言，是苦澀卻也清爽甜美的滋味。在那之後，我們便鮮少分開，在不明白怎樣算是情侶關係的情況下，就這樣陷了進去。他當時才二十出頭，我也是。我性子急又愛說話，他則安靜寡言又體貼，也給了我從未體會過的關愛。而我則試著把他拉出他狹小的舒適區。

我們擁有讓彼此相輔相成的愛情；像是能在不牢固的地面開出絢麗花朵，能無視不合時令的天候，並能在青春的裂縫中紮根並堅持下去。我們也盡情揮灑著青春：跳舞到天明，到遠方旅行，鬧鬧脾氣跟彆扭。即便為疾病和心痛所苦，我們還是堅持相守；即便愛會使人受傷，我們依然學會將對方放在第一順位。為了這份愛，我們努力付出。出於強烈的支持與理解，將一切做到最好。如同戀愛中的人們常做的那樣，我們的生命層層交疊，彷彿摺紙藝術一般；我們都已成了實踐家。

隨著時間流逝，我們似乎蛻變成了另一個與自己不同的人。我們之所以心意相通，是因為我們對自己想要的職涯與生活懷著同樣的野心及決心，也因為我們一同打造了林林總總的事物，例如以密語與幽默建成一座費解的艾雪[1]城堡，一個個能被化約成密碼片段的故事。我們是多麼著迷於這個與世隔絕的玻璃雪球世界。遇見他之前，我從未見過比我更容易擔心的人。他讓我自在輕鬆，這是其他人從來無法做到的。然而，我也從未遇過如此用心照顧我的人，他道德感極強，是非對錯如此黑白分明且不容懈怠。我喜歡他慢慢展露他的一切，了解他的過程猶如揭開一個得來不易的祕密。要是因此我們的關係進展得比其他人快，似乎也無關緊要。畢竟，我們兩情相悅。

這間公寓是畢業的象徵，是有正式文件和法律條文為證、具有一定約束力的承諾象徵。我們是非常幸運、極少數能擁有住屋的千禧世代，而且還是在倫敦。也就是基於遺產、他人的慷慨及超齡的成熟，才得以擺脫駭人頭條報導的那一群人。儘管這公寓以磚頭和水泥蓋成，我卻把它視為蛋殼：對於我們的新生活來說，更是珍貴且常顯荒謬可笑的外殼。與其說它是個住所，倒更像是我們被賜予的新玩具。

我們試著建立起一個家，一個複製了 Pinterest 網站裝潢創意、以 Freecycle 網站二手家具塑造出的家，在這兒能以舒適消解年輕的我們面對世界時的一身疲憊。時光荏苒，這個家的新奇感倒也逐漸消融。我們開始在裡面過起了日常生活，做做三明治，刷刷牙。我們找了個房客幫忙支應生活開銷，也改變了就寢時間。我也開始把生活的疆界往外推，踏入外面的世界，打開門走進陽台。

陽台是我最喜歡的公寓空間。我喜歡這兒的玲瓏別緻——長度不到四公尺，寬度剛好超過一公尺，兩側都裝著飽經風霜的克里特爾風（Critall-framed）窗門。陽台的門很小，大夥都得一邊

1 Escher，荷蘭錯覺藝術家。

小心翼翼地側身跨過，一邊嚷嚷著自己很可能會被卡住，經常還會緊張地笑起來。不過，我一跨過這扇門，就會突然感受到自由；在這裡我可以看到天空，感覺自己就像是被天空擁抱，得以暢快呼吸。我感覺胸口一鬆，有更多的空間可以吐納出胸中的氣息。

我開始試著多花點時間在陽台。接著我發現，自己待在這個小小的空中窗台的時間越來越長了。我想為這個蕭索的角落注入些許生氣，於是先挑了薄荷、百里香和鼠尾草等香草植物，將它們胡亂塞進從披薩餅店外拾來的常見番茄罐裡。結果才沒幾週，這些可憐的植物就被我澆太多水澆死了。我更養成了個習慣，時常在週日一早帶著二十英鎊紙鈔出門，往東前往哥倫比亞路花市，把中意的植物都塞進手提袋裡，搭火車帶它們回家，然後用自以為對它們好的方式虐待它們。森寶利（Sainsbury's）和利多（Lidl）超市所販售的特價植物，也輪番調教著我的園藝技巧。有些植栽被我種死了，有些卻使我大感驚奇。我也是花了好一段時間才知道，澆水前得先用手觸摸表土，好判斷植物是否需要澆水。相反地，我只是一味地把滿滿的關愛，澆灌在它們已然濕透的根部。不然就是放任狂風摧殘嬌嫩的植物。還把植株的生長高度（就算看來疲軟無力）看作自己栽種有方，而非植物渴求光線或養分的表現，而且當植物開了花（為了在過早枯萎前用盡最後一絲能量開花並製造種子），我也任其盡情綻放，只為了滿足我的好奇心和驕傲。有些花開得很美；即便是現在，我也會歡欣地任由芝麻菜開花，因為它們那精緻的風車狀白色花架是我最喜愛的。我會在花朵凋謝前，將它們從莖上切下來，加到沙拉裡，好好品嚐那帶著些許堅果香氣的新奇滋味。

我在鄉下長大，而且我的爺爺與外公都擁有溫室和菜園，他們倆都熱中為植栽疏枝修葉，也會違背自己的良知到公家營運的花園裡偷摘植物，但我卻直到現在才真正開始對園藝產生興趣。

倒不是我討厭大自然：小時候我也曾愛騎腳踏車、去田野探險和建造祕密基地。但我也有書要讀，有圖要畫，也曾短暫著迷於編織友誼手環和練習舞步。七歲時配了第一副眼鏡的我，之後也很快迷上戴眼鏡；我成了那種不願意到外面玩的孩子，以至於我媽曾語帶威脅，說若我不乖乖出門，就要全家搬到一個沒有花園的公寓去。

即使興趣的種子在幾十年後才開始萌芽，但做園藝可不是什麼理所當然的事。一開始，這種叛逆可悲極了，因為我想征服的既非毒品也不是性愛，就只是土地。這不像上俱樂部或是去吃個早午餐，也不像到哥本哈根度個長週末，更不像去參加蘇美島的團體旅遊。人們總認為我這個年紀的人該做怎樣的事，而且該做的事還一籮筐，像是去旅行、充滿創意地工作、去派對狂歡、表現得宜——然而，種些花花草草從來就不在社會規範的活動之列。

為什麼呢？我們對腳踩的土地如此陌生，但卻是因它才得以安身立命，潛入後千禧年願景令人目眩神迷的同溫層中。我們的父母輩見證了超市的興起，而我們這些出生於二十世紀最後數十年的人，則跟種菜自給自足的人相差了兩個世代。九〇年代的屋前花園多半不需修剪，而是直接鋪滿草皮。人造花和盆栽取代了室內植物。暖房、腳踏車棚和無限延伸的木質鋪板，占據了過去設置玻璃溫室的空間。

我們學會打理家務的重點，像是如何做飯、打掃清潔，在路邊尋找古董家具，但照料室外植栽的要領卻反而變得不那麼重要。植物顯得多餘，一無是處。即使在鄉下，植物也只是這個世界的背景，跟人們保持著距離。我渴望著柏油路面和噪音，以及步行可及的二十四小時營業商店所帶來的自由，而我也如願以償。首先是在英國新堡，然後暫留紐約，最後落腳倫敦，而我也想像自己會在此多停留一段時間。

不過，我還是悄悄種了些東西。到了六月，茉莉花小心翼翼爬上排水管，就連陰暗角落的紫羅勒也抽出新葉。還待在育苗盆裡的一株櫛瓜正開著花——即使白粉病的羽狀菌斑很快就會賴上它營養不良的葉片（因為櫛瓜就和大多數蔬菜一樣，所需的空間和養分越多越好，但兩者我都沒能給它）。我也為從廉價商店買來的香豌豆種子裝上了攀爬支架。它們永遠沒機會開花，但事後看來，對這種執著於發芽的植物來說，倒也不算什麼。最近，我覺得自己莫名遠離了過去的生活，彷彿只是表面做做樣子，因為那符合人們對我的期望。不知何故，尋歡、工作、愛情，全都噤聲失色。反倒在這裡，才有真正令人興奮的事物：每片舒展開來的葉子，和每株衝出地面的新生嫩芽。

我在好奇心、小小的成功和徹底失敗的驅使下，放縱地從事園藝活動。我沒本錢實驗，只好開始東挖西撿。我把一盤盤一年生植物（也就是在一年內發芽、開花、結果的植物）移植到一個個搶救來的容器裡：木托盤、從咖哩屋外人行道上撿來的油罐，以及從苗圃裡搜刮來的剩餘塑料盆。到了隔年夏天，我讓香豌豆爬上我做的簡陋棚架，那是用我在公園找到的枯木和麻繩搭建而成。到了第三年春天，我又用同樣的麻繩將一塊鐵絲網固定在公寓磚牆上，好讓那年的植栽攀爬。

我確實期待它們能攀上那面鐵絲網，儘管它們通常沒能達陣。我當時還不了解不同肥料之間的差別、組合盆栽的需求，或者良好養分的益處。我只透過以往錯誤的經驗，以及網路上令人困惑的資訊，來掌握基本知識，例如光照、遮蔭和生長空間。我渴望種植各式植物，透過讓它們持續成長，體會大自然溫柔的束縛：種在小容器裡的蓍蓬菜無法成長茁壯，但若把一整包芥菜籽撒到小容器裡，並且樂觀地重複堆肥，兩季後就會看到葉子冒出來。

我並未意識到自己的知識如同灰塵般不斷累積，也沒有刻意去測試；就只是日積月累，一天知道得比一天多。我對植物的了解不斷演進、持續，隨著季節遞嬗有所變化，成功時便有所得，失敗時便歸零，但未曾稍減。愈發了解植物，我的熱情愈發高漲。我開始對陽台以及上頭栽種的所有植物充滿渴望。剛迷上園藝的頭幾年，陽台多數時候都並非綠意盎然的模樣，但在這些破爛花盆、器皿和食品罐頭堆裡，還是能瞥見某些存在於自然定律與我的掌控之間的生命。我會留連於陽台門邊，額頭抵著玻璃，靜靜待在那裡；若是天氣冷，呼出的熱氣就會遮蔽眼前的視線。喬許會問我在做什麼，而我總是回答：「只是看看。」

陽台如此魅力無窮，但情有獨鍾的終究只有我。包括喬許在內的其他人，有時會穿著襪子走過來（我在門口放了一雙破爛的夾腳拖鞋，至今仍捨不得扔掉），卻不知道該站在哪裡，該看向何處，或是該待在哪個角落。我正在作繭自縛，卻從未想過原因。

與此同時，室內也漸漸成為喬許的領地。有時我會感到坐立難安；就在我試著把個人秩序套入兩人共享的空間時，整理遂成了一種日常儀式。我會花上整個週末早晨打掃看起來不對勁的角落，努力維持家中溫馨美好的模樣。

拜相守多年的熟悉感所賜，我們仍擁有非常幸福的時刻；當然，彼此有時也會因為犯蠢而大吵一個小時。然而，我們所占據的空間，也可能是雙方以平庸策略互相對抗的無聲戰場：放錯地方的鞋，擱了三天仍丟不掉的過期報紙。在這些敏感又沉重的時刻，整間公寓如同一座山丘上的鳥巢，窗外望去就是整個倫敦。這個家變成了一只鳥籠。這時我會望向東邊河岸，那裡曾是我們居住過的地方，也仍有許多朋友住在那裡；我不禁納悶，自己究竟錯過了什麼。

我費盡心思，想理解這種挫折感。這種跟他人緊密生活在一起、旁觀他們生活的怪異孤獨感。我已經做了自己該做的所有事，以頑強的熱情完成，我們這個受各種教育觀念浸潤的世代都被灌注了這股熱情。同一套考試系統將我們訓練為成功機器，以便取得近乎完美的成績與傲人學位；接著又輪到要求我們無償工作數月，以便換取些許穩定就業承諾的工作市場。我卯足全力寫文章、工作，尋找解酒偏方，只為了追求一個在人們不再購買的報刊雜誌上留下自己姓名的職涯。我希望能實現靠文字維生這個近乎荒誕的夢想。

所幸各種工作機會及時降臨。我成了一家新創公司的助理編輯。而迎接我的，是一台全新的筆記型電腦和一支黑莓機，它們在我和辦公室之間形成了古怪、無形的串連網絡。二十四歲那年，我找到了那種在應酬時提起會讓人豔羨的工作——為一家大報社撰寫流行文化新聞；就許多方面而言，這也算實現了我十年前的願望。工作順遂時，我感覺自己像飛上了天：到處參加音樂會與節目，撰寫相關文章，並且以連自己都會心虛的見解或想法來賺取報酬。這些都是我一再努力證明自己實力堅強的回報，當然偶爾也得吞下一些挫敗的經驗。對我的朋友來說，我已經算是很成功了。但對辦公室的同事來說，我只是個還沒對工作感到厭倦的菜鳥。

從少女、學生時期到上大學與實習階段，過程中的所有汲汲營營，都是為了往後能終日安坐在某張辦公桌後面。喝杯茶，配鍵盤吃飯，擁有緩緩爬升的薪資，這些雖然能讓我在這座只有非常富有的人才負擔得起的城市居住，卻從未能讓我真正體驗生活。驅使我來到這裡的渴望改變了，被滿足了。我的名字不是被標示在圖片拍攝出處，就是出現在出版特輯或頭版報導裡；若不是，就覺得自己永遠都會沒沒無聞。我們工作是為了支付越來越多的假期開支，日復一日都得跟滿到快爆掉的收件匣信件奮戰。日子在員工餐廳和鍵盤間消磨，逐漸磨去我的野心。我不再那麼在乎了。

倫敦不再是我亟欲奪取的聖杯，而是為了工作不得不待著的地方。我在工作與酒吧、要務與家庭之間來去匆匆，只有在穿越泰晤士河和瞥見夜間的燈火之時，才能好好感受偌大的倫敦。我發現自己會窩在沙發好幾個小時，看網飛上的垃圾影片，任其吞噬我整個夜晚時光；因為還沒來得及按暫停鍵，下一集又開始了。孤獨感宛如一顆在我體內不停搏動的心臟，也是我唯一無法向他人言說的感受。當我的朋友們在城市某處狂歡、約會，或在沙發上用各自的筆電看網飛影片時，我也沉溺在眼前這些一閃即逝的虛構生命裡，在推特、WhatsApp 和 Instagram 上敲打著訊息，直到我進入一天當中唯一得以離開發光螢幕的睡夢之中。

這一切或許無可避免。我們這個穿國民品牌T恤、看電影《神鬼戰士》長大的世代，都被誘惑著在網路上、而非戶外度過成長階段。Gameboy 掌上遊戲機、PlayStation 家用遊戲機、諾基亞2210 手機，這些都是當時英國青少年普遍擁有的塑膠外殼產品；使用 MSN 即時通的他們將會是第一個活在網路空間的世代，也會是最後一個曾在沒有網路的環境下長大的世代。我們自行學會觸控打字和下載音樂，隨著每次頻寬大幅提升，我們對即時滿足的需求也不斷攀升。數據機藉由電話線接通網路時響起的電子干擾聲，也隨著寬頻網路的普及而漸漸消失。而多虧了英國大學聯招會的電子郵件通知，我才得以在拿到學校的成績單之前，就知道自己以優異成績錄取了某間大學。

數位時間是既奇特又扭曲的東西。推特上隨時都推送著不同新聞；Instagram 上的人們似乎可以瞬間從一個國家跳躍到另一個國家。工作時的我會默默跟其他媒體公司的人較勁，希望搶先在網路上報導某條娛樂新聞。一切都必須是第一，而且要快。我們上大學時還沒有智慧型手機或 Wi-Fi 的事實，已經成為怪奇笑談，彷彿我們是從黑暗時代瞬間移動到這些閃著光的電子設備裡。我也以這樣的速度趕著人生進度，成功在二十五歲左右晉升人生勝利組：有體貼的男友、溫馨的家，和值得在 Instagram 上炫耀的假期。但當時我並不知道，自己只是特別幸運罷了。

感覺就像飄浮在一場出人意表的奇異夢境中，儘管是一場美夢。我真的非常幸運。喬許和我都不會干涉彼此追求各自的興趣。我無視他不帶惡意的揶揄，自顧自地鑽研著植物，也以類似的不以為然，看待他同樣迷人的心意。這種滿足感不只讓我昏頭，也淹沒了所有警訊，讓我聽不見警報鈴響。我當時對我們的未來充滿信心，一心認為我們的生命將會交織共存。喬許就在那裡——他永遠都會在。我們全心投入那些老夫老妻會做的事：訂閱報紙，一起長途飛行，珍視那些我們精打細算存錢買來的家具。我們互虧彼此老了之後會是什麼樣子。從這段關係，從他身上，我接收到滿滿的安全感。在我看來，誰都無法否認我倆的感情堅若磐石。

生活與工作時而停滯不前，時而匆匆流逝。我開始依賴觀察天色來感受時間的流動。這間公寓可以飽覽從巴特西區延伸至金絲雀碼頭的景色，在碎片大廈（Shard）的微光中，置身其中的一切都顯得如此渺小。不過，大廈就算再耀眼，也難敵那片景色上空時刻變化的繽紛雲彩。不管是否受到注目，雲層都會逐漸增厚，在無聲的演出中兀自變換著色彩。因此，我學會了在一個個晨昏時刻，觀察太陽在地平線上的軌跡。我待在陽台觀察天空，不自覺花上幾小時嘗試解開大自然的小小謎團。這讓我得以將愈形渺小的自己放進一個大到不真實的系統，一個超出我所能控制的系統。

一切分崩離析的那天早晨，萬里藍天。是那種深邃無比，地面上毫無陰影的藍。我一邊望著天空，一邊漫不經心地舀起麥片送進嘴裡，這時喬許走了過來，告訴我他想分開一陣子；我們彼此都需要分開一陣子。就在幾分鐘前，我才小心翼翼地掙脫他的懷抱離開臥房。這實在太沒道理了。我無法處理，也不想處理。也許當下他曾試圖解釋，但我不記得他說了些什麼；傳進我耳裡的話變得模糊不清，就好像他在水裡說話一樣。碗裡的麥片漸漸軟化，沉入牛奶中。我感覺自己也沉沒了。當我為了呼吸浮上水面，空氣中只剩下一句話：「我覺得我不愛你了。」

●●●●●●●●

接下來幾個小時，我只是不停地流淚哭泣。撕心裂肺的我，無意處理今天與接下來的待辦事項，只想任由這個恐怖煉獄自行畫下句點，但它們卻在某種意志的支撐下持續運作著，彷彿一切都沒發生過。我這個世代的人，大多只敢在網路上透露自己的焦慮與心理問題。大家總逼著自己去上班，完成工作，並帶著笑容加班。我還有實際的工作得處理，所以我先完成這可怕的差事——站在淋浴間裡，允許自己崩潰幾分鐘，帶著憤怒與困惑盡情痛哭一場——接著再裝出若無其事的表情。在接下來的一年裡，我都會如此假裝。

我不敢承認發生了什麼。這麼做會撕開我不知該如何縫合的傷口。那不是個平常的工作天——公寓裡正在進行一場拍攝，所以我必須換上一張廣播員的臉孔，並且從容地主持。每當我的同事問起與我同住的男友，我都會假裝他沒有離去，同時感受到耳裡砰砰作響。午餐時間，我們到路邊餐館休息，就在其他人忙著拿取美乃滋和叉子時，我感覺淚水在眼眶裡打轉。我咽下淚水，希望沒人注意到。我內心非常驚慌。感覺就像我的人生正從懸崖上墜落，在地上摔個粉碎，而我卻只能眼睜睜看著，心裡明白沒人能幫得了我。光是想到此後他將不再走進那扇門對我打招呼，就讓我恐懼不已。

他回來收拾小皮箱離開時，外面天還亮著。我這才發覺，我並不像自己曾以為的那樣被愛著；事實上，已經有一段時間沒有被愛著了。我們草率地決定不聯繫對方，給彼此空間來思考他是否還想回來——如果他還能的話。

在不太害怕的時候，我把這視為是一段小插曲，一個小小危機，一道編織我倆美麗人生所必經的障礙。或許，幾年後，我們回想起這件事時，還會一邊稍稍翻著白眼，一邊在晚餐聚會上互相調侃。這很像我們會做的事。這肯定比所有事逕自內爆要有邏輯多了。這只是中場休息，之後我們就會重新振作起來，成為更堅強、更快樂的一對。

但正是這種拒絕接受事實的心態，讓我對喬許的離開驚訝不已。在下定決心要同時當個傑出的記者、八面玲瓏的二十多歲女子、夜遊的好同伴、受寵的閨密、關係穩定的女朋友等目標時，我已開始拒絕承認其中有些發展並不如意，我不可能同時扮演好這些角色。我們曾擁有的事物從表面上看來確實很美好，就如同我們從小被教導該渴望的一切那般。因此，就在事情發生且結果不如預期時，我便默默下定論，認為本來就該會是如此。當喬許陷入我們關係裡的囿限，以及我曾以為我們將擁有、日臻完美的未來之中苦苦掙扎時，我已悄悄將現實拒於門外。

第二天早晨，天空中的雲層擾動。厚重烏雲襲來，雨水拍打著窗戶。我獨自在床上醒來，四周空蕩蕩的，一個人影也沒有。手機毫無動靜。我多渴望能夠在上頭看到些什麼，像是一封他傳來的簡訊，告訴我一切都只是個可怕的錯誤。我們曾如此頻繁、熱烈地用手機交流。在我十幾歲時，便經常被簡訊吵醒。隨著時間過去，變成了在另一人身旁醒來；再接下來就變成只見留著餘溫的床單，而那人已經走向另一個房間，因為那裡的無線網路訊號更好。無聲如斯沉重。

六月變得冷冽又潮濕，時間也隨之變得緩慢而沉悶。我發現，他還要不要我，我會不會被拋棄，這種不確定令人難以忍受。儘管我嘗試想解開這個難題，時常在腦海中推演無數種不同的情節，卻發現唯一令人滿意的解答，就是不去承認已成定局的事實。我開始萌生離開英國的念頭，因為我無法在倫敦過著沒有他的日子。正當我凝視那個由曖昧不明的分手所造成的裂縫，並想像可預見的未來——閒置的房間和沙發，沉重的房租，被淚水以及如暴風般在腦中肆虐咆哮的遺憾與孤獨所終結的無意義夜晚——之時，我還是想知道接下來會發生什麼。

因為沒有人會像喬許那樣了解我。我有幸擁有許多很棒的朋友，但我很早就學會不讓他們真的介入我的感情。我自尊心強，在人前總想保持形象。即便我跟喬許吵架了——這種情形變得越來越頻繁且令人沮喪——我也不會向任何人透露。在網路上提這事並不光采，用 WhatsApp 也很難交代清楚。

這些年來，我學會為不同的事制定不同的計畫，包括真相以及可以對外公開的事。在某種程度上，他喜歡的我，跟我朋友所認為的我有所不同：比較安靜，比較體貼，比較不那麼邋遢或令人難堪。他讓我覺得自己是個更好的人，即使這個「她」並不總是真實的我。少了他，我就如同失去了某部分的性格，而剩下的全是低劣的部分。

我為讓事態演變至此而懲罰自己。我確信是自己推開了他，我花太多心思在其他事物上，像是打掃整理、園藝或寫作，卻不在他身上。我沒能給他所需要的，是我自己疏離了他。為了讓他回心轉意，我想過所有能讓自己更好的方法：我買了可笑的高跟鞋，來平衡我們的身高差異；也買了漂亮裙子，因為他以前通常只會看到我穿著緊身車褲。我覺得自己可以變回他所想要的樣子。在這段令人不知所措的悲傷日子裡，我迅速採納了務實的作法，彷彿只要我妥善處理，就能解決眼前的問題。

與此同時，我才剛起步的園藝自學也被擱在一旁。感覺是白費工夫。我們家的未來，就跟我們關係的未來一樣模糊不清，充滿變數。如果我們不得不賣掉這個家，我就不會有陽台了。沒有陽台，我也就不會有這些植物了。我無法想像在自己所布置的這塊天地以外的地方培育或欣賞它們。在這個節骨眼上還擔心香芹是否結籽，未免也太愚蠢了。雖然園藝活動已經從生活中的一種點綴，發展成生活中令我著迷的重心之一，但沒有幾件事能比得上我才剛經歷過的，那種痛徹肺腑的心碎。沒有他，我對其餘一切都失去興趣。

不過對植物來說，陽光和水依舊是十分迷人的組合。我幾週前花時間種植照料、為數不多（甚至可說頑強）的一年生植物，以及倖存下來的多年生植物，都正好達到生長巔峰。牆邊有一株開著藍紫色小花的羽扇豆幼苗兀自傲立著，周圍是假馬齒莧，它那如泡沫般的細小花瓣散發著柑橘香氣。角落裡的紫葉酢漿草已經冒出許多小巧花朵，把細小的莖壓得忍不住下垂。牽牛花和非洲雛菊則開出耀眼的粉色與紫色花朵。我走到玻璃門前，額頭靠在門上望向陽台，並未刻意鎖定哪棵植物。突然間，我感覺這層公寓好大，好安靜。如今這兒已經不會有人問我在做什麼了。努力撐著忍住淚水的壓力，以及純粹的疲憊感，就停頓在我的眉間，重壓在我的眼皮上。一股沉悶且久久不散的痛楚。我難以理解門外烏雲天正在上演的好戲，也難以理解在驟雨的對照下，植物們那明亮的色彩和旺盛的生命力。我和自己約好不哭的，卻失約了。

然而，在第四個午後，我有了新發現。我回到家，看見陽台被雨水打濕的灰色地板上出現了新訪客：兩朵飽滿、毛茸茸的罌粟花苞已經綻放，露出如同洗淨的亞麻布般鮮嫩、完美、潔白的花瓣。我倒抽了一口氣，因為它們像是挑釁似的，在那陰鬱的空間中閃爍著令人驚喜的光芒。那些我熱切觀察數週（有些甚至是數月）的花苞真的綻開了，令我大吃一驚。這一切就宛如在我背過身去或分心之際悄悄發生似的。

我其實並未刻意去觀察。這陣子以來，我並未注意到有哪些植物正在生長，哪些結了花苞，又有哪些花開始凋謝。我的心煩意亂以及喬許離開後的混亂，都讓我想在淩亂的思緒中抓住些意義。我曾試著強加秩序在不可能的事物上，為預期之外的事物附加意義。但存於此處之物是如此微小——小於我的掌心——且難以預測，卻又如此理直氣壯。

我開始意識到，這些植物並不在乎。它們不在乎我是戀愛還是失戀了；它們不在乎我因為心碎而不再照料它們，也不在乎我之所以開始種些花花草草，只是因為想養些東西來安定心緒，來修復一些我甚至沒意識到該修復的事物。它們對我的心理狀態一無所知——它們當然不會知道，因為它們並非帶有情感的生物，至少以現今人類的理解而言是如此。而且，無論喬許和我之間發生了什麼，無論人們對彼此說了或做了些什麼，植物依舊會生長、開花、結果、死去再重生。因為它們生來就是如此。

恐懼、不安和困惑的洪流總算暫時打住。我得到了這幾天以來最令我寬慰的結論。它抽離了喬許的離開所帶來的痛苦，暫時使這件事顯得渺小而平凡。心碎就像個儀式，每分鐘都有成千上百人經歷如此強烈的情緒洗禮。那些罌粟花彷彿是小小的奇蹟，提醒人們大自然無論如何都會運行下去。

我並未制定任何偉大的計畫，也沒有發誓要引導自己走上幸福之路。但我漸漸意識到，意料外的變化並不總是壞事。那幾朵罌粟花便是我理解的開端。儘管對植物與種植的語言一無所知，我卻發現自己正努力想理解這個語言。我想去探索每天靜靜在我們身旁開展的生存之道。當我開始嘗試去笨拙地、緩慢地解讀它，這也幫助我釐清那些發生在我身上的事；不僅僅是分手這件事本身，還有我期望能從這件事上學到什麼，以及我希望這件事會如何落幕。

鮮花通常被視為能引發業餘愛好者熱情的嬌貴膚淺之物，生活較為忙碌的人士可直接跳過。但我漸漸了解，鮮花有其功能和形式，並會依照它們的意願，安靜而決絕地生長。其實女性一直以來也在做相同的事，也就是持續不斷地努力顛覆外界所強加的期望和界線，直到我們的努力獲得應有的認同。我們必須設法擠進把我們擋在門外的世界與產業。園藝比起其他領域更是如此。

男性也把秩序強加在園藝這門學問上：他們建造高大溫室，收集各色植物；他們劃分園藝設計的權職範圍、制定編排植物的方法並出版成冊，但女性卻不被允許寫作這樣的書。女性有好些時間都遭到排擠，原因就與她們不被允許從事諸多職業的理由大同小異：女性的大腦不是太小就是太過脆弱，抑或女性做這些事就是不成體統。

但我們並非總是園藝界的賤民。在十八世紀英國「植物狂熱」（botanomania）初期，植物學甚至被認為是最適合女性研習的自然科學，當時有許多異國植物跟著載著香料、茶葉和老虎的船隻，從帝國海外殖民地抵達英國本土的黃褐色海岸。新鮮空氣被認為對我們的健康有益，異國植物則為我們提供了不同的繪畫素材，我們也有了新的藥草療法可研究——全都是女性該學會的重要技能。到了一八三〇年代，基本的植物知識就跟一般鋼琴演奏水準與談吐得宜一樣，都算是富裕人家的女性應具備的技能。

然而父權制度低估了。我們想要的，可不只是懂得鑑賞植物這樣膚淺的能力。我們將會成為狂熱且至關重要的植物採集者，把物種引入英國皇家植物園邱園（Royal Botanic Gardens at Kew）和其他地方。是女性負責將我們今日國內常種的植物引進市場，比如具有惹人喜愛的亮黃絨毛的金合歡，以及帶有細緻條紋的老鸛草，都是由神祕的布羅姆利的諾曼夫人（Mrs. Norman of Bromley）引進，據傳她是一位木材商的妻子。

我喜歡這些上流社會聰慧名媛的想法。這群被自己丈夫敷衍了事的女性，在宴會上祕密組成了植物進口網絡。她們符合了社會對她們的期待，像是擁有美滿家庭、精心挑選的婚姻，適切合宜的教育和穿著打扮，以便過上安穩舒適的生活，卻對這一切感到困惑，並決定突破這些界限，去追尋、挑戰自己想要的東西，而不是那些過去她們曾被教導該想要的東西。

然而，其他人可不像我一樣為這些女性著迷。十八世紀末期，卡爾・林奈（Carl Linnaeus）和奧古斯丁・德堪多（Augustin Pyramus de Candolle）等植物學家開始對植物進行分類，此舉導致部分人士對女性熱中花草一事出現歧見。一八二九年至一八六〇年擔任倫敦大學學院植物學系主任的約翰・林德利（John Lindley）更是致力於完成他的使命，即是將植物從專供女性休憩的小客廳，推向並不歡迎女性的演講會場（儘管他後來確實寫了「女士專用」的植物學書籍《女性植物學，或植物學自然系統研究之相關簡介》（*Ladies' Botany, or a Familiar Introduction to the Study of the Natural System of Botany*）。一八三六年成立的倫敦植物學會，雖是第一個積極鼓勵女性參與的科學學會，但唯一向該學會提出科學論文的女性瑪格麗塔・霍普（Margaretta Hopper），卻仍是以她丈夫的名義來發表該篇論文。其他科學學會也成為兩性角力的戰場。在女性獲准參加這些學會舉行的會議（更別說是學會成員資格），並像創立這些機構的男性一樣被允許研究、討論和探索植物之前，這場戰事將持續數十年。

但是，植物可不是種在演講廳裡。而且無論如何，女性（當然，通常還是那些有錢有閒的幸運女性）依舊會繼續種植和採集植物。英國的植物學機構將她們拒於門外，這些女性便找尋其他出路。其中有些會陪同她們的夫婿（像是印度和南非等殖民地總督），在他們忙著做生意的時候，自己去搜集植物。另外一些女性則持續執行她們的任務，管理她們的收藏品，或是打破傳統、建造出氣勢非凡的花園。她們也研究植物，儘管她們在女性取得投票權前十四年才被允許進入林奈學會。

數世紀以來，搜集、觀察和培育植物，一直是女性出於興趣、挫折或尋求慰藉所做的事情。喪親、疾病、醜聞和心碎，驅策我們打造出令人驚豔的植物與花園，更促使我們想方設法排除眼前所有的障礙，即使這代表要在黎明時分潛入邱園——就像一八五〇年代嶄露頭角的昆蟲學家艾莉諾・歐梅洛德（Eleanor Ormerod）所做的那樣。

當女性得以進入過去被男性盤踞的空間時，她們也展現出身為園藝師的潛力。我們欣喜地發現，夏綠蒂・瑪莉亞特（Charlotte Marryat）這位聰明又自信的美國女性，曾因皇家園藝協會並未阻止女性申請入會，而鑽了規則漏洞，在一八三〇年成為加入該協會的第三名女性。她也在喪夫後用所得遺產建造一座完全隨她心意打造的花園，最值得一提的是，其中還包括一個有兩座島嶼的湖泊。接著是桃樂絲・納維爾夫人（Lady Dorothy Nevill），二十歲左右嫁給了表哥雷金納德・納維爾（Reginald Nevill）的她無視社會期待，以令人欽佩的野心從事園藝活動。有時她會因此碰上麻煩，比方說她曾試著在家裡養蠶，結果這些毛毛蟲卻讓她頭痛不已。

一個世紀後，女性仍在機會現身時為自己爭取土地的主控權。儘管瑪格麗・費什（Margery Fish）確實愛著她的丈夫華特（Walter），但華特既是個全年無休的園藝師（他會在深冬時節為她的花壇打造地基），也是個園藝暴君，只允許瑪格麗撿取他修剪植栽後所留下的殘餘枝葉。在丈夫過世後，她終於能夠去做他曾不准她做的事，展現了她身為女人的真正潛力：她巧妙運用撬棍，讓最小型的爬藤植物得以恣意在她的小徑縫隙中生長。她是園藝界的知名作家和先驅，是一位改變英國農莊花園疆界的人。有人曾懷疑她在嫁給華特之前，曾是他的祕書。

莎拉・李斯（Sarah Lees）在五十多歲時成為寡婦（她的有錢工業家丈夫在結婚二十週年紀念日後不到一週突然去世），她轉化喪偶之痛，用來改善奧爾德姆這座曾幫助她亡夫發財的城鎮。除了贊助獎學金和醫院外，她也相信綠地的力量。李斯成立了一個協會，致力於透過公園、開放空間和花圃來美化骯髒的工業城。她透過實驗研究哪些植物能在霧霾中存活，並舉辦花卉展和農莊花園競賽，在這座讓人類生活艱難的城市中散播植栽的好處。隨著二十世紀的到來，李斯也同樣致力於選舉權運動，以便提升女權意識，就如同她提倡城市花園的價值一樣。

悲傷亦促使維多利亞時代未婚的植物學家瑪麗安・諾斯（Marianne North）開始探索世界。她的母親撒手人寰後，她便開始陪伴父親四處旅行。父親去世後，她失去了自己唯一願意同行的旅伴，因此她決定接下來要獨自旅行。諾斯天生就是個女權主義者，目睹了姊妹們的婚姻後，她認定婚姻生活並不適合她，直說那是把女性變成「高級僕人的可怕試驗」。而如今，我們能在邱園見證她畢生志業的成果。一棟整潔的紅磚建築內收藏了許多珍寶：由諾斯創作的八百幅植物畫作，宛如相冊裡的照片般排放在一起，並按她的指示存放。這是個空間相對較小的畫廊，但裡頭展示的畫作卻森羅萬象。置身其中，就彷彿站在一個大珠寶盒裡。

諾斯三十八歲時開始獨自旅行，她屏棄了所有世俗之物。她不屑穿上精緻的禮服，也無意參加家族親戚們為她所設的奢華晚宴，儘管這一切都能讓她多年旅途更加舒適。相反地，她走出自己的路，並告訴眾人：「我就是隻崇尚自由的野鳥。」她依照地理和季節漫遊整個地球——在印度克難地度過十八個月，巴西十三個月——並繪製了數百幅含括如紅樹林等植物的遠景圖。過去從未有人描繪過這些植物，而且它們也處於即將絕種的關口。透過將這些植物保存在數百幅畫作之中，而非將它們從土裡挖出來帶回英國，諾斯創造了一個視覺上的時間膠囊：由即將在數年內消逝的地景所構成。

父母雙亡後，艾倫・威爾莫特（Ellen Willmott）將她繼承的龐大財產用於贊助所費不貲的植物考察工作，英國、法國和義大利的花園，以及幾十位園藝師身上。這位未婚的威爾莫特，她的植栽清單也同樣令人印象深刻且驚人：十萬個品種，包括有一年她種植了所有她能找到的馬鈴薯品種，以培育出最美味的品種。但更了不起的是，她因知識淵博而獲頒英國皇家園藝學會第一屆維多利亞榮譽勳章。同屆獲獎的女性只有兩名，男性則有五十八名。

另一位獲獎者是葛楚德・傑克爾（Gertrude Jekyll）。傑克爾出生於一八四三年，二十歲便開始搜集植物，在園藝設計和園藝史方面影響甚鉅，以致她的故事幾乎無需在此複誦。但在此還是為門外漢補充一下，她之所以從事園藝，是因為她喜歡作畫，而她在喪失視力後便以花朵來傳播色彩，留下了一連串至今仍持續激盪耀眼的靈感。不過，最令我有所共鳴的，便是傑克爾並未受過正規的園藝訓練。然而，她在四十幾歲時開始為《花園》月刊撰寫植物相關文章，並在十年後出版了她的首作《樹林與花園：來自業餘愛好者的筆記與想法、實務經驗及評論》（*Wood and Garden: Notes and Thoughts, Practical and Critical, of a Working Amateur*）。這位園藝業餘愛好者，同時也是位以園藝師身分為生的富家女子。與此同時，她也為其他未經訓練但熱情有才華的女性大開機會之門，讓她們得以追隨自己的腳步。

傑克爾和威爾莫特是好友，兩人都將園藝志業發揮到極致。當傑克爾的視力完全喪失時，她還是能透過嗅覺和觸覺來辨別植物。在收到一封通知她在沃利區的住宅和花園將被收回的信函時，她照樣跑到外面去除草。不過，她所留下的園藝遺產，或許更能說明她的為人。據說「威爾莫特小姐的幽靈」（也是人們所知的海冬青）名稱的由來，是因為威爾莫特習慣將這種植物的種子放在口袋，以便偷偷撒在別人的花園。這種游擊式園藝作風，就像一種無聲卻尖銳的宣言。

正如女性試圖打破園藝界的玻璃天花板，她們也打破了真實園藝場域的玻璃天花板，以便享有更廣泛的平等地位。一九一三年二月八日，女權主義者闖入邱園廣受歡迎的蘭花小屋，打破了約四十塊玻璃，並毀損了裡面的珍貴植物。一九一三年的邱園跟今天一樣，都是受歡迎的旅遊景點——在當年六月至九月間曾吸引近三百八十萬名遊客前來朝聖——當時的園長收到了該運動即將發動攻擊的警告。這些女性在清晨時分採取行動並僥倖逃脫，同時饒富詩意地留下了一條手帕，以及一只寫著「女性也要投票權」（Votes for Women）字樣的信封。

該事件成了全球頭條新聞，也大幅提升了大眾對女性投票權運動的意識。可能是警方受先前的破壞事件刺激，十二天後，兩名女權運動者在邱園的茶館縱火時失風被捕。二十六歲（儘管她聲稱自己當時為二十三歲）的奧利芙・華利（Olive Wharry）和二十二歲的莉莉安・蘭頓（Lilian Lenton），在縱火現場留下了寫著「兩個無投票權的女人」的卡片。法庭紀錄描繪了兩位直言不諱、無所畏懼的女性的反應——蘭頓甚至在被判刑時，向法庭執法人員丟擲文件和書籍。她們揚言將在入獄後絕食抗議，並真的付諸實行。蘭頓在受到強行灌食導致罹患胸膜炎後遭到釋放，但華利卻連續三十二天沒有進食。兩年後，女性園藝師終於得以進入邱園，取代被徵召入伍的男性。女性於第二次世界大戰期間再度重返邱園時，媒體仍堅持稱她們為「邱園甜心」（Kewties）。

愛麗絲・華克[2]曾藉由她的作品《尋找我們母親的花園》（*In Search of Our Mothers' Gardens*）介紹她母親的花園，因為她在這裡找到母親或許也曾有所成就的證明，只可惜她是個活在二十世紀之交的黑人女性，之後更成了八個孩子的母親，並從事佃農兼裁縫工。華克的母親雖然「在許多方面受到阻礙及干擾」，卻依然設法打造出「擁有超過五十種植物的傲人花園，從三月初到十一月底都能欣賞到各色花朵盛開的情景」。她會在天亮下田之前，以及從田裡回來之後從事園藝工作，「直到夜幕降臨，天色昏暗無法工作」。她種的花代表華克「記憶中有關貧窮的場景都有繁花相隨」，而「完美與不完美的陌生人」都會停下來欣賞她母親的藝術之作。

憤怒、正義和心碎，促使女性和植物走到了一起。最終，她們曾走過的路也有人延續下去，在社會上留下印記。被拒於門外幾世紀之後，女性將園藝變成所有人都能參與的事物，並為自己挖掘出植物蘊含的慰藉與喜悅。當我發現自己被吸引至陽台窗口，就只是為了看看，就只是為了在外頭生長的東西中找到一個小小的、無法言明的救贖時，這便是我所挖掘出的珍寶：用玩樂的心情和創意打造出自己的小小天地，一個專屬於我的室外空間。

2 **Alice Walker**，美國作家和社會活動家，曾獲普立茲小說獎、美國國家圖書獎，代表作為《紫色姐妹花》（*The Color Purple*），名導演史蒂芬・史匹柏曾將其改編為同名電影。

雖然多年來我一直平靜地無視季節的細微變化，像是空氣中不同的氣息，以及腳下土地的軟硬程度，但我也定出自己的年度例事好些日子了。夏至既是我最好朋友的生日，也常是格拉斯頓伯里音樂節（Glastonbury Festival）的開端，對於那群走進暫時不受時間制約的世界的人來說，這最長的一日將延伸到五光十色的夜晚。早晨八點就能聽到鼓打貝斯音樂，黃昏時分則能聽到冥想音樂。音樂家們將在阿瓦隆山谷進行為期五天的演奏，這兒霧氣繚繞，四面環山，吸引數萬人前來尋找其他類型的節奏。

過去幾年，我都是為了工作而去，算是這份工作羨煞他人的另一面；但我卻像是與魔鬼做了殘酷交易一般，只能以音樂界人士似乎必備的憤世嫉俗態度參與這場年度盛事。我從一個沉迷於發掘樂團、並努力從他們的音樂中挖掘出意義的十五歲孩子，成長為一個因太過忙碌、太過疲憊，以致無法找出新的聆聽方式的大人。我試著不再那麼在乎，而我害怕承認；這感覺就像個弱點，人們遲早會識破我是個騙子。我人在那兒匆忙來去舞台之間時，必須負責將飄送於那座暫存之城裡的魔法濃縮成一份文字。我喜歡明快地把工作處理好，我喜歡看樂團表演，我甚至更喜歡寫有關他們的報導；這一切都令人振奮。然而我卻永遠無法擺脫這股感受：即便我有後台通行證，每個人卻都玩得比我還開心。

儘管如此，我依然覺得這裡是個討人喜歡的地方。在格拉斯頓伯里待上將近一週，已經成為我的年度行程，無論晨昏都置身於蒼穹之下，舞台間只以帆布和遮篷隔開。我喜歡坐著公車，穿過賽玟特的巷弄前往那裡；當公車接近會場時，一眼就能望見外面那座暫時存在的城市。

今年六月也不例外。就在喬許離開後幾天，我開始整理我的帆布背包，為能離開公寓一段時間而感到開心，希望音樂節的持續感官超載，能夠幫助我暫時脫離憂傷迷惑的狀態，哪怕只有一分鐘也好。

不幸的是，今年真是諸事不順。音樂節開場便碰上了大風雨，之後趨緩成連綿數日的冷冽細雨。我通常習慣在第一晚黃昏參加德魯伊教成員舉辦的神靈開幕儀式；獨自漫步幾個小時，感受音樂節的狂熱氛圍；在週一早晨趕到巨石群觀看日出。但這一切行程全都遭到泥濘地阻礙，這個宛如數英尺深的黑洞裡頭肯定吞噬了數不清的手機、錢包、鞋子和其他雜物。一般而言，節日現場在六週內就能恢復原貌（這兒的草地足以供沃西農場三百八十隻乳牛食用）。但今年的土地因破壞程度嚴重，得花上近七個月的時間才能復原。大地需要時間、空間，以及陽光、風和乾淨水源的綜合滋養才能夠恢復生機。

然而，要轉換我萎靡憂鬱的情緒，卻遠比我所希望的要難上許多。剛開始幾天，我仍陷在震驚和拒絕接受事實的情緒裡；少數幾個得知消息的朋友，聽到的也是我故作瀟灑的大話；我自暴自棄地拋開這個事實，也不去酒吧閒聊來消弭我的種種不安。不過，在這裡，在這個被雨浸透的戶外，我卻無處隱藏我的感受，尤其是對自己。在泥濘的格拉斯頓伯里，連續數日每天都得站上二十一個小時，以及三天睡眠不足所帶來的身體不適與疲憊，都因我紛亂的思　而加劇。

我好想他。我全身上下都渴望著他的身體：他後頸散發的氣息，他厚實臂彎帶給我的安慰，以及他總是讓我先睡著的默契。我遵守我們定下的規矩，不跟對方聯絡，但我想去找他，以慢一拍的方式進行——朝空中發送無盡的思念，從新奇的節慶郵筒中寄出明信片。當我知道那些明信片已經送達，而我卻沒有收到他的隻字片語時，我覺得自己根本就是個傻子。

我確信能夠感受到這股埋藏在我沉重的血肉和堅強外表下，刻骨銘心的痛。我的感官都被這股痛給鈍化了。除了偶爾會化為模糊希望的異常麻木感之外，我幾乎感受不到什麼。自尊心使得我無法與那群合作同事分享我的情況；我不想被小心對待，我會因此崩潰。我希望我的生活至少能有部分看起來正常，即使當時我所謂的「正常」發生在一個個帳篷之內，而那裡滿是尋求解放和享樂的人們。我要的既非解放，也不是享樂；我要的只是一種安全感，知道能重回過去自己從不認為出了問題的生活之中。告訴自己繼續走下去是徒勞，想就此迷失自我更是愚蠢——因為我早就身陷迷茫之中了。相反地，我專注於維持運作，努力在其他人都在度假的地方完美達成這項古怪的工作任務，因為我覺得自己在各方面都表現得差勁透頂：女友、戀人、遠方令人牽掛的人。

我把陌生人當作告解室的牧師，向那些過去幾年曾在媒體帳篷裡匆匆見過的人傾吐心聲。他們是善良的中年攝影師，不會說些矯情的話，他們都在後台為詹姆斯．柯登（James Corden）和艾里莎．鍾（Alexa Chung）拍照，而不是像我一樣忙於尋找祕密場景，並決定整段表演中最引人啟發的部分。他們與我分享自己的愛情經歷，告訴我一些最終一切都會好起來的故事，如果沒有，那就是「他的損失，親愛的」。沒人提出不同的說法：我會張開雙臂歡迎喬許回來，但他卻不願意接受。我不得不重新開始，而且是獨自一人。

與此同時，這個國家正在劇烈轉變。就在成千上萬名群眾待在樹冠下與ＤＪ的音樂一同瘋狂擺動身體之際，凌晨時分，我站在某個陌生人旁邊，看著發亮螢幕上開出蓋茨黑德區支持脫歐的公投結果。感覺就像我這個世代的未來被偷走了：這是個可怕、難以想像的打擊，但在許多方面，就彷彿是我生活泥淖的延伸。我們不知道接下來將經歷多年的動盪，也不清楚公投所造成的不確定性和災難將擴散到全國，更不清楚我們的生活會以何種方式發生改變。

在音樂節後半場，我的情緒終於獲得釋放。在假裝若無其事、努力驅走眼淚，堅持維護莫名的自尊數日之後，我放任自己大哭，而且是毫無保留的痛哭。在P．J．哈維（P. J. Harvey）和馬帝・希利（Matty Healy）慷慨激昂的反英國脫歐演說中，我緩緩流下了淚水；在愛黛兒（Adele）與近十二萬五千名觀眾一起合唱《像你一樣的人》（Someone like You）時，我忍不住大哭。無論愛黛兒唱哪首歌，真的，信號彈和旗幟就如一頭活著的巨獸般一同搖擺著。當八十人自發性地合唱起大衛・鮑伊（David Bowie）的《英雄》（Heroes）一曲時，我泣不成聲——這首歌對我跟喬許來說意義重大。裸著上身在金字塔舞台上來回奔跑的芙蘿倫絲・韋爾奇（Florence Welch），她身上所散發的那股無所拘束的美，也讓我感動落淚。

在一個無人在乎、無人知曉我的地方毫無包袱公開哭泣，這份自由讓我徹底淨化。感覺就像有人拔掉我心中的排水孔塞。不只這週、而是壓抑過久的情緒都獲得了釋放，原本否認事實的情緒也逐漸消散。我開始為我倆曾有過的美好哀悼，也開始明白我倆不再有未來。

至於該用什麼才能填補這個空洞，我也還不知道。格拉斯頓伯里提供了人們各式各樣不同的生活方式，也提供人們玩樂與放鬆的空間，讓人們得以切換到另一種存在模式。在這裡總是有不同的聚會可以參與。但是這一年，我卻覺得自己到哪都不對勁。

相反地，我在音樂節的生態花園裡尋得了小小慰藉。牡丹花優雅地棲身在牛奶瓶裡，在樹木的庇護下躲開雨水的攻擊。有隻蜜蜂正獨自穿梭在潮濕的纈草花叢中。雖然這個古老的空間會在夏至期間接待數百名狂歡者，但只要這些人一回家，它就會繼續進行原本的工作：堆肥會腐爛、發出蒸氣，植物會開花，角落裡教育小屋的綠色屋頂上所種植的蔬菜也將成為人們的盤中飧。格拉斯頓伯里的生態花園成立於一九八九年，從那時起就愉快地度過四季直至今日。穿過音樂節現場的廢棄鐵路、跌跌撞撞地走到這裡，就能得到某種安慰，也就是這裡正靜靜發展著的工業。這提醒了我，在自己熟悉及居住的城市之外，還有其他不同的生活。

短暫的夜晚帶來一個個希望和陰謀。儘管這一切時常令我厭煩，時常在發現前往另一場演出的路途太過艱辛之後就回帳篷裡打盹，格拉斯頓伯里的夜晚依然吸引著我。我在那裡發現了新玩意：姊妹會。我們偶然發現了一輛車頂上放著螢光招牌的活動房車。裡面有兩個吵鬧的女子坐在修指甲的吧台後方，堅定地提供著世上最糟的美甲服務。我的中指被草草塗上指甲油，接著被塞進一只亮片罐裡後，我人就被推進一道布簾後方。與我同行的男性友人都不得進入。

活動房車後方有個昏暗的房間，裡面擺著簡陋家具、流蘇燈罩，低矮舞台上有個身穿白色西裝的瘦削女孩，正在為某個龐克樂團開場。好多女人擠在角落，舒服地坐在靠墊和蓬鬆布幕旁。我誰也不認識，但有一群女孩簇擁著我，她們先是帶我進去，接著再去附近一家拉丁音樂俱樂部。我和新朋友們一直跳舞到凌晨四點左右。我記不清她們的名字，之後也再沒有見過她們。但在這短短幾個小時裡，我竟能埋藏起我的不幸苦痛，彷彿它是發生在上輩子的事；這或許是我多年來，第一次從曾經慢慢適應的舒適現狀中抽離出來。這是個隱晦又間接的暗示，代表我也能在沒有喬許的地方，得到堅強、自信和快樂女性的支持，而我也能成為這樣的女性。

這個由女性當家作主的房間給人一股難得的新鮮感，我開始思考自己在二十幾歲趨向成年女性階段的所在處境。我對我與喬許的感情終能修復這點，抱持著堅定的希望，但即便抱著如此樂觀的態度，也無法令我感到踏實，無法使我從否認和懸念中解脫出來。我堅信喬許會再接受我，我們有機會重新開始，即便我其實看不出這一切有發生的可能。第二天晚上，我看著 LCD Soundsystem 樂團的詹姆斯・墨菲（James Murphy）對著麥克風呢喃唱著《我能改變》（I Can Change），聽起來就像是結合了祈禱與決心。我覺得我們之間破裂的關係，是我該修正的錯誤；我之所以被拒絕，都是因為我失敗了。我曾想改變自己，讓我們可以回到從前，但我的內心卻出現了另一個難以掩蓋的聲音：我不見得需要改變，但其他事可以改變。經過多年與他人共享自己的生活，我即將成為一個單身、完全獨立的人，這是我二十二歲以來的第一次。或許我也必須了解她是一個怎樣的人。

在格拉斯頓伯里短暫存在的所有標示、旗幟和口號之中，有句話特別顯眼：「若是我們每天都能這樣過日子呢？」音樂節的部分魔力在於它給了人們幻想，並且允許建立在自由和博愛之上、那種暫時不受律法束縛的存在，一種由諸多陌生人一同大聲唱出某首歌曲所召喚出的遼闊之愛。在這裡，社會結構出現了扭曲及融合；當人們接連幾日睡在帆布篷下、在戶外漫遊，並略顯邋遢時，對權力和金錢的慾望就會變小。當然，我們不可能每天都這樣過活。然而這些話卻始終縈繞在我的腦海中，使我開始思考，自己是否需要走出以往的生活圈，如同那些打破常規、蒐集植物的社會女性一樣，也走向大地。不論我的感情發生過什麼狀況，不論做過什麼我們被要求該做的事，似乎都沒能為喬許和我帶來幸福。就在整個英國都在關切它即將天翻地覆的未來之時，我也被迫要面對自己的未來——認為一切都能回到過去的想法，顯然太過天真了。

在回程公車上，我半夢半醒，依稀知道自己將回到一間空蕩蕩的公寓，以及問題將接踵而來的不安現實中。在六月將盡的日子裡經過賽玫特的鄉間小路，著實令人困倦。長滿白色小花的大豕草隨風擺動，推擠著一旁的野草；車景從白色變成了粉紅色；天竺葵迎著微風，蜀葵佇立在雙向車道中央。在車子離開鄉間小路之際，我終於睡去，路旁的白色牽牛花正合起喇叭狀花苞休息，一個多小時後將再次醒來。再睜開雙眼時，我看見遍野的淡粉色罌粟花有如棉花糖般，在灰色天空下搖曳。高速公路旁的這幅風景實在美得超乎現實。

一進門，我便把一週的髒衣服丟在地上，然後走向陽台，欣賞一株正在盛開的香豌豆。

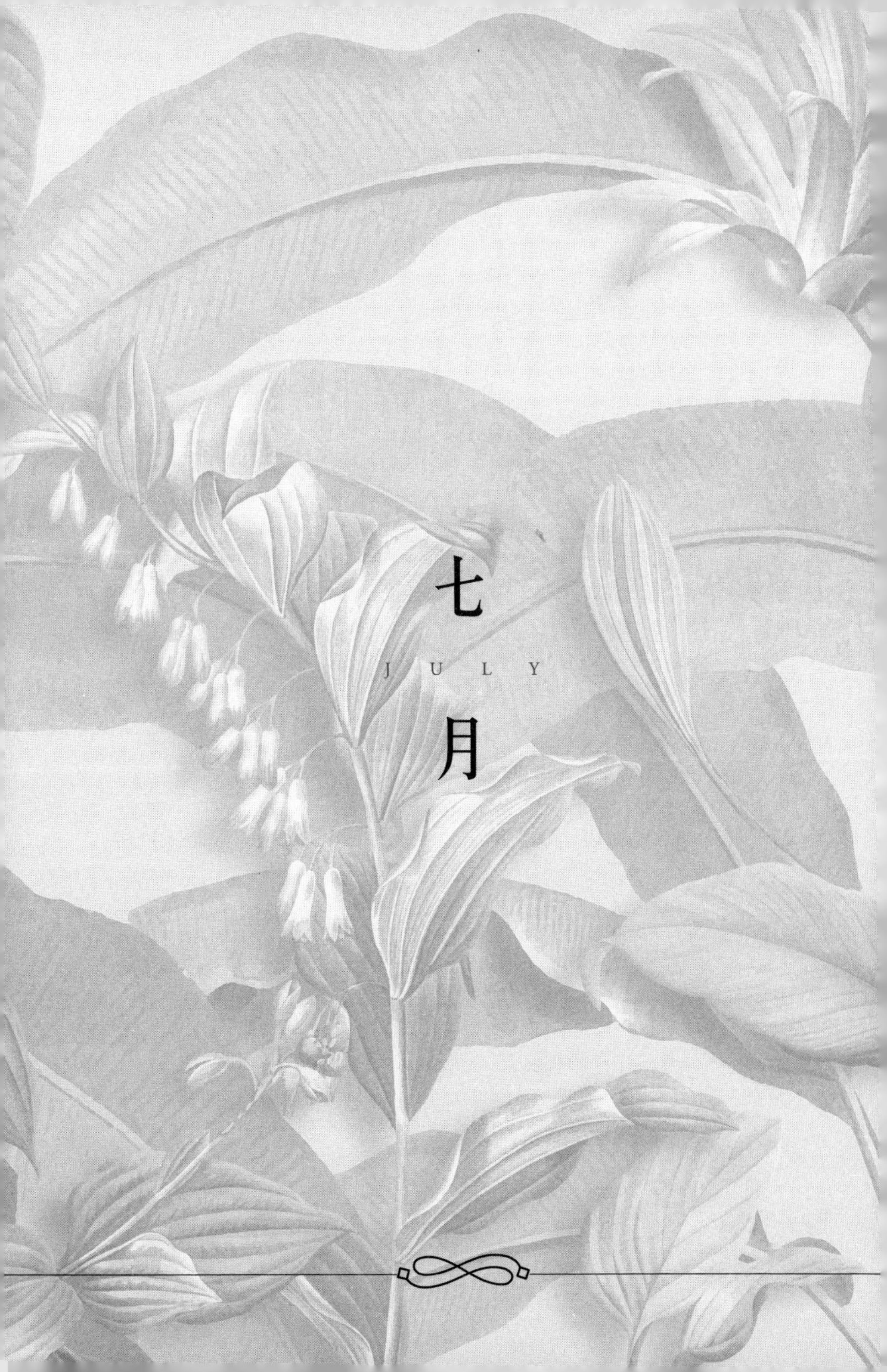

七月

JULY

再見面時，喬許穿著新防水外套和我沒認出來的襯衫，並且仍然像我們第一次約會時那樣，笨拙得十分迷人。我在約定見面的公園，大門內的長椅上坐著。幾天前，他提議在公園而不是直接來公寓碰面時，我便猜到一切已經結束了。畢竟，沒有人會選擇在中性的場所進行愉快的交談。就在我起身朝他伸出手時，他順勢抱了抱我，就像抱一位年長的阿姨似的；而當我把頭靠在那熟悉的胸膛時，他也拍了拍我的後肩。

我們一走到不遠處的小山丘上，這僅只數分鐘的痛苦閒聊便劃下句點。就像電影裡會有的情節般，當時下著雨，只是雨勢不大，摧折不了新生的野花。一坐下來，我就說了些簡短無意義的話，一開始話說得太急，最後卻以哽咽結束。我尚未完全擺脫拒絕面對現實的心態，一部分的我仍相信我們能扭轉局面，相信我將成為一個更閃亮、更好的自己；相信也許他已經意識到他想念我，有我在的人生才會更好，但事實證明並非如此。我沒有仔細追問喬許為何或如何得出這個結論，而我也沒有好奇的餘地了。我只知道，自己不再是他所需要或想要的人，而且他也不認為我未來會是。說完這些話之後，他還是多待了一會才離開，顯然是因為充滿歉疚；但我猜想，他應該也因為事情有所了結而感到放鬆。我們各自往相反方向離去。這是五年來，我第一次不知道他要前往何方。

我一邊用蓬鬆的紙巾擦拭自己通紅的臉頰，一邊搭上一班又一班的公車，回鄉下找爸媽。我帶著背包，滿心盼望不久後就能高興地打開背包，看他回到公寓，我們又開始過起新階段的兩人生活。

我不知該如何向爸媽解釋。我們既沒有發生爭吵，也沒有人說謊或背叛對方。倒是我的感情就像一個精心裝飾、舒適溫馨的房間，一不留神，裡頭的物件就開始磨損毀壞了。現在我面向光禿禿的石灰牆面，腳邊是受潮蜷曲的壁紙，思考著該如何將這一切重新拼湊起來。還遺留著的碎片暗示著完全無從辨識的線索，暗示著接下來將會更糟。但當時的我並未意識到，要是我的人生沒有喬許，其他一切也會發生輕微的變化。漸漸地，四周的空間開始越變越大。

剛開始，感覺空蕩蕩的。即使躺在爸媽家的單人床上，我也會迷迷糊糊地醒來，先是想著為什麼他不在，接著才恍然大悟他不會再出現了。我幻想他會在六個月內改變主意，我們會重新開始，但我也知道這麼想太天真了。我傳訊息給那些經歷過重大分手的朋友，就只是想問：「我該怎麼做，才不會感覺那麼痛？」處於完全的虛無狀態數小時後——這段時間裡我幾乎不說話，幾乎記不得時間的流逝——便是瘋狂展開實際行動：我開始呼朋引伴，發電子郵件給公關人員索取節日活動門票，用種種有趣的事物填滿不久的將來。不再哭泣後，我開始打電話，一邊在房子裡晃來晃去，一邊與女性友人交談；沒多久她們就會讓我覺得，我像是穿著自己最喜歡的T恤一樣開心自在。

說來奇妙，待在與爸媽年齡相仿的長輩身邊，總讓我感到自在。我在花園裡閒逛，剪些待會晚餐要用的香草和蔬菜，撿拾從紫藤上掉下來的毛茸茸肥美豆莢。一切都以慢速進行。我的教母轉過身來緊緊抱住我，熱烈地在我耳畔低語道：「我好愛你，愛麗絲，很愛很愛。」我像是小孩子似的被呵護著，就像泡著溫暖的熱水澡。一連幾天，時尚、狂野又耀眼的生活就這樣被擱置一旁。我每週都會在市內見到安娜，她是我學生時期的朋友，她也碰巧回去探望她爸媽，有天晚上她還過來陪我吃了幾袋我媽在超市買的、口味奇特的特價洋芋片。我們好像又回到了十六歲，我很喜歡這種感覺。

回倫敦後，我依舊過著這種青少年時期的生活方式。我開始卸下我與喬許的關係中最明顯的痕跡：那些我們在國外旅行時拍的照片，從貼在二手架子的無痕膠上一一撕下，同時拿起他放在前門旁的鞋，鎖進櫃子裡。我開始睡在他那一側的床上，好填補他的空缺；後來乾脆斜躺在床上，占滿所有屬於我的空間。

我覺得自己彷彿成年許久，現在再也沒有需要以大人的姿態去面對的東西了；我幾乎無法面對沒有他的公寓，更不用說整理這個地方，或是囤積糧食了。彷彿像是我錯過了什麼，彷彿其他所有與我同齡的人都沒那麼認真看待自己的心和他們的睡眠，彷彿他們的人生比我的更有趣似的；我把這些年的感覺都掏了出來，盡數投入數週的享樂中。

我拒絕停滯不前，匆忙來往於酒吧、豪飲、野餐和夜班公車間，上演著一場獨立幸福的混亂演出。我笑得太大聲；我也喝了太多；我用力愛著自己的朋友，並告訴自己這就像睡在某人身旁，也知道他們明天早上依然會在身旁一樣。這一切全都像卡拉麥焦糖棒一樣甜蜜爽脆。在微醺中等待公車所帶來的新鮮感，往往在我們抵達夜店後就消失無蹤，我在那裡看著周圍的人們跳舞狂歡，想知道他們之中是否也有人像我一樣不完整。但接下來，我會盡情擺動我的身體，冀望汗水能帶走些許傷痛。我花了更多的時間告訴自己這樣做是對的，因為我本來就該這麼做，但我會這麼做只是為了順應某種巨大無聲的潛規則，而不是因為我想這麼做。我拍了照片上傳到Instagram，我知道這看起來就像是在說我玩得正開心，但其實主要是因為我覺得喬許可能會看到這些照片。這是我所能展現的某一面，即使事實不是真的如此。

儘管如此，我與朋友們還是有些真正的交流。我拋開長期以來讓我與朋友們保持距離的、那種自囚式的驕傲。多年來，我第一次放行自己這座孤島，也明白去談自己生活中不太光鮮的那一面既不丟臉也不愚蠢。炙熱的友誼平息了那股頑強的力量，讓我的理智與直覺放任這股力量從指縫間不斷流逝。在那些過去我始終禮貌性地保持些許距離的人們面前，我開始盡情展現真實的自我。我與這群人同床共枕，一起看日落，談天說地沒完沒了。

泥濘的六月已經變成芬芳的七月，天氣暖到能在戶外度過週末，而且每次都能曬出新的痕跡。在炎熱乾燥的夏天，整個國家都甘願棄守祕密；消失的村莊從外殼似的空蕩湖泊中一一浮現。不受大火和廢墟影響的豪宅地基，就如同射穿緊閉眼瞼的正午陽光，在焦黑的土地上曖曖發光。查茨沃斯莊園（Chatsworth House）裡那些在一六九九年所鋪設的大型繁複花壇和通道，再次展現著自我。如同烘乾底片一般，在炙熱的土地上徒留空白身影——這就是我在那陽光晴朗、情緒低落的幾週裡的感受；我被深深埋藏的那一部分，彷彿正憑著這股純粹的古銅色力量烘出水面。

女孩們（她們大多是女孩）所回饋的驚訝和憤慨情緒，是我過去和現在幾乎仍無法有的；我從來不認為我們可以因為他人的感受不同於我們所想的，就去憎恨他們。我很開心能再跟她們作伴。她們多半單身，而且非常具包容力，笑起來輕鬆自在，為人慷慨大方。我們在某些事情上挑著毛病，然後在夜晚逐漸消逝之時，找更多有趣的事來做。起初只相伴幾分鐘，接著是幾小時，有時則是整個晚上。她們牽起我的手，向我展示其他的生活方式。

我告訴自己，我需要如此，沉浸在無法預料的事物中。擔憂是我從小到大的恐懼和挫敗來源；七歲時的我某天外出，在一家大麻商店買了瓜地馬拉的憂愁祈福娃娃，它們便成了我臥室裡的奇異神靈好些年。彷彿像是我早就開始為即將控制我們這個世代的焦慮症預作準備，因為隨著我們年紀漸長，就會發現自己所嚮往的未來願景並不存在；統計資料顯示，我們這世代有超過百分之十的人被診斷出焦慮症。我一直都知道，過度計畫是徒勞無功——你大可盡情寫下待辦事項，但它們都無法阻止你的生活在某個陽光和煦的週一早晨分崩離析——但我仍然停不下來，老是在信封背面和手機記事本寫下一個個計畫，因為這麼做總是能帶來平靜的滿足感。

分手後，很多事都變得不確定。我開始接受我和喬許已經結束的事實，但更重要的事——像是我們要住在哪裡，公寓該怎麼處置，我們該如何分配兩人共同集結的生活片段——都仍然是個謎。空間[1]是我們這世代一直奮力爭取的東西。十七歲時，我能圈選申請表上我想上的大學課程選修名額比例欄；那些在更好學校攻讀流行時尚的朋友則在入學第一天就被告知，他們之中只有極少數人能走到最後的成果展。每年十一月，學生都會瘋狂爭搶學生宿舍的入住名額，因為房間根本就不夠所有學生住，這種情況將持續到我們畢業。競爭無處不在，就連助理編輯和無支薪實習工作都是。一個位在倫敦第三區邊緣、月租五百英鎊的狹小房間也不例外。感覺所有的事情都必須在短時間內完成，同時還要比別人做得更好。空間就是不夠分給所有人，在任何方面、任何地方都是。

1 Space，在這裡同時指有形的空間跟無形的名額。

因此，在我清楚意識到能擁有這間公寓是多麼幸運的同時，問題也浮現了。由於我們都還在支付貸款，無法把公寓出租，也無法決定出售方式，所以我們決定最公平的方式便是平分：每人每次住一個月，另一個人就另找地方住。喬許在倫敦有家人，但我得去找一連串的短期出租房。我也知道這是個大挑戰。在倫敦，房間總在租約開始幾天前就會被租走，即使像我這樣積極的緊張計畫大師也沒辦法及早準備。我只能靜待機會到來。

我無法擺脫變化和控制之間的角力。我想知道自己的生活將如何發展，即使我嚴格遵循著自己的例行公事。週三晚上，我帶了一個大學的老朋友去看表演；我們能深談的機會不多，所以直到演出結束後，我才有機會告訴他分手的事，那時我們正要前往肖迪奇續攤。他一直都是想到什麼就做什麼的人，每次待在英國的時間鮮少超過幾個月，而且總是對這種平凡、限制性的想法感到驚訝，比方說為某個房間支付一年的租金。學生時期的我們總會在一家黎巴嫩餐館的廢棄閣樓內消磨一下午，共吃一盤豐盛到令人難以置信的慢烤羊肉，就在十一月的新堡，我本該待在圖書館的時候。他是那種會在最後一刻才出現、把你抱起來轉圈、無視他人目光大聲喊你名字的人，不是可以預測或依靠的人。這就是為什麼在我該回家寫評論的時候，最後卻在阿諾廣場（Arnold Circus）的圓形表演台上吻了他，那一區四周都是維多利亞時代的紅磚住宅；就在我們吃了幾盒披薩，喝了幾罐蘋果酒，我還有了幾週以來最認真的對話幾個小時後，突然出現了這令人意外的發展。

我被這個愚蠢、懷舊的吻弄得不知所措，傻傻地把這件事看作是種逃避，而非令人愉快的意外。他最近也剛被甩。我們都有點亂了方寸。但我無法賦予這個插曲任何邏輯，它反而在我心裡激起一種奇怪的幻想和挫敗感，在那麼一瞬間，取代了我清醒時長伴左右的憂鬱。

我是如此渴望生活中能有新的事實來分散我的注意力。但我碰上的似乎都令人苦惱不堪，主要是因為一切還是只能交給時間慢慢去解決。我已經很習慣為自己想要的事物而努力，為我們在許多方面都被賦予的即時性滿足而努力，以至於我認為自己能完全回避掉這份不堪。我曾有過瘋狂的想像，不只是跟他在一起，還有徹底離開倫敦。我曾有個在哥本哈根的工作面試，而我相信，而且是很堅定地相信，若我逃離這一切，搬到這個在 Pinterest 上堪稱完美的斯堪地那維亞國度，我就會沒事了。在確認與這份工作無緣後，我不得不再次面對身邊的現實：我必須獨自面對，而且要耐心以對。

令人欣慰的是，我並不孤單。那年夏天，身旁的友人也接連遭逢打擊。在我返回倫敦，開始穿上有鈕釦的衣服，並努力與自己達成不太穩定的和解之後，凱特發訊息告訴我，她也被「甩了」。不到幾小時，我們就坐在辦公室附近的公園裡，眼前的女子就像兩週前的我：一個傷心欲絕、亟欲抓住浮木的女人。又過了幾週，有個同學也失去了一切：女朋友、船、狗、十二英寸長的頭髮。我能感受到他們幼嫩的新傷正開著口，而我的舊傷正輕輕地結痂，摸上去有些粗糙。我們坐在倫敦南部某棟房子的屋頂上，吃著大量的鷹嘴豆泥。我看著自己周遭的街坊，知道這裡不再真正屬於我，只不過是我獨自入睡的地方。

我騎了一英里左右的腳踏車到肯寧頓區，傑米正在那裡的街上度過夏天，那條我一直很喜歡的街。在倫敦生活的第一個春天，我途經考特尼街（Courtenay Street），當時我騎著腳踏車摸索這座城市，並愛上了它。我有一本城市完全指南，大小剛好適合放在我破舊背包前側的口袋裡，另外還有一輛我父親從垃圾場撿來的越野腳踏車。在雜誌社實習的低廉薪資，加上倫敦的房租，意味著我得靠這台腳踏車行遍整座城市，直到我能把各條路線銘記於心：從象堡（Elephant and Castle）到柯芬園（Covent Garden），從銀行站到老肯特路（Old Kent Road），從克勒肯維爾區到河邊。去熟悉這些路線，就等於開啟與這座城市起伏不定的關係，把它的街道串接在一起，並鋪展在我的腦海中。

隱身在肯寧頓區高樓街區後方的少數幾條街道，其中一條就是考特尼街。在這些令人印象深刻的街道上，有著宛如從另一個更文明的城市搬移來的氣派排屋。這裡的房子小巧可愛，房與房之間以拱弧狀的白色精緻柵欄相連。而相鄰的考特尼廣場和羊毛衫街（Cardigen Street），坐落在復古燈柱間的住家大門上緣，都覆蓋著相連的鉛製遮篷。如果這景緻是出現在諾丁山區，而不是藏身在肯寧頓巷的髒亂街區裡，想必每天都會有幾十名 Instagram 遊客前來朝聖。正如同整座城市的際遇，這裡在二次大戰期間及之後都受到了影響，當時的欄杆也都為了更重大的計畫而移作他用。不過，到了六〇年代末，修復工作倒是一一到位。現在想住在這裡的人，口袋必須夠深才行；或者，像傑米那樣，有著可圖個方便的朋友。

他目前住的房子由他的友人代為管理，所有人是位剛過世的老藝術家，我懷疑他也是五十年前搬進這區迷人、老舊房子的波西米亞藝術家之一。這個地方讓我想起祖父的家——一棟裡頭堆滿幾十年來幾乎沒移動過的雜物的老房子。一張昆丁・布雷克（Quentin Blake）的插畫明信片隨意地擺放在壁爐架上，廚房架上則堆滿了三原色的斑駁琺瑯廚具。陽光自法式窗台灑落，照亮了飛舞四周的灰塵。

傑米之所以會在那裡，是因為他正在療情傷，況且他也沒有一個能稱作「家」的安穩地方可待。他分手到現在已經過了幾個月，在經歷數星期的悲慘日子後，他看起來氣色還不錯。當我們站在廚房水槽旁聊天時，他還能平靜理智地提起他前任的事。他說他們都漸漸好起來了。

我們走到花園裡，我教他有關香豌豆的知識；他種了些香豌豆，之後要讓它們結籽用。它們很適合種在這間一九一三年建造的房子的花園裡——愛德華時代的人們很喜歡香豌豆。一九〇〇年，曾有高達二百六十四個品種在雙百年香豌豆展覽會上展出（想像一下那香味！）。一年後，國家香豌豆協會成立，並不斷發展，至今仍然健在。

一定有人在今年稍早前種下了這些花。這些一年生植物長得很好，粗壯的脊狀莖在一個由竹枝和線繩編成、看來不太穩固的矩形支架上亂竄（用假山會更堅固），而卷鬚中開得正豔的粉色花瓣間，也長著毛茸茸的小豆莢（若是不剪掉花朵的話）。在幾個星期內（天氣夠熱的話只要幾天），這些豆莢就會變得又大又重又乾，莖也會跟著枯萎；曾經多肉鮮嫩的綠色植物，如今只剩一株淡黃色的枯枝。比較幸運的種子能逃過一劫，掉到地上，生根發芽。就像絕大多數生物一樣，香豌豆（*Lathyrus odoratus*，這個學名難以道出它的美味）存在的目的，便是為了繁衍。它們生長就是為了散播種子，而在播種、確保了繁衍下一代的機會之後，就會枯死。無數的能量都用在製造這些充滿希望的小豆莢上；這株植物的任務便算是完成了。

多年生或永生的寬葉香豌豆，以及模樣更為俏麗的玫紅香豌豆，每年都要演出這樣的舞蹈曲目，並在之後的夏天再次回歸。它們沒有其他種香豌豆的香味，沒有夏日晾乾衣物所帶的那股清新氣息，但它們以充沛的活力來彌補這個缺憾。我最喜愛的香豌豆，是康伯威爾新路（Camberwell New Road）上、那些攀爬在宛如狄更斯（Charles Dickens）筆下陽台的漆黑鐵欄杆上的香豌豆。那棟散發著悲傷氣息的房子，每年七月都會有大量紫色花瓣從水泥建物中竄起，無懼於來往無數車輛所排放的廢氣。我曾見過與它們同屬的海濱香豌豆以勝利之姿生長在鄧傑內斯（Dungeness）的鵝卵石灘上——那個宛如異世界的奇特三角海岸相當乾燥，稱得上是英國境內唯一的沙漠。多年生的香豌豆會從屋前花園裡，以及城市裡較為散亂的公園周遭圍籬中較不醒目的灌木叢裡現出身影。它們是少數我能毫無罪惡感地（從公共場所，必須在此補充說明）摘採的花卉，因為我知道它們數量充足，而且通常得經過一番折騰才能採到——但每道被荊棘劃出的小傷口都是值得的。只要回家把莖插進水裡，花朵能維持將近一週，有時更久，之後花瓣才會逐漸褪成霧紅色。

儘管在城市嚴酷的環境中，寬葉香豌豆仍可成長茁壯，但這無礙於城市園藝師為嬌嫩的香豌豆發起一年一度的活動。對我來說，可能對許多人來說也是，年年可見的香豌豆是這個國家私心鍾愛的花園花卉。它的美在於簡單；既沒有華麗的穗狀花序，也沒有戲劇性的喇叭外形，只有幾片如捏起的手帕般、略帶皺褶的花瓣。不過，薇塔・薩克維爾・韋斯特（Vita Sackville-West），偉大的植物學家兼維吉尼亞・吳爾芙（Virginia Woolf）著名的情人，倒是瞧不太起這種植物。她在一九五二年十月為《觀察者》所寫的每週專欄（這些專欄後來以《重回你的花園》〔*In Your Garden Again*〕為名集結成冊）中，曾形容香豌豆「小小的，像是帶著帽子，顏色毫不起眼」，她所指的是在十七世紀最後一年引入這個國家的義大利野生種香豌豆。正是因為有這種「卑微的小野花」，後來才有了我們在花園所種植更美麗、更芳香的香豌豆品種——Cupani、Spencers、Grandifloras。

五〇年代，薩克維爾・韋斯特一直在尋找義大利種的香豌豆，一種「在廚房花園中多餘但陽光充足的角落裡，繞著枝狀豌豆棍攀爬，完全任人採摘的」香豌豆（有趣的是，她描述的正好就是傑米借來的土地上所發生的事）。而與此同時，我的外公還有三個月就要當爸爸了，也可能已經在為下一個夏天撒下香豌豆種子了。

我會種香豌豆，是因為我媽有種；她會種，也是因為我外公有種。而我因此種出了一方三英寸深的花圃。就像我會對著自己的豌豆，心裡嘀咕它們不如我媽種的好一樣，我也會聽到她對著她的豌豆嘀咕道：「還是沒有爸種的好。」我外婆會剪下香豌豆花，把它們帶進屋裡，據說他們完美的六〇年代風客廳會因此滿室馨香。在我小時候，剪下來的香豌豆花會放在廚房桌上的藍白條紋陶瓶裡，有時上頭還停著一隻迷途的蚜蟲，顯然還來不及被甩掉，就從廚房窗外的花架來到了此處。其他時候，一位名叫喬治的老人家也會帶一把香豌豆花來家裡，他就住在村子盡頭的維多利亞式農舍裡，總是穿著過短的長褲。

香豌豆也是神奇的一年生植物（就像波斯菊一樣，最好在五月播種），你越放著它們不管，它們越會開出更多的花。當然，花莖會變短；特別是如果你也像我一樣，沒把它們種在肥沃土壤裡的話。某位組合盆栽師朋友（也是花卉愛好者）曾告訴我，他種植香豌豆是為了懷舊；這種植物討厭大花盆，一到七月就會枯萎，但種在地上「卻能活得很好」。如果天候條件得宜，一株修剪得當、營養良好的香豌豆，花期能維持幾個月；我就曾在十一月的篝火節採摘過我媽種的香豌豆花。這是因為，香豌豆唯一能結籽播種的方法便是先開花，未來也才有機會繁衍後代。這些花凋謝後，豆莢就會從花蒂長出來，若任其發展，最終便會爆裂四散，甚至發芽。

這就是我在七月某個星期三上午向傑米解釋的內容。除了這點外，我也傳授他園藝師們打斷這段過程的方法。那些淡黃色花蕾脹大了幾天後，花瓣便會舒展開來。接下來比的就是耐心：看種的人能忍多久，然後在它最美麗的時刻，剪下那株植物的短暫初戀，讓其他植物取代它的位置。你可以這樣誘導一年生植物數週，讓它進入開花和凋謝期；這段過程就像跳著一支交織著控制與耐心、培育與冒險的華爾茲。在你盼著新植物長出來之前，你得思索該讓原先的植物生長多久，該讓它保有它的美多久；直到你滿足了，才出其不意地結束它的生長過程。

傑米必須把剩下的花都剪下來，才能避免花瓣枯光凋落；另外再留下一瓣豆莢，這樣未來我們才能在頭上的那片茂盛枝葉中看見它的身影。翻箱倒櫃一陣，我們還是沒能找到剪刀，只找到了一把葡萄柚削刀。我把花都割下來，看見身穿白色襯衫的他正站在一張黃色椅子旁，手裡拿著一束帶著糖果粉色的香豌豆花，聞著它們的香氣。

我從小就反對音樂節。我曾看著我的大哥（當時只有十六歲，但在我看來已經是大人了）站在人群中，邊觀賞ＢＢＣ電台播放的電台司令（Radiohead）樂團表演，邊撥開他眼前那撮九〇年代風的膨鬆瀏海。當時參加格拉斯頓伯里音樂節，仍是件瘋狂事；還要過好些年，現場才會架起無法攀爬的金屬柵欄，也只有狂熱的粉絲才會為了買票在線上登錄自己的照片。當時參加音樂會的觀眾會遭到搶劫或毆打，遊客區本身遇害風險就相當高。

有人說，格拉斯頓伯里音樂節現在已經失去了優勢，但它仍是英國最不具商業性質的大型活動。在過去二十年間，各類音樂節已經成了英國的一門大生意，對於帳篷製造商與防滑鞋供應商、亮粉和鮮花頭飾承包商，以及麵包車小吃攤來說都是福音。我十五歲時第一次參加音樂節——當然是雷丁音樂節（Reading Festival）——當時我難以致信，現場竟然有如此多我喜歡的樂團在表演，他們就像士兵一樣輪番上陣。

但音樂節已經不再只關乎音樂。人們會認真穿搭，縱情享樂，請上幾天假，在鄉間打扮得光鮮亮麗，擺脫工作的束縛。同樣的手工起司通心麵攤位和雞尾酒車會在夏天每個週末出現，其他人也會來湊熱鬧：喜劇演員、劇團和文學沙龍。帳篷底下還會舉辦各式宴會，比如賓客彼此素未謀面的婚禮。整個活動被冠上了「體驗」的名號，因此也被列入千禧世代的必做清單，因為他們無法將物慾用在某些物品或一棟房子上。穿著綴滿亮片的緊身衣，戴著狐狸面具，在酒精和狂喜的迷霧中漫遊森林——這對那些過著正確理想生活的人們來說，儼然成了一種珍貴且必須的解放活動。

人們都知道，我曾參與過十次這類夏季音樂節，與喬許分手的那個夏天也不例外。我在職業生涯中已進階到了門票和精緻露營都不難得到的程度，加上我和友人們都沒投入太多的金錢或計畫（這幾乎是臨時起意的事），我們會突然結伴出遊個幾晚；這很有趣，當然了，而且完全是一種奢侈。我仍覺得自己逃避掉了些什麼：正當我在手臂繫上另一條顏色鮮豔的腕帶，到掛著彩旗的戶外解放自我，並恣意玩樂著的時候。舞蹈對我來說一直是莫大的紓壓劑，我在徹夜漫無目的的閒晃中獲得釋放，在節拍中尋覓短暫的超脫。置身在歌唱的人群中，感受夏夜涼風拂過臉頰，這種感覺很美好。有時，這樣的地方能讓我靜下心來。

我很幸運，這可能是我工作幾年以來的最佳福利。但這些門票是一把兩面刃：你能去後台，但絕不能讓人看到你玩得太開心。失去控制或興奮過度，對大家來說都很尷尬。

那些花錢買票來度假的遊客，可就沒有我這種到後台的權限。或許他們也有。節日已經成為一種影響範圍如此龐大的現象，社交媒體和 YouTube 帳戶中充斥著光鮮亮麗的歡樂人群，在星空下喝香檳和跳舞的影片。這裡可沒有曬傷，也沒有無精打采、宿醉的悲傷。但即使這些用來擺脫我們生活中暗潮洶湧的現實、以擁抱某種自由的方法，都被包裝成了那種得善用美好燈光和風格指導、才可能達成的幻想。其他人是否也在這方面汲汲營營，覺得自己不夠華麗，無法參與我們所渴望的享樂主義之中？

我一直認為有趣的是，隨著節日的「精品化」，在地之美便成為吸引力的其中一環。格拉斯頓伯里即是開啟這種現象的先驅——阿瓦隆谷地勢連綿起伏，綠意盎然，薄霧總伴隨黎明到來，召喚著那些正要返回帳篷的人們。現在，有人會把林地改造成隱蔽的小樹林供人狂歡，再加入類似俱樂部的刺激元素，同時除去滴水潮濕的牆壁。這些古老的空間——由苔蘚、泥土、葉子和莖幹自成一體所組成的生態系統——便成為了夏季週末的奇特去處。我們意識到，能在這片鮮少被觸及的荒野中找到自由，但只有在黑暗裡穿著奇裝異服、手電筒照在我們臉上的亮粉閃著光時，才能獲得。大自然成了迎接墮落訪客的宿主；而我們暫離一下又回到正常，幾乎沒留意到自己留下了什麼。

我們倒不是第一個這樣做的世代。在維多利亞時代，人們多年來湧向林地，因為那是一種流行。外在面貌雖有不同，但內在原則是相同的：自我改善，以尋求更崇高的恩典。積極努力的人會尋覓更極端的地點，踏上新土地，只為了把證據帶回家向朋友們炫耀。這一切背後的動機，來自一種植物——蕨類。在維多利亞時代，大家對它有長達幾十年、多方面的迷戀。

蕨類是植物界的活化石。化石顯示它們始於三億六千萬年前，現今生長的蕨類品種則約出現在一億四千五百萬年前；從那時起，它們便在許多其他植物無法生長的地方（岩石縫隙；陰暗林地；狂風肆虐的山坡；我的陽台）默默地開枝散葉。正如我媽媽走進我那小小天地時所說的：「我把長在我們花園裡的蕨類挖出來，愛麗絲卻把它們種進去！」幾世紀以來，蕨類一直是景觀中容易被忽視的一群。

但維多利亞時代的人改變了這一點。他們從蕨類中感受到美德，並愛上了長期被忽視的綠葉極簡主義。他們認為蕨類不開花，就是它「謙遜」的最佳證明。植物學家直到十八世紀末才發現蕨類的繁殖方式——部分歸功於雄株葉背上找到的棕色塊狀顆粒孢子——因此儘管蕨類源於史前，但它們花了很長時間才揭開自己的身世之謎，所以特別具有異域的謎樣吸引力。維多利亞時代的人們在英國和海外等遙遠角落逕自發掘不同的蕨類品種，這需要莫大的毅力，所以他們自詡這種追求很是崇高。為了彰顯默默耕耘的蕨類造物主，蕨類鑑賞被視為一種發自本能的虔誠自然主義。這不是什麼三分鐘熱度的事：維多利亞時期的一八三〇年代起一直持續到二十世紀初，中產階級都籠罩在迷戀蕨類的狂潮下。一八五五年，《水寶寶》（*The Water Babies*）的作者查爾斯・金斯利（Charles Kingsley）更發明了一個術語，來概括這股橫掃全國的蕨類植物迷戀：蕨類狂熱（Pteridomania）。

蕨類狂熱的表現方式，在今天看來幾乎是不可思議。沉溺其中的人們——又稱蕨類狂——以研究蕨類植物為榮，並誦記那越來越長、也越來越大量的蕨類名稱。有關蕨類的書籍出版熱潮，也為那些渴望學習的愛好者注入了更多熱情。這種時尚的主要難點在於搜集蕨類：蕨類愛好者會去探險，尋找奇特標本，然後把活體標本帶回家，保存在稱作華殿箱（Wardian case）的玻璃盒中。諾娜・貝萊爾（Nona Bellairs）便是會記錄蕨類狂熱旅遊的數十位女性之一。在一八六五年，她曾出版了《耐寒蕨類》（*Hardy Ferns*）一書，內容是如何採集及栽培蕨類。該書詳細介紹了她在蘇格蘭的三個月旅程：她帶著兩把不同的小鏟子、一本鑑定書，和一個「配有掛鎖和鑰匙的大錫盒」，並將數周內採集到的樣本縫在棉布上、放入其中。

貝萊爾在出版這本書時，可能已經四十一歲了，但對她取得各種蕨類的危險過程來說，年齡不是問題。她興高采烈且不假思索地說著，某次她用「一根長達十五英尺的竹子，末端綁著一把刀」，在海洞裡戳著「美麗的（鐵角蕨屬）海蕨（*Asplenium marinum*）」。潮水迅速湧入，她不得不接受船上三位「紳士、小姐和水手」的援助，後來一群人「圍著這些蕨類，才意識到自己差點無法好好欣賞它」。貝萊爾是很幸運，而且顯然命也夠大：其他人就沒那麼幸運了。一八六七年，一位名叫珍・穆爾斯（Jane Muers）的小姐便魂斷珀斯郡；當時她正在崖上採集蕨類，卻不幸失足喪命。

甚至還有專門開給蕨類狂的旅遊行程。湯瑪士庫克父子公司（Thomas Cook & Son）就是這類的旅行社，曾在行程中推薦蕨類溪谷景點和蕨類植物等等。在蕨類茂密的地區，如斯諾多尼亞和溫德米爾，具有商業頭腦的當地人採取了一種更為草根的方式：用他們挖出來的蕨類植物，向（搭新修建鐵路來的）一群蕨類狂搭訕，並以導遊身分告訴這些新興蕨類獵人，要在哪裡才能獲得戰利品。

奇怪的是，蕨類狂熱被認為是一種特別的女性愛好。為了讓維多利亞時代的女士在搜集蕨類時行動更方便，還出現了專門設計的千層裙，而年輕女性則像一個世紀後的青少女遇上流行樂團成員那樣，牢牢抓住尋找、鑑別、保存、分類和繪製蕨類的機會。除了在《格勞高斯：海濱奇觀》（*Glaucus; or, the Wonders of the Shore*）中創造術語，金斯利也對這項運動略表贊同：

你無法否認，（你的女兒們）會從中找到樂趣，而且比起八卦、編織和柏林羊毛，她們對此更加積極、更加開朗、更加忘我。

然而，大作家狄更斯卻不那麼熱衷此道。一八六二年，在「仔細盤問（她）」並得出「不相信她值得擁有蕨類」的結論後，他拒絕了女兒所央求的華殿箱（費用相當於現今的二百至五百英鎊，相當於某些節慶活動的週末花費）。他在給某位朋友的信中寫道：

我非常確信，這個年輕人的恆心不值得信任，她最好把她的蕨類植物掛去某座西班牙豪堡，或她英國的某座空中樓閣存放。[2]

在蕨類狂熱的後期，伊迪絲・華頓（Edith Wharton）的《純真年代》（*The Age of Innocence*）書中的女性幸運多了。她們得以在沒有反對意見的情況下，培育虛構的華殿箱。

或許，這就是長期以來被禁止學習植物相關知識——更別說會主動受鼓勵去發現蕨類——的女性，正在享受追求研究植物學的新鮮刺激，以及隨之而來的學術嚴謹性。不到一個世紀前，女性才開始被允許照料室內植物；一七七〇年代，陶藝家約書亞・瑋緻活（Josiah Wedgwood）曾為他的新式球莖花盆，針對女性客戶做了市場調查。隨著維多利亞時代到來，女性逐漸能決定在家裡養什麼植物，並以何種方式擺放。女士們的纖纖玉手更被認為是打理大量窗台和室內盆栽的最佳工具，這些盆栽便在有著更大窗戶的新建現代住宅中紛紛湧現。隨著城市建設快速增長，這群新的、多數為女性的城市居民，便將這些室內植物及植栽能力視為一種地位的象徵。在維多利亞時代，荷威棕櫚樹備受當時人愛戴，因為它們無須細心照料，對走廊昏暗的採光容忍度也很高；他們還發現，棕櫚樹即使在煙塵瀰漫、充滿煤氣的客廳裡也能生存。主打女性園藝的書報雜誌更開始大量湧現。一八四二年，珍・勞頓（Jane Loudon）夫人便曾在《女仕園藝雜誌》（*The Ladies' Magazine of Gardening*）中寫道：

> 我沒有花園，但有個大陽台，因此有很多在夏季看來很好、冬季卻是大麻煩的溫室植物。我不得不在所有的窗戶旁擺上這些植物，所有的起居室裡擺滿花架；但還是有許多植物讓我不知該如何處理。

2 castle in the air，也指不可能實現的計畫。狄更斯在此語帶雙關：女兒的要求是不可能實現的。

鑑於人們對室內綠色植物的渴望——以及因此而生的挫折——這些大致上已被禁止在室外、甚至在自己的溫室（被認為是男性的嗜好）從事園藝的女性，得以前仆後繼地於林中恣意尋找蕨類，這讓她們更是樂趣無窮。一九〇〇年，在賓州孛可諾松林區舉辦的「蕨類植物課程」上，一群身穿高領襯衫的女性擠滿了聽眾席，親密的歡樂氛圍在照片中展露無遺。其中幾個品種甚至還以發現女性（例如畢佛小姐〔Miss Beever〕和博蘭夫人〔Mrs. Bolland〕）的名字為名。當然，這並不全是好事：從照片中我們很難讀出蕨類植物從自然棲息地被大肆移走，躺在黑暗畫室中的玻璃箱裡，出水並受苦受難的相關訊息。即使是貝萊爾這般宣稱熱愛蕨類植物的人士，也曾為自己「無情」挖出並塞進錫盒的品種寫下擔憂之情，只是她一帶回家就不認帳了：

> 我從來都不是讓你活著的那個人，而且我想自己永遠不是（她說的是陰地蕨屬蕨類〔*Botrychium*〕）。不得不承認，發現它之後，我從來沒辦法好好養活它一陣……。不過，它還是很值得去找尋。

「蕨類強盜」（fern-robber）這個詞，指的就是那些對自己所搶奪之物事既不關心、也不甚了解的人；儘管十九世紀末這股熱潮消失後，這個詞還是存在了很長一段時間。

然而伴隨蕨類狂熱而來的、令人興奮不已的風潮，儘管已過了一個半世紀，某些元素對今日來說仍有種朦朧的熟悉感。坐在澳洲樹蕨旁的女性照片，讓人聯想到 Instagram 上那些令人滯悶的棕櫚樹和比基尼藝術照。那些放在咖啡桌上非常引人注目的蕨類狂熱紀行相冊，也如同一場精選的社群媒體饗宴。蕨類植物在維多利亞時代的中產階級家庭大量繁殖，因為對越來越多的租客來說，它們能輕鬆地搬進搬出；這就像現今城市裡的「租世代」緊緊抱著室內植物，視其為一種活力充沛的生物，能在不友善又反覆無常的房東影響下陪伴他們般。蕨類迅速成為一種社會符號。到了一八四〇年，植物學家愛德華・紐曼（Edward Newman）說，蕨類栽種「不再侷限於植物學家和園藝師；幾乎所有品味良好的人，都或多或少嘗試過栽種這類植物（有的成功有的失敗）」。這股風氣也傳播到植物印花和家庭用品上。如同二〇一〇年代中期，棕櫚樹茂密枝葉的圖案悄悄出現在壁紙、印花、靠墊、沙發和陶器上一樣，維多利亞時代的蕨類也成了一種室內裝飾的潮流，連高級禮服的裙擺上也繡有蕨葉。

每當新趨勢出現，簇擁向前的熱情就會隨之遞減。正如現今堆在城市服裝公司（Urban Outfitters）門市的悲慘多肉植物，湮滅了一九三〇年代那群仙人掌狂將它們從沙漠帶入國內市場的熱情一樣，欣欣向榮的蕨類狂熱似乎也遺忘了早期啟發人們走向鄉村乾淨清新的空氣中，並欣喜於偶然發現蕨類的那股魅力。愛德華・紐曼是英國維多利亞時代最早的蕨類植物專家之一，在接受以「三個月旅遊」來治療焦慮症的處方後，他才開始痴迷於學習蕨類的名稱。或許就這點來看，梭羅（Henry David Thoreau）在日記中總結得更好：

想認識蕨類，就必須忘記你的植物學。因為當中沒有任何術語或分類能讓你更加了解它。

這個建議比起那些「由紳士或男僕提著籃子和小鏟子，（漫步）走在鄉間小道上」的美麗女士提出來的概念，要更有說服力。在七月中旬那個節日裡，我並沒有太多植物學知識需要忘記，但我也沒有運用我會的那一丁點知識。然而我知道，戶外活動是我想要的。

對於在我同輩人之間逐漸博得社會地位的室內植物，面對這股潮流，我並未能免疫。鄉村遍地滋長的琴葉榕開始出現在室內設計雜誌上，就擺在沙發旁邊；被我們父母輩暱稱為瑞士起司的龜背芋，也在 Instagram 和 Pinterest 上贏得了新現代性之名。在歷經幾十年後，室內植物又從荒野回到了屋內，進入了時尚簡約咖啡館，成為我們居家生活中單純的極簡主義。如同維多利亞時代的人一樣，千禧世代搬進城市，成天盯著螢幕工作，被迫住進又小、租金又貴的公寓，此時的我們也緊抓著那些被迫從城市中移走的大自然。我們將植物變成了一種令人嚮往的事物；在專門介紹城市小日子的網站上，盡是滿室植栽的屋居。

維多利亞時代的青少年想要華殿箱，我們則渴望擁有自己的小玻璃箱。植栽生態瓶（Terrariums），亦即密封玻璃瓶裡微小且自給自足的綠色生態系統，便重新成為一種時尚。我們喜歡看 Instagram 上的溫室和植物園照片，鬱蔥叢林逕自覆裹在一座透明大教堂裡，植株成千上萬。為了培育無法在戶外生存的生命，這座透明的溫室教堂世界，得將內部環境控制在穩定的條件下。很諷刺是吧，這種透過束縛來重現的環境，卻讓我們感受到了自由；然而，我們這世代所崇尚的價值觀——體驗勝過擁有、追求超出純粹生存之所需、以及「忠於本色」——都能在這些人工堡壘中看見。我們生活中的一切轉瞬即逝，但玻璃溫室中的世界任韶光緩緩流逝，唯有大自然在其中刻下印記。

我在公寓裡也種了些室內植物。有一株我在慈善商店買的仙人掌，窗台上則是我在附近花市買的多肉植物。浴室裡有一株葉片飽滿的蘆薈，客廳窗台上則散布著我收到的禮物——容易照顧的十二卷屬和伽藍菜屬多肉植物。我辦公室的電腦旁有一株光照不足的仙人掌，而當一早進入空無一人的辦公室時，我喜歡看著清晨的陽光，透射過周圍那些渴求氧氣的棕櫚樹。

但不知何故，我很難與這些植物有所連結。我之所以會有這麼多，純粹是運氣好；過去曾有過一陣子，大家著迷於將多肉植物裝進禮品袋內當成禮物送人，而公關人員會以郵寄的方式送出。不把它們帶回來照料，會顯得有些失禮，但我主要還是因為流行才養這些植物。多肉植物並不會隨著季節枯榮，放在我們英國人的家裡，顯得又小又溫順，彷彿是壓抑版的自然棲息地。

真正打動我的，反而是那些在外面任憑風雨吹打、都不屈不撓的植物。這些植物的存在，為周圍廣大的世界貢獻了一己之力：它們餵養蜜蜂，抖落枝葉，在冬季遭受死亡威脅，並在春季的許諾下，以久經遺忘的復仇之姿回歸。

這幾個月來我一直想去外面走走，跨過我不知不覺中在周圍劃下的界線；這就是我的生活之道。因為不知該如何逃避，只好一直待在室內不安地徘徊，或許這就是陽台得以讓我喘息、大口呼吸的原因；也或許，這就是我能在道路另一頭的圍牆花園裡找到退路的原因。

我可以、而且真的在沒人陪伴下四處遊走；對我而言，這樣的遊走背後有著一些更深層的意義，更甚於遊走本身。我渴望到外頭去。幾個月以來，也許好幾年以來，我一直需要如此，就跟在陽台上點燃我的綠色東西一樣——只是我想要更多。我不僅僅是在逃避倫敦和那裡的所有記憶，我也在尋找能讓自己投入其中的事物。

這種難以言喻的外出渴望，成為浮雲遊子的渴望，就像青少年時期聽的音樂一樣，不斷激勵著我。那時的我從歌詞中得到慰藉和意義，並用鉛筆將它們刻滿在課本和書袋上。隨著節拍跳動，我得到釋放。我會去看學校的夜間演出，門一打開，我就站在前方，清醒如冰，等著每個支持的表演者。從音場的殘響餘韻當中，從看著別人圍著麥克風投入自我的當下，我捕捉到了某種我在其他地方找不到的能量。

不過，好幾年過去了，這種能量逐漸消失。也許當這些事物成為你工作的一部分後，你就很難保持這種純粹的熱忱；要是再經過仔細檢查、校正和獲利評估，就會遠勝過它為你帶來的觸動了。抑或是，我就只是長大了，老到無法再煩惱自己是不是第一個發掘樂團的人。無論我去過多少音樂節，看過多少樂團，都只是讓我越來越感受不到青春期的精神和慾望。這種淡漠感真是令人難以接受。

不過，我還是按部就班工作著。新聞頭條才剛結束，狂歡派對就開始了。人群在塑膠杯酒的影響下喧譁吵鬧，並在安非他命一點燃瞬間便湧入林中。有好幾種帳篷可以選擇：裡面有人用錫箔紙和紙箱裝扮成機器人；裡面有人戴著耳機，用歌聲和舞步填滿整個空間；裡面有人放著深夜喜劇，傳出放蕩笑聲；然後便是我們的目的地——舞池，這片舞池坐落於林間空地，前方舞台有不知名的ＤＪ攪動著節拍。上上下下，起起落落，人群往揚聲器方向湧去，電子轟隆聲撼動著全身。我人在其中，大腦卻在他方，內心滿溢著伴隨孤獨而來的困擾：那是種懷疑自己是否是唯一一個對一切都無感的人。

但隨後出現了不同的節奏：雨水滴落樹葉的節奏。要不是現場的音樂，本來雨聲應該很響亮的，聽起來也會很愉悅。反之，它被消音了，得用心才能感受到。雨水打溼了我的額頭，流過鼻樑，從指節背面滴落。揚起兜帽，臉微微上仰，就這樣繼續手舞足蹈——樹木岔開了雨水，使其以奇特的方式流下。最終，雨水滴落到森林地面。在我濕透的球鞋下方，潮濕、受人踩踏的土地正蠢蠢欲動，歐洲蕨輕推著我的四肢。那股久經風霜卻充滿生機的氣味包圍了我的感官，迴盪在鼻腔中，接著往下方喉嚨移動，再闖入腦袋，並以一種多年來從未遇過的原始熟悉感衝擊著我。那是兒時在樹林間快樂奔跑的衝動，清晨夾帶露水般無憂無慮的平靜，宛如自由一般明確無誤的能量。我恍然大悟，原來我始終沒發現，自己總是往肉體方面需求答案，就像音樂曾帶給我的轉移作用。我一直試著用消費來創造出一種逃避方式，卻沒有意識到我需要的是放手，而不是透過獲得來滿足。

強烈的節拍震顫著地面，我雙腳浸濕，靜靜站在那裡，一面看著朋友們跳舞，看著呼啦圈把空氣中的光線切得一縷一縷，一面吸收著這個千年來一直經歷著沉靜、複雜規律過程的空間。歐洲蕨是一種非常普遍又富侵入性的蕨類植物，很少有收藏家會注意它；它能長到幾英尺高，在樹林兩岸形成沉重的堆積物，並為了這個令我們得以呼吸的嶄新世界，散發出無比清新的氣味。

在週末剩下的時間裡，這片樹林一直吸引我回歸，我還拉著朋友一起去。白天的它不那麼喧囂，反而更像是座光影扶疏、枝葉搖曳的聖殿。我在原木與木屑間席地而坐，忙著與朋友聊天，完全忽略了舞台上綿延不斷的木吉他聲。這時碰巧看到一則 Instagram 貼文，它將我的思緒拉回了倫敦：從貼文看出喬許前一晚在某間時尚公寓裡過夜，裡頭住著一些我不認識的、美麗的時尚造型師。然而我身邊的凱特對此不以為然，建議我們反而該去湖裡游泳。此時她真是我的止痛藥；無需言說，她是約克郡少女和堅定的威斯敏斯特國會線記者的完美結合，總是能輕鬆地從一個人身上找出真相。就在尖叫著把自己拋進水裡後，隨著湖水沁涼皮膚、讓我們意識清醒的同時，也收拾好了彼此破碎的心。我們從靈魂的坦誠相見中獲得慰藉，兩顆破碎的心也緩和了獨自遭孤立包圍的恐懼。最後我們返回樹林裡，濕漉漉的頭髮披掛在頸上，陽光不只暖和了肌膚，也緩緩蒸發了上頭的水珠。在餘下的周末時光及醉人綠意裡，我都還能聞到池塘水草的氣味。這正是一個讓我得以逃避的空間，不需付出些什麼就能來這兒享受，遠離黯然失色又侷促的家、疲憊的心靈和沒來由的慾望。如同在我之前的那些女性前輩，她們離開自己時髦亮麗的城市公寓，滿載著植物、在荒野中尋找目標，這片土地上還是有些東西能讓我感到滿足。

最後，我提前離開了音樂節。我受夠了——至少在幾週內。我不再想要那些假象，那些虛構的美好時光。這些對我都起不了作用；在這些陌生人的聚會上，我也找不到什麼滿足。我反而很享受待在雙層巴士裡、準備離開派對後的一片杯盤狼藉。巴士行駛漫步在鄉間小道，一抹晚霞餘暉填滿天空。我猜想，在森林裡的際遇，在倫敦也有，只要我夠用心觀察的話；在這裡茁壯的植物，其生機勃勃的意志力，同樣存在於那些以城市為家的植物中。這股真實又深刻的意志力，甚至也存在於我那絕望的深淵。這正是我得以安身立命的原因。

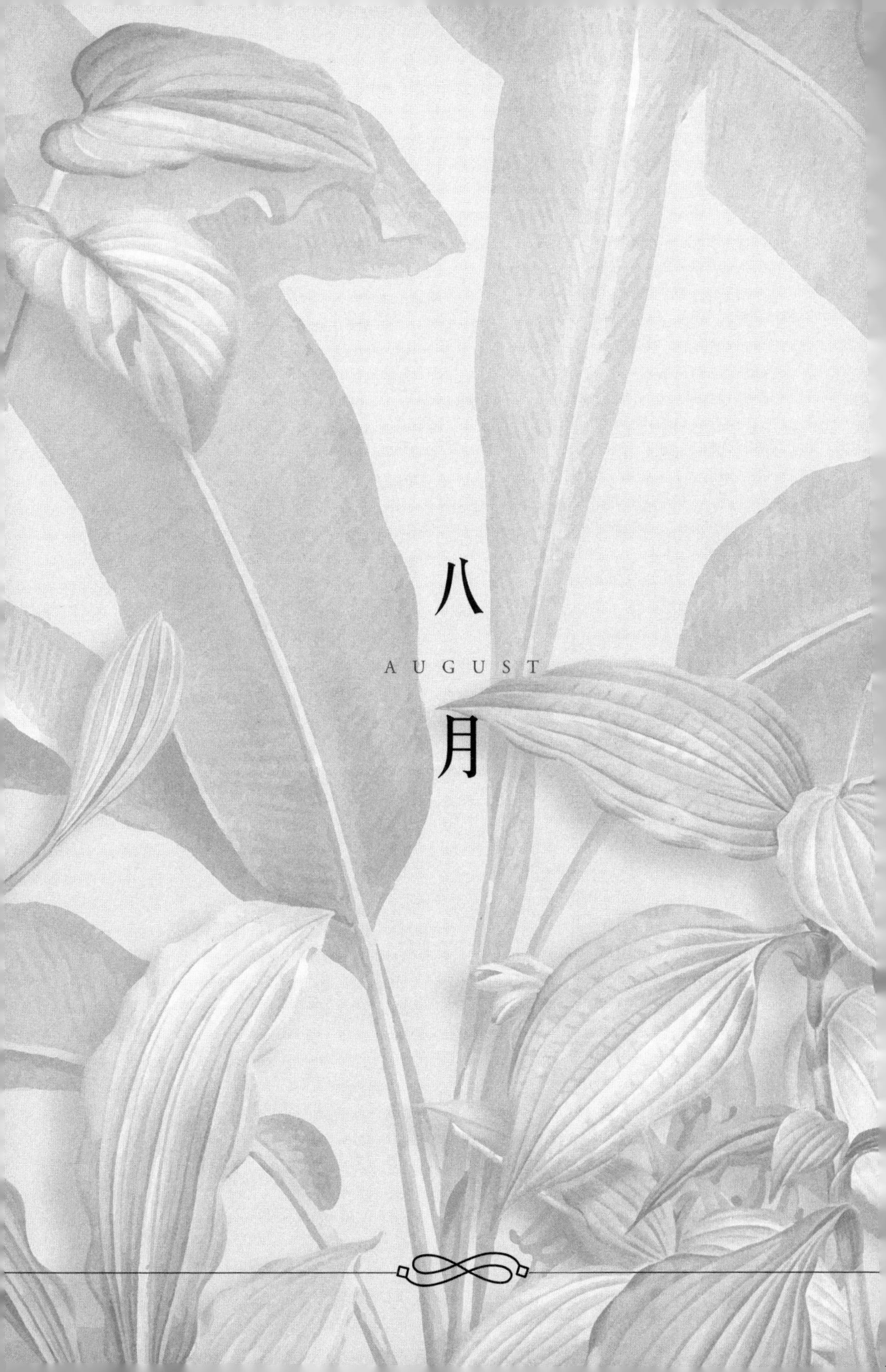

八月

AUGUST

根部是植物在地面下的骨骼和胃，穩定支撐著植物，並供應水分和礦物質。在植物行光合作用產生能量的同時，根部也是一座食品儲藏室，能將製造出的能量物質保存下來。植物生長時，率先出現的跡象便是長根；就算是種子萌芽這般美好平凡的日常景象，也要等根部往土裡深處扎根、占了一席之地後才能看見。根部特別能在壓實的土壤中扎根，只要種得牢固，根部纖維及主要生長土壤之間沒有太大的氣穴，那麼即使是曾被連根拔起的植物，也能很快地安定下來。

根部的種類各有不同。有堅定向下鑽進土裡的主根，也有整齊劃一的鬚根，以及亟需養分、外型龐大的塊莖根，還有最有可能絆倒你的匍匐根：它們躲在百年老橡樹的落葉下，又老又硬，還總是破土而出。至於不定根，則是樂觀向上的一群：它們從地面上的綠莖中長出，以便在植物離地時還能繼續生長。

有趣的是，人類也都會參考這些根部樣態，來表示植物所繼承的品種特色。各種植物系譜或多或少，都是植物學家和人類在好奇心驅使下，糊里糊塗產生出的結果，因為我們會交叉授粉，創造新的品種。我們也會用令人混淆的不同名字來稱呼植物（例如具有塊莖根的蘆筍蕨根本就不是蕨類，而是屬於百合科），並以品種發現者來記憶它們。當然，植物繼承品種的線索也存在於許多其他部位，不只是位於土壤下的那部分。

不過，我們倒像植物一般，總是會回溯自己的根源及來處。我的生長背景並不具異國情調，但我總能想起伴我成長的環境面貌。在伯克郡的池塘和露臺，接著是我童年時期第一個真正像樣的家，前後各有長方形的草皮。車道旁搖曳生姿、蓬鬆氣派的蒲葦很是吸引我，但爸媽總是迅速把它們剷除。我還會躺在長著桃紅小花的五月樹（一種粉色的山楂樹）下；我爸說，這是以開花月份來命名的樹種。

我的青春期在大小一畝多的狹長草地上開展，那兒有棵羸弱、又老又謎樣到砍不掉的老紫杉，以及我一直很喜歡卻明顯不受歡迎的橡樹。那是我們早餐時分常見的背景畫面，位於餐桌末端、我爸爸座位後方，霧氣總在清晨悄然而至，並在繚繞後留下露珠和一股清新。印象中，窗外能看見最令我興奮的便是雉雞；就在某個冬至天亮後不久，我打開窗簾，見到牠在兩英尺外盯著我。儘管爸爸平常只允許自己放空個幾分鐘，但他仍願意花上好幾個小時，一邊漫不經心地在馬克杯上輕敲著婚戒，一邊望著外頭滿片綠意。或許他正在心裡草擬著待辦事項，所以在每個窗外景緻細微變化、時光匆匆飛逝的日子裡，他常會對著鄰居的尤加利樹喃喃自語，或預先演練接下來一天的行程。無論我在趕校車前匆忙吃早餐的那幾分鐘裡有多悶悶不樂或昏昏欲睡，爸爸都會把屋裡能望見花園那個最好的位置讓給我。他會離席，說自己都弄好了，然後慢條斯理地起身，望向窗外。反倒是翻著報紙，盯著電視的我，從未真正留意到他這番微小的美意。然而，我依然在不知不覺中養成了他這習慣。我念大學返家的時候，總會把大腿放在窗戶下方的暖氣扇葉取暖

（那棟房子一直都很冷），再把頭靠向玻璃，看著自己的呼吸將花園景色化作茫茫白霧。

這才發現，在我和喬許共有的公寓裡，我也是這樣安排生活習慣的。我把桌子放在靠窗處，與陽台平行，然後坐在桌子另一端吃飯、寫作和看報紙。面向陽台的一方風景就在牆上兩英尺左右的距離外，成為早餐和晚餐的背景，陪襯著我們的工作與休閒時光。雖然未刻意設計，但公寓裡我最喜歡的位置，也正好是使我得以直接望向那袖珍生活世界的出口。我唯一不坐在那裡的時候，便是客人來訪的時候，我會跟爸爸一樣，偷偷為他們提供房子裡最好的位置。我不確定他們是否會注意到；他們往往太過專注在碎片大廈的景色、葡萄酒或八卦話題上。但這結果不難想見，畢竟要發現這件事，確實需要點時間。其實仔細想想，我也曾反常過一次：分手後那個晚上，我開始坐在另一邊的椅子上，背對著陽台，度過那段潮濕、失眠的日子。彷彿看著太陽在我的避風港下沉，是一份讓我幾乎不可承受之重。

雖然和祖父母共度的時光較短，但在我的記憶中，他們的花園比起其他花園都還要生氣盎然。爺爺住的維多利亞式房子後面，有一小塊雜亂的方形後院，裡頭有隱蔽的角落、桑樹樹叢，還有曾經井然有序的菜園；直到關閉之前，裡面幾乎隨時種滿了馬鈴薯。這是我爺爺最大的快樂泉源。

十二號亞伯特路旁曾有座可愛的溫室，而我爺爺即使到了九十多歲，都還能設法繞過裡頭成堆的空植物托盤和堆肥袋，不斷挑戰他後代子孫的心臟強度。裡外植物各自生長又交錯林立，推擠著玻璃，攀爬過縫隙，大自然總能模糊了人造設施企圖控制的界線。一直到我七歲，才首次得到允許進入這座溫室。爺爺有幾株蟹爪蘭屬仙人掌，後來送了我一株，帶回家後我就開始努力誘使它開花，希望那些粗厚的分莖上能開出艷粉色花朵。十年後，我又到了他的溫室裡幫忙栽種。那是種沉靜、平和卻匆促的勞動，洋溢著工作完結的成就感。

爺爺逐漸造就了在花園裡即興漫步的習慣。在房子裡看著他和爸媽欣賞花壇的我，花了好些時間才看懂這件事。現在，我和姊姊在她的花園裡也是如此，而且從來沒有人建議我們這樣做，一切都是自然而然。這種隨性進行檢視的方式，正好帶了點冥想特質，園藝師會因此專注於事物上——而學會適時檢視植物狀態，正是園藝活動中最重要的技能之一。在人生的最後一晚，爺爺還帶了他的摯友參觀花園，當時花園才剛進入一種伴隨著五月中旬而來的和煦怒放狀態。據說在欣賞了花園後，爺爺心滿意足地下結論，說他「現在就可以走了」；而幾個小時後，九十七歲的他便真的辭世了。

若說我爺爺對植物學有其獨到見解，那麼我外公——驕傲的約克郡人，生下我南部出身的媽媽的那個人——便是個實實在在的植栽者。當我首次聞到一年生天竺葵（總被人忽略、毛茸茸的葉子）及新鮮番茄葉的氣味後，就變成了一個沐浴在陽光下、等著觀察萬物生長的孩子。那座溫室裡充滿了我說不出的自豪感，以及在寸土間忙於應付大自然的悶熱綠色氣息。溫室外面種了胡蘿蔔，將它們從土裡拔起來拿進廚房，洗掉泥土後就能大快朵頤，每一次咀嚼都可品嚐大地的好滋味。多年後，我在一疊尚未整理進相簿的照片中找到一張童年照片。照片當時一定是初夏，因為右方有豆葉攀捲著筆直的竹杖，一旁有胡蘿蔔頭和枝葉茂盛的馬鈴薯，左方則是一團亂的香豌豆，正爭先恐後地爬上細鐵絲網棚架；有根水管蜿蜒在育苗盤上，上頭站著兩歲的我，圓嘟嘟的身材，笑容燦爛地揮舞著和我腿一般粗的小鏟子。

某種程度上，這些有關時間和地點的記憶就是我的根，跟我現在所種的植物緊緊相連。我對植物學的興趣也許還源自更久遠的年代：我的曾曾祖母路易莎・伊莉莎白・艾倫，就畫過許多花卉。而跟我同姓的曾祖母葛拉狄斯・米倫，也是如此——我也遺傳了她的藍眼睛和伶牙俐齒。我們人類是由各種不同事物混合而成的。要是我們也認同人類像植物一樣有根，那麼就會認同人類也有所謂的「連根拔起」一事吧。而就在八月，這樣的我開始四處流浪。

接下來的半年，我第一次離開曾經的家，四處漂泊居住。過去劇烈翻騰的六個星期裡，我逐漸發覺原來還有另一種生活方式，這才開始體會起所謂獨立的苦澀滋味。這段日子宛如果味汽水粉糖一般在我的嘴裡冒著泡泡，總是瀕臨我所能負荷的邊緣。

當然一切還是非常祥和。好友們依然待我如常，只是這個消息早已傳到了那些我不曾訴說的人耳裡。對他們來說，我的分手事蹟太無關於己，所以才引人好奇，更成了別人傳授無用建議或傳頌奇聞軼事的好話題。當我告訴他們，我和喬許的關係仍然很好時，他們會嘲笑我，告訴我不久後就會改變，而我的腦子也開始浮現疑問，懷疑自己是否太天真，之後是否也會像他們一樣變得尖酸刻薄。眾人會大方讚賞我的窘迫處境——只因我倆共享一間公寓，還無法決定出售或出租，所以成了種警惕示範——而他們的安慰除了帶著一絲驚愕與考慮不周之外，幾乎再無其他可言。這只會讓我把自己的防線升級到更難以理解的地步，先想方設法甩掉別人的質疑，再開個玩笑作結。我越來越擅長把這些脆弱易碎的外殼層層覆上。我不再以長期女友的身分自居，但老是當個剛失戀或刻意獨立的人也不行。在這一大團混亂與虛度時光中，我必須先弄清楚自己是誰、還剩下些什麼，以及該如何自處。

我大可快步離去，找個合租公寓，或把我的心再交給其他人，任其一次又一次地破碎。我也能成為修女，改變我的職業，或拋下工作環遊世界去。更甚者，我可以四處為家，乾脆加入馬戲團。儘管我和許多其他同齡人都被諄諄告誡，人只要夠努力，就能隨心從事任何行業，但又有誰會想得到，光是去想像這些選擇，便如此令人沮喪；或許，這之中還有勉強能接受的吧？

現在，我就像失了根。未來的計畫很模糊，選擇又如此零碎，就如同那些夏末落葉，帶著聲聲脆響，在地上飄移不定。輪到喬許搬回公寓住之後，我也曾努力對自己必須搬出去的事實強加上一點秩序。我把八月劃分成不同的週次，每週都得分配個新去處。畢竟我當時沒有能力租下一個能直接待超過兩週的地方，而且我非常需要在週末逃離一下，畢竟以往週末的記憶總是如此豐盈多汁，很容易一下子就過熟、爛透得令人難以忍受。

我是家中三個孩子裡排行最小的，早已習慣待在人聲喧囂的房子裡，也總是有點害怕自己一個人。若是沒人陪伴，我就會變得無聊煩躁。為了努力讓自己更舒適自在，我不停地滑著臉書、推特和 Instagram，即使我的自尊和幸福正被侵蝕，我還是像泡在醋酸內一般，沉浸在別人的朋友圈裡。很多時候，我覺得社交生活就是一種成功：沒朋友或不跟朋友在一起、沒盡可能多做一些看起來有趣的事，彷彿就是種失敗。待在爸媽家的那段日子裡，我慌張失措，不斷堆疊著節日門票和火車票，即使那幾個星期已經過去了，天崩地裂的感覺還是如此沉重。我投入過度又工於計劃，把自己累得筋疲力盡，卻也渴望跟正常人一樣能有時間睡覺讀書。我想從容不迫地去某個地方，而不是不停地搶搭下一班公車或火車，放任汗水濡濕我的瀏海。

想是這樣想，但我仍選擇逼著自己向前，宿醉般的後遺症卻從未真正到來。有人開玩笑說，這是派對歡樂的業力，是我心碎後的安慰獎。但我感覺更像是置身於一架飛機上，依憑事件發展，或高或低地向前飛行。日子宛如夏季點綴人行道的五彩紙屑、從吊籃裡片片凋落的花瓣，以及破碎的酒杯；光彩奪目，但逝去的迷惘依舊鮮明。

就在帳篷下伴著節慶心跳聲入睡之前，我在巴特西區一棟高樓大廈的八樓度過了八月的頭兩周，那是我某個朋友新男友家中的一間狹小空房。在我離開公寓準備去那裡時，喬許也在。他把我送進一輛超大的計程車內，這是我們有史以來氣氛最古怪、在某些方面倒也最親切的告別。即使我的內心早已崩塌傾頹，我仍刻意表現出樂觀、很是雀躍開心的樣子，彷彿踏上一場有趣的夏季旅程，而非面臨枯燥乏味的全新現實。我翻身趴在占了房間一大半的床上，托著枕頭看向窗外的火車鐵軌。

夏季已經到了第七個星期。這個不適應高溫的城市，匯聚著數百萬人努力生活所留下的汗水，早晨因此常常顯得委靡不振，太陽也早已漸漸顯得了無生氣。我站在這個全新、陌生的廚房裡，赤腳踩在黏膩地板上，看著太陽宛如靜止在星際間的一顆蛋黃，懸掛在這座順從的城市之上。這是早晨越來越短的跡象。待在沒有喬許的家裡，就彷彿不斷被他已不在我身邊的事實懲罰著，我覺得到處都充滿著窒息感，就更遑論待在另一個完全不同、純屬避難的地方了。舉凡日常生活中小小動作，早起洗漱、穿衣、收拾行李和離開家——都顯得困難又陌生。不知不覺間，我已經失去了與友善人們相處的能力：跟那些算是臨時室友的人閒聊，不僅成了愚蠢的俗套交際，也似乎真的沒這個必要，反正我幾天後就會離開，而這些人也不需要交新朋友。我一直認為準備晚飯是一種放鬆方式，卻沒有動力去做，所以不小心把現成的餐盤放在烤箱裡烤到融化。跟我合租的人會到半夜才回到他們的臥室，因此我霸占了客廳，目不轉睛地盯著螢幕看 Netflix。我想他們在樓上房內也是一樣。或許我們都注意到了彼此的疏離。然而，我又渴望與某些事物有所連結，與某個人交流互動。我會在晚上和一些幾乎不認識的人出去玩，就只是因為他們願意，而且剛好出現在那裡；我以為在夜店裡與其他大汗淋漓的人擦肩而過，就算是融入某種團體了。大學時期的老朋友偶爾會傳訊息給我，談我發表的文章，或他在國外的見聞，這時我就會像見了魚餌般一口銜住，然後被甩到一旁喘著氣；直到下次見著他，我才意識到自己構築了一齣空洞虛假的幻想。我在他身上得不到任何好處，只有模糊飄渺的往事。

我的幽閉煩躁症並沒有因為缺少戶外空間而有所趨緩。這棟公寓座落在貫穿倫敦南部的一條主幹道上，能俯瞰整個城市在光照玻璃下舒展開來。但我還是喜歡朝外看下方幾十英尺、精心打理的一個個花壇所鋪造出來的花圃。空間一旦有人栽種，就代表受人珍視：這裡的玉簪花長得茂盛又高大，顯然不受蝸牛覓食所影響；紊亂無序的天竺葵兀自盛開。修剪整齊的灌木和大量的茉莉花，都是驅開夏季城市臭味的一劑沁甜芬芳；而心煩意亂的我只是想試著推開熱烘烘的窗戶，卻拂面迎來一股污濁的空氣。這幾星期裡，我眼前的城市彷彿是由各式各樣的盒子組成。我在某個盒子裡醒來，在火車軌道上坐著另一個盒子去上班。在公司，我又有幸坐在太高、太大、窗戶不便打開的座位，因為要是向外看，就只有更多的玻璃，分割成一個個盒子，裡頭擺滿了一排排跟我的辦公桌一樣的桌椅。我無法計算出自己有多少年時間被圈禁在某個崗位上，工作中那些代表著某種身分的書本和便利貼，真讓我窒息。似乎一切的努力皆是徒勞無功。

我試著騎腳踏車來逃離這種感覺。這座城市逕自設下限制，利用目的地、馬路、交通來囚禁我們。在炎炎夏日下，紅燈使公車停在曬得發亮的柏油路上，周圍頓時熱氣蒸騰，一輛警車鳴笛將急駛而過，掃開這團鬱黏燥熱。不過騎腳踏車則有種自主性，加上河邊鋪設了很多雙車道，所以腳踏車反而能在巴特西區輕鬆來去，而我就騎在這區古怪的暫時居處內，在它鋪著亞麻地氈的長廊上，在叛逆中得到了釋放。我開始沿著泰晤士河開發新路線，彷彿在腳踏車道和車道間閃閃躲躲，就能藐視那些開車時受到的行車限制。在吸收了白天的溫度後，城市於夜晚再次輕吐出熱氣，而我乘著夜色抵達住處，肩膀和覆蓋其上的衣物之間總有層薄霧。能待在爽朗無雲的天空下，即使置身廢氣之中，也是種發自任性與堅定的心甘情願。我喜歡在鎖上腳踏車時，去刻意感受自己身體的顫動與喘息；彷彿我們一起完成了某件簡單美好的事，而它也把我帶往了自己想去的地方。

我花了六個小時來回逡巡這座我在求學時愛上的城市——新堡。這是一種未雨綢繆的盤算，以便躲開這個週末的倫敦，剛好是我與喬許的周年紀念日。雖然也不確定到時我會在倫敦做什麼，只是日子就快到了，留在那又感覺太過戲劇化。我在新堡有些老朋友，我們就像聽了姊姊們的人生大道理一樣，把一瓶氣泡酒、紙包著的炸魚薯條藏在背包裡，一起走向冒險小隊[1]般那種爬上飽經風雨的城堡遺址、再前往海灘的探險旅程。我在他們的陪伴與安慰話語中得到了寬慰，但也僅止於暫時喘口氣的程度而已。每次回到英國北部，我就會感覺自己重新回到了學生時期；只是很難不被提醒自己不是十九歲，也不會再輕易被噁心的雞尾酒嚇到。後來因為不知道還能做什麼，所以我們回到了我在學生時期最喜歡的夜店。回想大約十年前，我經常會在學期中某個週二獨自走進那裡，只因為我認識很多人，到那裡就如同參加家庭聚會一般稀鬆平常。但如今，在這個八月中旬的現在，學生們還在放暑假。舞池空無一人，我們三個人站在裡面更顯空曠，大夥有氣無力地模仿起我曾擁有的自由與快樂，只是在我尚未經歷這團混亂前，那時的心碎似乎比較簡單。我總覺得，以女人的形象站在自己年輕時待過的位置上，好藉此重現過去，這種想法實在有點可笑。不過我依然把照片發到網上給喬許看，並等著按讚數上升，藉此得到膚淺的滿足感。

還是做點新鮮事比較好，所以我們就跑到傑斯蒙河谷（Jesmond Dene）公園內遛狗。自一八六六年以來，這兒就一直是公園，在此之前則是阿姆斯壯勳爵（Lord Armstrong）在當地的豪華後花園；他早年透過研發武器致富，後來成為維多利亞時代的慈善家之一，把錢花在創造夢幻事物上。當阿姆斯壯和他的妻子（她對花園的投入比其他漂亮女士還多）得到這塊土地時，原本的河谷地貌應是一片雜亂荒蕪的荊棘，加上一些當地樹種。到了河谷公園正式開放給社會大眾時，已被改造成瓊樓玉宇般，裡頭鋪設了瀑布、磨坊、宴會大廳和一座宏偉的鐵橋。

學生時期的我，每週都有幾次得氣喘吁吁地穿過這座橋，從我在傑斯蒙德區的家前去希頓區，因此河谷公園根本吸引不了我。直到畢業後，我才好好地觀賞過這座公園。在正式離開這座城市前的最後幾小時，我便是在河谷公園內的採石場，在一個原本不該舉辦的熱鬧派對上，傍著昏黃燭光跳舞。對我來說，河谷公園永遠帶著一股考季將近時的野生大蒜味，這是出於自然本能的逃避和辛勤付出兩者的結合。有趣的是，這點又回到了初衷：當時阿姆斯壯勳爵便是想為新堡這個被煤煙籠罩的港口城市內辛勤工作的人們，提供一個得以休憩的空間。幾個世紀後，公園仍然符合需求。無屋頂的老磨坊蹲踞在河谷中，而熊蔥、香豌豆和珊瑚鐘則氣喘吁吁地綻放著。這裡全都被鐵絲網圍住，因此一定是有人偷跑進去栽種的。有些黃色罌粟花已經開始結籽，我把乾的罌粟蒴果隨手裝進口袋。

離倫敦越遠，心裡那段倫敦的節拍就跳得越強烈。就算生活中有許多限制及挫折，我依然覺

1 The Famous Five，英國童書，講述四個青少年和一隻狗組成的冒險小隊故事。

得被拉回了倫敦。不管怎麼說，八月始終不是離開辦公室去度假的合適月份，因為有太多的學校假期和藝術節，所以書桌都被清空了。雖然還無法清楚定義「家」的意義，我卻開始認為「家」就該是個安全空間，沒有太多要求限制，讓我能安心待在裡面，假裝一切再正常不過，並且清楚知道自己正扮演著什麼角色。我把自己那通常是快節奏、富創造性又曲折多變的工作，當作純粹消磨時間的無聊慰藉。我常常沉浸於規劃工作表，以及確保來實習的孩子們都能有適當事情做。分手前，我也曾因某種說不出所以然、對於改變的渴望，瘋狂申請國外的工作，或抱著雄心壯志申請海外獎學金。但現在，我卻倚靠著這種穩定的規律生活，一邊幻想著自由業的自由自在，一邊用 Google 尋找在雷丁和利茲音樂節（Reading and Leeds Festivals）哪兒可露營的相關資訊。這件事稍微緩解了我所遭遇的混亂感受，於是我把行李箱放在桌子下方，繼續工作，宛如一切都無比尋常。

在陽台施展園藝的慰藉被剝奪了之後，我有好長一段時間都沒注意到，其實離開我稱之為家的範圍，還是有其他地方得以汲取綠色空間所具有的療癒力量。或許是因為我從小便排斥鄉村的自然環境，只懂得在城市裡尋找大自然吧。真要說的話，我發現自己與那些在鋼筋混凝土夾縫中生長的東西，也就是倫敦的大自然所在之處，還更能感到親近。這些狂放不羈的小生命無視於城市法規及人行道，逕自描繪著時間的流逝。

而這就是我們在漢娜的花園裡所發現的事物。她和我姊夫才剛住進這裡。他們幾週前搬進了這間甫經白漆粉刷過、具有三間臥室的房屋，都還住不到幾天，便已在此許下未來。而這個未來正堅定地指向現在：姊姊已經進入懷孕後期，她的大肚子近乎滑稽地掛在那瘦小的身板上。成形的孕胎軟硬適中；我還記得她的手曾指示我應該往哪裡摸。她說：「那是他的屁股！」當時的我能清楚感覺到，那個距離這世界尚遠、還未出生的小小臀部，就跟我們處在同一個房間、同一張沙發上。

我睡在即將成為寶寶房間的地方，他的嬰兒床仍靠牆折疊著，之後很快就會在這裡展開。不過這裡空間夠大了，我把我非常多、分類也非常怪的衣服堆在周圍，就像個窩一般。我所在的房間正好位於白天光線最先進入房子的那一側，而就在某個星期六，我被一陣金屬敲擊土地的聲響吵醒。往外看去，只見漢娜正彎著腰，雙腿張開，用長耙敲擊著夏日乾涸、堅硬的地表。

我跑下樓去，責備她挺著大肚子還做這種粗活，但她不作聲，因為他們才剛搬來，而且當時才早上八點，她不想為此麻煩鄰居。漢娜一直努力剷除那些太久沒人整理的雜草，再用一堆茂密葉子覆蓋草地，使裸露的土壤能填補得更加肥沃。這裡有圓扇形的葉子，掩蓋著下方旺盛的生命力。她從土壤中扯出雜草，將中段做為支撐點，並試著抓起一定分量，好挖出已經變得像老蘿蔔一樣粗壯的根部。

這些是主根，又長又尖，工作效率高，它們從種子內冒出，深入土壤尋找水和養分，並往上方的植株輸送。如果是那些具有主根的植物，只消輕輕拉起幼苗或小型植株，下方一大捆主根絕對會令人印象深刻。而要阻斷小型植株的生長潛力，其中一個可靠方法便是切斷主根，只要主根部被破壞，植物就無法長得高大強壯。反之，若主根能保持完整，其韌性就會強健無比。正當其他根部盤根錯節、以利落地生根之際，主根反而在從種子堅硬的褐色表皮迸出來那一刻開始，就配合環境條件的需求，堅定不移、筆直不懈地向下鑽得又深又長；在喀拉哈里沙漠，人們甚至曾在地下六十八公尺處發現主根的蹤影。

然而不管是什麼植物，只要生長在土壤中，它們的根部都是追求同樣的東西：水、養分和氧氣。氧氣是根部表皮細胞所需的元素，葉片表皮細胞在轉化空氣中的二氧化碳時，會產生被它視為廢物的氧氣，但儘管如此，根部還是必須從周圍地面獲取氧氣。呼吸通暢的根會呈現白色的樣子，所以我在選購植物時，幾乎都會偷偷地把它從花盆裡拿出來，檢查下面的根部。看看網狀的根部與其塑膠花盆的形狀有多緊密？根部看起來有多潮濕？顏色多暗？基本上只要見到根部呈現亮白色、土壤潮濕、略帶碎屑，就知道現在這株植物值得買，之後還會成長茁壯。太多的水會排擠掉空氣，導致根部細胞無法呼吸，接著根部就會變黑腐爛，最終走向整株植物死亡。生長空間不夠也是不行的，因為根部會不斷生長至填滿其所處空間為止，也就是說，盆栽植物的根會不斷向外推擠，來適應所處容器形狀，甚至塞滿底部原先設計的排水洞。它們需要自更多的土壤中獲取更多養分、更多空間來伸展，以便充分發揮生長潛力。

漢娜花園裡的植物根部就明顯過得不太好。它們脆弱得令人沮喪，在我們手中斷裂，卻又裸露出亮白色（健康、含氧的）縫隙，像是在倫敦東南部的泥土中，閃爍著一種沒被擊敗的成就感。就跟我們一直以來那樣頑固。姊姊比我大四歲半，老是期望我能當個女孩子。雖然我確實是（至少在生理上是女性），但童年時期的喜好總有些遠超過後天養成的東西；與其說我是個男人婆，不如說所謂的男性事物更加吸引我，例如哥哥那疊英式搖滾的音樂光碟，代代傳下的舊樂高玩具，對海軍的迷戀，以及對粉紅色的厭惡。

不過，會把我們三兄妹聚在一起的，都是些既實際又費時的事。九〇年代末，我們接手了房子對面一小塊土地，開始把它變成一座菜園。我們播下種籽，也在土裡埋入上頭插著萵苣的馬鈴薯塊（雖然從種籽直接養成植物的成就感更大，但已經培育成幾週大的植物會更結實，不容易受影響。因此大多數園藝師都會輪番採用這兩種方法組合）。我媽媽很是支持，不過難免半信半疑。她說，幾個月後氣溫上升，我們就不會去照料這塊地了。我們不會為胡蘿蔔除去雜草，也不會去蕪存菁——除掉較差的胡蘿蔔，讓那些更強壯的橙色根部（是的，就是主根）變得肥壯。就在我們失去興趣之際，蛞蝓也順便得到了所需的食物，這很可能就是為了得到那丁點綠意所要付出的最大犧牲了。

當然，媽媽是對的，說過的話也都一一發生了；畢竟當時我們三人年齡加起來才三十四歲，耐心毅力都只有一丁點，而且也不怎麼喜歡蔬菜。但是，為某些事物付出心血，就算最後再怎麼徒勞無功，那不正是我們時常做的事嗎？例如堆雪人，建造紙箱宮殿，在海灘把爸爸埋進沙堆裡等等。現在，經過了幾十年之後，漢娜和我又回到了我們熟悉的地方。而在歷經好幾個星期、對每項勞動都不免帶著疑問後，這是第一次，我發覺在黎明時分靜靜除草，竟是如此地充滿意義。我非但不必為此多聊些什麼，反而還迷上了除草節奏：鏟下、扒開、拔起、鏟下、扒開、拔起。從我們膝蓋下的土壤中，小心、堅定、緩慢地移除那龐雜無用的根莖，這是種發自內心的滿足感。每次我們把雜草扔進桶裡，那砰的一聲，都使我暢快不已。

我意識到，這將是我們成為姊妹以來，我做為年紀最小的成員以來，最後一次自發性地一起從事某些活動的場合了；再過幾週，她的孩子就會到來，那會是另一個版本的她，一個在生物學上比我更接近她的版本。當然了，姊姊所深切期望的，仍存在她的身體裡；不過這次，要是她對性別有什麼偏好，也不會告訴我們了。

園藝師們大多會在八月略作停頓，因為輝煌的五月早已過去，六、七月的瘋狂生長也在此時放慢了腳步，現在正是再次修剪的好時機。儘管還是能為了增添秋季和冬季的色彩播下種籽，但八月是許多植物在一年當中走向凋亡和避免旱災損害的一個月份。在新房子和新生兒到來之間的頭幾周，漢娜把那大爆發的母愛傾注在新花園裡，她為植物補充水分的渴望近乎痴迷，簡直就是拼了命在早晨或下班後澆水。我媽也總是在傍晚時餐點上桌並倒下雪利酒之間澆水，因為這是只要花費幾分鐘就能令人愉悅的方式，而且這個時候澆水蒸發得較少，滲入乾枯土地較多。

有孩子的朋友說，她們在孩子還在自己體內生長時，就發現自己很需要做點園藝活。這件事似乎難以言明，或許是因為這是一種潛意識的感受，埋藏在我們身體的運作當中。有人甚至把懷孩子跟養植物這兩件事互相比擬：「有時枯燥，有時令人擔心受怕，但最後回想起來還是非常值得。」另外有人說，她整個懷孕期間只有冬天才停下園藝活，若要她更早就停止的話，她會瘋掉。有位懷上第三個孩子的朋友，則整個懷孕期間都在從事園藝。她告訴我：「三年前，花園一開始什麼都沒有，現在則是一片欣欣向榮。」

雖然我們還處在傾向詢問沒孩子的人想不想生，而非計劃何時生的社會發展階段，但與父母那個年代相比，大眾對女性身體的期望已經淡化了許多。我不知道自己是否會改變，畢竟我的母性彷彿一直呈現遲鈍又閒散的狀態，我不知道這狀況是否會改變。然而，聽著其他人說起這股衝動，又宛如被節拍器追趕般而感到揪心。只是無論身處哪種情況，我仍為我們能有更多的選擇、去做自己想做的事而心存感激，因為我們這個世代需要更長的時間來長大、買房並成家。二十多歲後半時，我感到繁衍後代的能力悄然而至，四周朋友都沉浸在懷孕的喜悅中，而我卻仍然對羊水內蘊含的東西一無所知。但或許是這種對繁衍培育的需求漸漸以不同方式呈現，我發現自己開始在窗台上養著一盆盆會從土壤中發芽成長的植物。千禧世代對植物日益增長的迷戀，其實有著諸多不敬之處：我們既不成熟又沒有能力，無法應付一隻小狗或一個嬰兒，卻反而對昂貴的熱帶室內植物過分寵愛。但是，這種不經思考的說法其實是忽略了一種來自原始的需求，這種需求在幾個世紀以來一次次地重現——只要把人類帶離自然，把他們放進水泥和瀝青製成的盒子裡，再讓他們坐在螢幕前，用會移動的金屬盒子運送他們，遮蔽住開闊的天空，他們就會開始尋找綠色植物。顯然，無論是透過生育還是其他方式，我們這世代絕不是第一批會從其他生物尋求安慰的世代，而且也不會是最後一批。正如我在自己和他人身上所見到的，當一切都動盪不安，大自然的節奏便逐漸成為一種強烈的呼喚，提供了我在任何地方都無法握住的那份安定。

漢娜不在時，我奉命為她種下的牧草種籽繼續她瘋狂的澆水程序。這些種籽是我爸媽在小屋裡所留下、保存得較差的老舊東西，我們拿來撒在剷除野草根後所留下、光禿禿的泥土上，當成種植物最後的希望。那個八月很乾燥，地面一直很硬，我曾拖著水管橫跨到對面草坪兩塊不平整的花壇去澆水（沒錯，就是戶外水龍頭接著的水管！對她來說，這根本是大人版本的模型娃娃屋，而我能有幸窩藏在後頭的房間裡，完全是出自姊妹情分），但有時我也必須進行搶救行動。

儘管我勸過漢娜，但其中有一株羅勒每天都被淋得全身濕透，所以我會在每次澆水後把它移到陽光下，直到第二天發現它又被移了回來。其實羅勒原產於印度，喜歡溫暖乾燥的氣候，也非常需要陽光和熱量，而且就像迷迭香和薰衣草一樣，不喜歡根部濕濕地過夜。

八月不算是植栽的好時機，但喜歡潮濕涼爽環境的三色菫除外。它們喜歡濕涼的天氣，此外它們能抵禦比自身大小更狂暴的風，只是柔軟花瓣所組成的花朵會轉向太陽，而太多光照卻又足以殺死它們。儘管如此，我還是捧著那些被白色根部及濕潤包裹著的整齊土塊，把三色菫安頓在花壇新挖的洞裡。儘管天氣炎熱，它們還是活得很好，甚至超出地盤，侵入了其他花壇的範圍。我把從河谷公園拾來的罌粟蒴果帶到花園另一端，用指甲刻劃著果殼上的凹凸溝槽。精巧完美的黑色球體落在我的掌心，發出不易察覺的窸窣聲響，接著便掉進下方光禿禿的土地上。

漢娜渴望種植大葉醉魚草。我不確定這是因為她看到它在鐵軌旁大量繁殖，還是因為在我們童年花園裡（就在那塊註定栽種失敗的菜園旁）曾有一片大葉醉魚草的緣故。那些由幾十朵喇叭狀花朵所組成、胖嘟嘟的甜筒狀聚傘花序，正如同其他花朵一般招蜂引蝶。被引來的主要是突尾鉤蛺蝶，閃閃發亮的蝶翅上有著虎紋，或是孔雀和玳瑁圖案，穿插在紫色的大葉醉魚草間。隨著學校暑假來臨，這裡宛如一座精簡的動物園。我爸爸會邊指邊說「那是醉魚草」，然後我也會沒完沒了地到處指，並為我那尚且模糊、為數不多的植物學知識感到驕傲。而到了醉魚草盛開之際，會散發出一種衝撞上顎的蜂蜜氣味，濃烈到簡直像發了酸一般。

隨著年齡增長，夏天也提前來臨。大葉醉魚草和倫敦火車站之間一年一度的戀情，會從七月開始熱烈蔓延全城，直到秋天到來。值得注意的是，大葉醉魚草並沒有主根根部。它們不算是會在某個地方駐足定居的植物。相反地，它們會發展出具攀附性的鬚根，從所處的惡劣環境中盡可能汲取營養。這種植物天生就很懂得充分善用空間，舉凡生長、開花、結籽傳播，速度無一不是盡可能地快，只因為它知道自己隨時都可能被連根拔起。因此，大葉醉魚草也是種頗具爭議的植物——園藝師們必須在觀賞其美學般的存在，以及蔑視其入侵性的事實之間取得平衡。

到了夏至，倫敦的大葉醉魚草會伸展嫩枝，撐起它結實、含苞待放的綠色甜筒狀聚傘花序，入住鐵軌和車站周圍。它們看上去很瘦弱，卻強韌地足以承受火車來往的風壓衝擊，可說是十分頑強的品種。起初，醉魚草的枝條會從屋頂和牆壁的縫隙中探出頭來，如同一枝貪玩好奇的葉柄；到了八月盛夏時節，就突然長成一排繁花錦簇，將愛探險的昆蟲帶進每天都人來人往的繁華甬道。此時到處充盈著浪漫氛圍，宛如醉魚草將自己一廂情願的癡心塗滿家具站，成了一抹抹淡紫色的旖旎風光。隨著時間過去，那些喇叭狀花朵會漸漸從嬌嫩的紫紅色轉變成乾枯的褐赭色，因為每株植物都會在功成身退前，將能量轉往之後要播出去的三百萬顆種籽上。這些種籽輕盈，顯然是為了增加繁衍機會而量身設計。待奔馳的火車下方掀起了咻咻響的陣陣暖風，種籽就會隨之飛揚、沿路散播，直到得以落地生根，再次萌芽成長。

那個夏天也不例外。就在第一個真正的夏日到來時，有株大葉醉魚草落在了丹麥山站上方、維多利亞式玻璃窗的角落裡，留下宛如裝飾般的繁茂枝葉。那是我最鍾愛、最勇於冒險的醉魚草植株之一。它看起來如此古怪，從骯髒的玻璃窗中迸出，但距離實在太遠，以至於無法摘除；直到隆冬時節的白雪落在其骨架上，才鬼魅般地撲滅一切生機。醉魚草或許從未計劃過要長駐此地，卻仍透過每小時十幾列來往火車傳播其種籽之後，憑著頑強的毅力在此處待上很長一段時間，直到現在。

這種瘋狂、令人屏息的幽會已經出現幾十年了。其實大葉醉魚草最喜歡的不是火車軌道，而是石灰；這種石灰是倫敦使用砂漿大肆鋪設細長高大的排屋式街道時所留下的。由於這些石灰砂漿也滲入了鐵路和周圍建築物內，因此當二戰期間城市樓房一一在閃電戰中倒塌後，大葉醉魚草便開始生長。事實上它還有個別稱：空炸區植株。

在三〇年代末和四〇年代初投下的炸彈，曾造成了難以估算的傷亡損失，但大自然反而在倫敦收復了失土。凌亂的廢棄土地意外讓這些富進取心的植物趁機進駐，它們把打破的邊界視為重新開始的機會，例如別稱火草花（Bombweed, *Chamaenerion angustifolium*）的柳蘭，很快就到處蓬勃生長。早在維多利亞時代鋪設許多鐵路時，它們就善用這些鐵路；而如今，這些小花在灑進坍塌建築物的光線中茁壯成長，就地霸占了此處土壤。柳蘭在美國又稱作 Fireweed，因為它能在森林大火後的焦黑土地上繁衍生息，就算整個地區的生命都被刻意摧毀殆盡，但唯有它，還是能在災後的斷垣殘壁處大批生長。四〇年代中期，植物學家索爾茲伯里（E. J. Salisbury）更曾四處訪查，發現將近百分之九十的爆炸現場都有柳蘭的蹤影。現在大家仍能見到柳蘭，只是它對其他植物有害，所以一般不會在花園裡看見它，而是在鐵路旁，宛如一抹粉色雲霞排列著；箭形的花序尖頂距離它霸占著的地面，往往有幾英尺高。就像根部會給植物帶來穩定一樣，根部也給大地帶來穩定。柳蘭不只會在烈火燼滅後的土地上生長，也曾有人積極把它們引入美國境內，因為它們強韌的根系不只綿長有力、交織纏繞，還蔓延得又遠又快，能將殘破的土壤綑在一起，之後其他生物才得以生長。

它們在那些被轟炸的地區就是如此。僅僅憑著幾十種野花和野草的力量，便讓整座倫敦金融城[2]和倫敦東部大半都變成了草地。在一九四〇年以前，倫敦市內可說是烏煙瘴氣，除了苔蘚和藻類之外，幾乎沒有其他植物能自由生長。但隨著生長空間的到來，生命也隨之而來。最後，那些充滿無限希望的種籽，便挾帶在某人鞋底、大衣口袋或香煙盒中，從馬糧袋中掉落，或從狗兒甩動身體的雜毛上掉下，接著就在戰時倫敦的一片狼藉中定居下來。出生在斯特雷漢姆區的理查・希尼・里奇蒙・菲特（Richard Sidney Richmond Fitter），簡稱 R・S・R・菲特，長大後成為一名野花鑑別專家，曾在一九四五年出版了《倫敦自然史》（*London's Natural History*），該書主要描繪在羅馬人出現之前人類與大自然的相互鬥爭。他更親自傳授知識，帶著一群青少年在被炸彈摧毀的城市中，進行鑑別野花的田野調查。珍・琳賽（Jane Lindsay）就是其中一位。她搜集了紫柳穿魚草、牆草和苜蓿的資料，並在日記裡記下她的調查發現，後來這本日記交給了花園博物館（Garden Museum）保存下來。之後琳賽在興建巴比肯藝術中心的大片廢墟中發現了這些野花，但她只記得這裡是「一片野生的開放空間，充滿了花鳥……還有古羅馬城牆遺跡。」

距離希瑟格林站不遠處，還有一株我仔細追蹤著的大葉醉魚草。雖然不確定在何時第一次注意到它，可能是幾個月、甚至是幾年前，但肯定是在八月注意到的。當時我拖著不必要的行李，從郵編 SW11 區到 SE13 區去拿另一間藏身處的鑰匙，儘管勇敢的面孔又顯得更加沉重了，但還是不免因瞎忙一場、滿身大汗而備感沮喪。那株大葉醉魚草就像個偷偷摸摸蹲踞著的小東西，進駐在斑駁牆面和頭頂上泥濘又傾斜的窗戶磚縫裡。在英國東南鐵路公司選擇的代表色——淡紫色的襯托下，更顯得格外驚喜。它向左側懸掛，嶄新的橢圓葉面整齊地分布在兩旁，宛如亞歷山

2 Square Mile，倫敦市舊稱，位於聖保羅大教堂東側，面積僅為一・一二平方英里，因此又稱廣場一平方英里。

大・考爾德[3]的動態雕塑。

我很欣賞這株醉魚草的生命力，也替它在自己喜歡的地方為自己奮鬥而感到開心。它恰巧長在採光適當、通風良好，又能從屋頂某處擷取水源的絕佳位置。那時，我就這樣天天看著它長大。幾星期後，我不再每天經過這條路，但我仍會回到漢娜家，我們共同的根；那裡滋養著她全新、空曠的住處，得以成為一個安身立命之所。我們不只在那裡喝茶、聊天，偶爾也煮義大利麵來吃，既不挑剔我的痛苦，也不看無意義、討好人的電視。從車站離開時，我會特別注意上頭那株大葉醉魚草日漸不同之處。隨著漢娜孕肚及胎兒的成長，它也占據了更多的空間；現在它的莖部更加飽滿，已長到了玻璃窗底。而那些紫羅蘭色、觸手可及的甜筒狀花序，就懸吊在忙碌通勤者頭頂上方不過幾英寸處。

這株大葉醉魚草呈現出另一種理解時間流逝的方式，勝過思緒紊亂的我所能描述的。我開始覺得好多了，彷彿我的快樂正在恢復，只是沒辦法像這株醉魚草那樣每天規律生長。從另一個角度來說，觀察這株草的外在變化，確實比日曆或時鐘所能顯示的變化還要令人感受強烈。所謂的日期、數字，都是發生在我身上的事，是我的生活被切割分段的代碼，就如同從分手發生到現在的時間，到我不得不搬家的時間，還有為了避免晚上獨自在家而塞進更多行程的時間，全都是日記本上必須填滿的方框。但是，盯著這株醉魚草的成長，卻令我賞心悅目：「長出花苞了」、

「花開了」、「花謝了，結成種籽了。」最後，東南鐵路公司會派人帶著梯子，剪去那些雜亂無章的褐色枝骨，把這個地方整理得更加清爽。只不過到了明年夏天，它們還是會不顧一切，再長回來。

3 Alexander Calder，以動態雕塑而聞名，被視為二十世紀最具影響力和最前衛的藝術家之一。

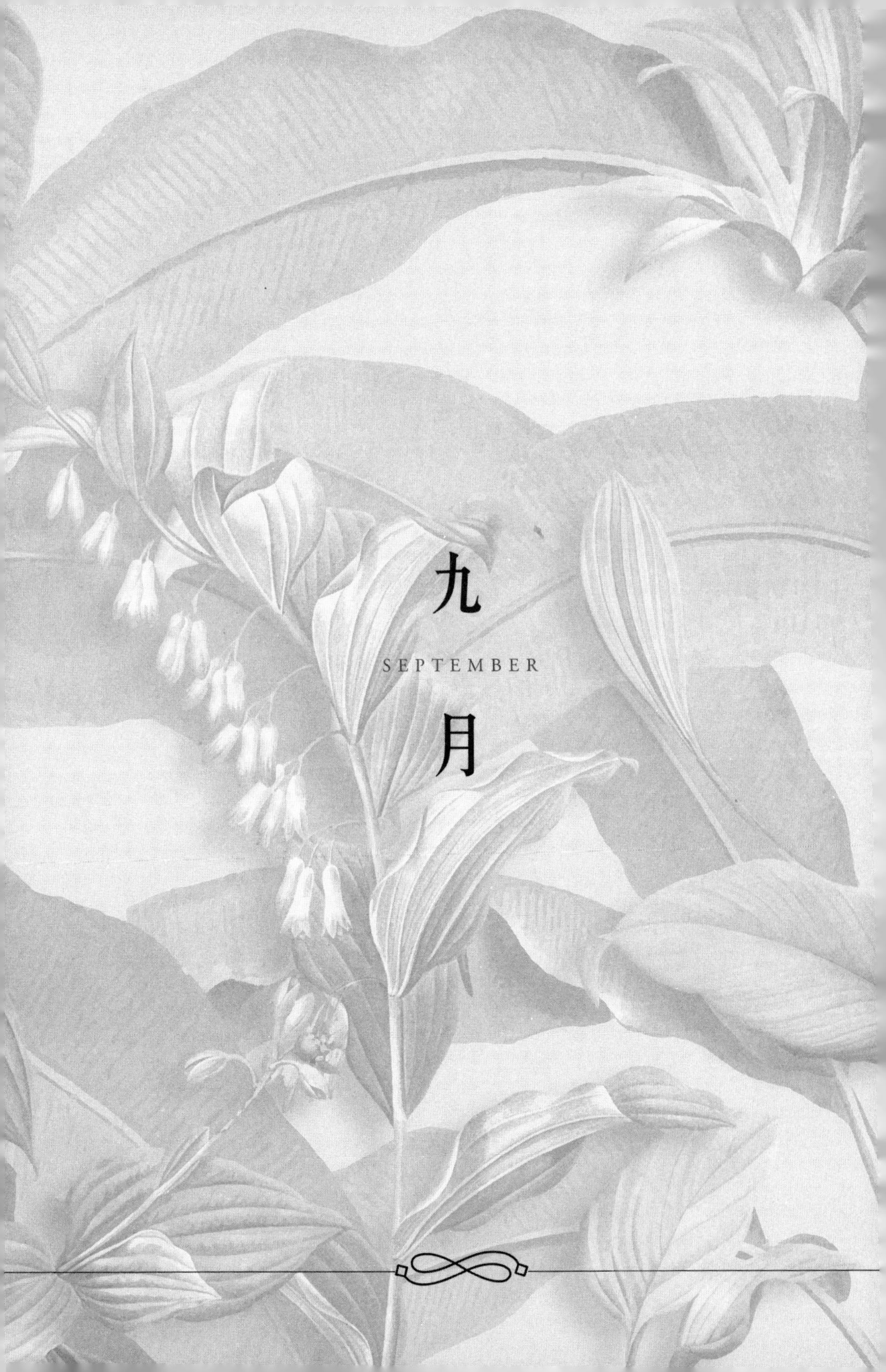

九 SEPTEMBER 月

我去紐約時是二十一歲。即使過了飲酒的合法年齡，卻沒有成熟到能在那裡多方發展，一路上我都未能覺察這點。爸爸帶我到希斯洛機場，在美國稱作「親吻後再飛區」[1]、但英國只稱作「下車區」的地方停車。我站在出境處閃閃發亮的旋轉門前觀望了很久，然後告訴他，要是我不能辦理登機手續，一旦飛機起降，我也就沒有任何成功的機會了。臨別時他抱了抱我，就如同在我晚上外出前都會擁抱我一般的慈愛。

那時的我既興奮又害怕，要在一家（現已倒閉的）青年生活風格雜誌社實習三個月，每週工作四天，甚至到出發前都還找不到地方住，直到在登機口即將登機時才終於響起了一通幸運來電。我曾在倫敦努力爭取一個新聞學碩士課程的名額，但這樣做卻感覺更加冒險，甚至比我帶著所有學生時代打工努力攢下的現金，飛去另一個國家工作的決定更加任性妄為。學費很高，房租很貴，而且我也討厭要在課程中公然與別人爭搶為數不多的機會。即使報社一直都有畢業生補助計畫，但經濟崩盤後，這些計畫也都停止了。在當時的倫敦，所謂的實習機會只不過是一種持續了太久的兼差經驗。過去幾年裡，我一直都在假日為雜誌和本地報社免費工作，根本無法想像能再多做其他事。我想，這現象在紐約也是一樣，只不過在那裡我能夠開開不同眼界，而他們也似乎更知道該如何對待我們。這樣強大的組合，營造出一股氛圍：只要夠努力，就能隨心所欲做任何自己想做的事。此外，也顯而易見：沒那麼多的工作機會好選。最後，我讓這種感覺發酵成一種強烈的慾望，促使我去做些極度夢幻、彷彿電影情節般的事：搬到紐約，追逐夢想。

我很快就發現，住在專業人士家裡的空房獨自生活，以及跟想成為朋友的同學住在一起生活，完全是兩回事。美國這裡的烤箱溫度單位是華氏，何況在紐約也沒人會真的去使用烤箱。所謂適度的孤獨，第一次出現在我的生活之中，與遙遠空洞的鐘聲產生共鳴，更從那時起輕輕地迴盪在我的二十幾歲期間。

從週五一早直至週日晚間，我都會去探索這座城市：去公園，去熟食店，去我花了一美元參觀的博物館。我曾坐火車一路碎念到科尼島，花四美元吃唐人街餃子吃個粗飽。也曾夜晚到時尚派對的免費酒吧裡喝個爛醉，做些不法勾當，所有另類新奇的魅力全都宛如超現實。吹過休斯街和瑪西大道車站月台的微風，徐徐吹散了罐裝藍帶啤酒在我身上留下的甜蜜宿醉餘味。電影裡塑造的那座光鮮亮麗的紐約曼哈頓，很快就成了我一天會看到二次、只持續短短幾秒鐘的寶貴景象：從布魯克林乘坐M線列車進出城市時，燈光打在克萊斯勒大廈上的幾秒鐘。我為自己另外形塑了一個專屬於我、與眾不同的紐約。

1 Kiss 'n' Fly，為美國「臨停接送區」用語。

我創了一個小團體，成員大多是學生、畢業生及外籍人士，他們也認為無論從事什麼，要當個成年人實在太昂貴又太困難，所以不妨就以自己想要的方式走自己的路。一對愛爾蘭女孩給了我安慰，她們住在蒙特羅斯大道（Montrose Avenue）的鐵路公寓裡，一邊準備了塗著調味料的晚餐，再佐以溫情陪伴，倒也緩和了我未曾想過會萌生的思鄉之情。我們一起在這座城市遊蕩，在職涯剛起步的工作時間內，用各種即時通軟體熱烈討論著飲料、約會和分租價格。這些訊息現在仍留在網路上，只要稍加瀏覽，就能看出不同人群的俚語和觀點。我們很快就愛上了彼此，自詡於彼此的直率與慧黠。多年以後，我們的生活還會以意想不到的方式再次碰撞；我們會花上幾個小時，認真地回想相遇當時，那個曾經年少的彼此。

紐約這座城由各種不同元素所組成。你的嘴角會被一美元的披薩片燙傷，搭G線列車也無法不迷路。這種日子持續了一段短暫卻起伏不定的時間，彷彿某晚偷偷溜上屋頂，在那兒跳了一整夜的舞般，布魯克林大橋上的燈光劃過紐約壅塞的天空。我變得越來越聰明，越來越懂得如何避開那些毒蟲，他們會在深夜大吼大叫，朝著你臉上比著手槍手勢，但從來不強硬就是了。幸好我還有天真純粹的好運氣，所以倒也沒真的遇過什麼麻煩。

那幾個星期就像棉花糖一樣蓬鬆又輕盈，也跟曼哈頓的天空一般澄澈晶瑩。紐約的空氣總有種銳利感，如同曼哈頓的居民；光線從大西洋滾滾而來，撞擊著那些沉重街區和閃亮尖頂，在那裡分岔、出沒，留下清晰的陰影，幾乎無處躲藏，之後再沿著那些橫跨島嶼的林蔭大道走向碎裂，把天空刻劃成許許多多個方格，並一一填上粉色雲朵，最後灑落地面。紐約客仍繼續做著自己的事，而我抬頭望著。天空的高度總是恆久不衰。而黑夜在夏日將盡那幾天降臨時，總來得令人措手不及。

被曼哈頓建築簇擁著的晨光，就好比擠在清晨地鐵車廂裡的上班族。然而，公園裡陣風吹拂、從擺盪的葉梢間灑落的陽光，卻像是某支即將展開的舞蹈。我在中央公園逗留了些時間；入住這座城市的頭幾個星期裡，我養成了到布魯克林的克林頓山丘林蔭大道，以及展望公園（Prospect Park）的開闊草坪上閒逛的習慣。威廉斯堡的麥卡倫公園（McCarren Park）是離我第一個分租房間較近的綠色空間，只是它看起來既骯髒又令人傷感，所以我總會走過幾個街口，來到東河公園（East Park），凝視著對面的摩天大樓。

隨著夏天高抬貴手，抽起它那令人倍感壓迫的黏膩手掌，各種色彩便悄然而至，我沿著另一座島走去。我走過了範圍橫跨曼哈頓的公園——東河公園、湯普金斯廣場、華盛頓廣場、哈德遜河公園（Hudson River Park）遼闊廣場前方，以及克里斯多福街車站（Christopher Street Station）旁那塊占地不大、頗具歷史意義的三角地帶。十月中旬，秋季火種才剛燃起；樹葉沾染著青銅與茶褐色調，悠揚地飄蕩在曼哈頓高級住宅區棕色大樓周圍，最後落在雀兒喜區和西村區的鵝卵石上。我花了一整天，精心為中央公園的樹木拍了很多照片，底片拍完後又繞回來，再重新開始。洗好寄回的照片上，滿是層疊著的火紅樹葉。

我第一次到高線公園（High Line Park，又稱紐約空中鐵道公園）時，正逢金秋時節。這項工程的最初階段已經啟動了一年多，但過了一個炎夏，草都長高了。紫色酸沼草徐徐搖曳，彎曲莖上長著粒粒種籽，捕捉著海港外的昏黃光線。下班尖峰時段前，許多穿著運動衣、身材姣好的人在這裡慢跑，這種高貴的嗜好讓公園裡的我顯得格格不入。這是一座處於起步階段、位在廢棄鐵路線上，又能完美看到自由女神像的公園。這就是我兩個朋友想秀給我看的東西。她們曾透過這方式，激起了我對其他不同事物的迷戀——酒館裡彬彬有禮（印著「祝你今天愉快！」）的塑膠袋，以及用某種口音把英語說成讓他人難以理解的方式。在接下來幾個月裡，我發現自己不斷回到高線公園，就算不太明白這個空間有何奇妙之處，但還是想駐足其中。

蘿希是我在威廉斯堡第一天時，於街上巧遇的三個倫敦女孩之一；當時她不過稍微冒著汗，而我卻大汗淋漓。她那群姊妹淘在城裡待的時間較長，便把我領了進去。蘿希在雀兒喜區一家出版社工作，就在高線公園下方。這條鐵路不到一英里，大約是前西區貨運線（West Side Line）三分之一的長度，它曾將乳牛運到現在的肉類加工區，也歷經了紐約猖獗的建設步伐和三十年來要求拆除的呼聲。最後，它卻成了世界上最棒的公園之一。

經過一段努力平衡傳說及電影中的紐約，與充滿炎熱及垃圾的現實城市兩者之間的日子後，第一次踏上高線公園的我，正好占據了兩者之間的模糊地帶。那時高線公園才剛開放不久，還在成為貓途鷹（TripAdvisor）列出紐約市必去的十四個景點之前。一片甫開放的灌木地，卻少了種會反射的全新拋光，彷彿這裡生來就古老世故。是個懸浮在川流來往的人行道之上，但又處在平靜凝視城市高樓之下的空間。一座為了某種目的而打造，但在另一個目的出現前卻不受珍視的龐大現成景物。高線公園由人建造卻被人遺忘，一旦回歸，便成了某種程度上的另類空間——一種同時源於自然和人造、外型多變的空靈事物。光線和風在這座公園身上留下餘映紋路，並在吹拂來去間維持其形象。這座貫穿雀兒喜區的景觀公園，雖不可否認其曾是大自然的所在，但又是一個非常不自然的存在。夾在原本是倉庫、現已成為藝術家工作室及精品起居室之間的高線公園既活躍，又疏離，如同某項重要卻又被莫名擱置在那裡的物品。在這座以化夢想為現實而聞名的城市，高線公園讓曼哈頓變成了一塊空想的夢幻景緻——宛如存在於現實本身之外的事物。

紐約中央鐵路公司的鐵路中止營運後的三十年間，人們並沒有走上鐵軌，走上鐵軌的反而是野生植物。在千禧年明亮的全新曙光中，攝影師喬爾・斯特菲爾德（Joel Sternfeld）接受約書亞・大衛（Joshua David）和羅伯特・哈蒙德（Robert Hammond）的邀請，到那條停駛鐵路上參觀，因為兩人就住在附近，夢想著有天這裡能成為一座花園。斯特菲爾德對他所看到的一切感到震驚。「突然間，你就進入了另一個世界，」幾年後，他在《高線故事》（*High Line Stories*）這部紀錄短片中如此說道：「那裡有野花，有碎玻璃，有鳥，還有哀鳴的白鴿。」

在接下來的十二個月裡，斯特菲爾德都能隨興出入高線公園，而絕大多數紐約客仍對頭上的這方天地一無所知。隨著時間推移，他發覺呈現其原始之美最好的方式，便是用向前、向下的方式，讓融入市景的狹長軌道和後方的水域一併映入眼簾。他命名為《行走高線》（*Walking the High Line*）系列的攝影照片，就捕捉到了已開播的高線土地——鏽蝕鐵軌消失在一大片褐色草叢中，草枝在鐵製路燈華麗的頂飾上搖曳；曼哈頓中城的紅磚建築和煙囪，被初夏柳蘭樹葉和綿延成群的牽牛花分隔開來。精緻的黃色野花在春日下追逐成一排曲線，新生樹木在倉庫間架起了狹窄橋樑，這些倉庫在十年內將成為精品公寓。斯特菲爾德也曾在冬季到過那裡，在雪地裡架起相機，拍攝上個時期遺留下來的巍然鷹架。四年後，發表在《托里植物學會期刊》的一項研究發現，一百六十一種好戰植物已占領了這塊人類留下的肥沃土地；其中八十二種是本地植物，其他七十九種是從其他地方來到這個城市，並設法扎根，就宛如在其下方行走的數百萬紐約客一樣。

有些人希望該空間能維持創建時的樣貌，在不受人類干擾的情形下，於這座地球上人口數一數二密集的城市內生長。為此，大衛和哈蒙德成立了「高線之友」，來激發大家對於他們改造該空間的企圖。在起步階段，「高線之友」曾徵求當地人的意見，想知道他們認為該對這塊八英畝大的空曠美麗空間做些什麼。哈蒙德隨後收到了一張卡片，上面寫著：「高線公園應該保留其荒野面貌，不受任何干擾。你一定會毀了它。放手吧！」哈蒙德把這張卡片貼在辦公桌上方，因為它道出了他內心最大的恐懼：「我們無法保有野生狀態下的自然之美。我們會毀了它。」

「高線之友」並沒有保留、或從根本上重塑大自然在那裡創造的事物，而是在種植過程中發揮了高線公園的核心精神，充分善用了當地生長造物轉瞬即逝的短暫性及韌性。那裡所植下的一切是如此即時，足以讓人遠離城市的壓力，卻又具備著某種野性。就在雀兒喜區其他地方滿樹的整齊葉片，優雅地從街道花盆和窗框傾瀉而下的同時，高線公園似乎也正在呼吸；它活著，帶著對空間所有權的主張及某種張力，展示了其對於人類參與其中的蔑視。這些植物隨風和四季共生共存，更為了結構和氣味，犧牲種種講究及裝飾。這是裝載在盒子裡的一方草地，懸掛在城市上的一根神祕肋骨。我從未去過其他像這樣的地方。

真正令人驚艷之處，得從回顧斯特菲爾德的照片看起。當時，二〇一〇年的高線公園與隨後開發的高線公園是多麼相似；而如今，這座公園已是一間藝術畫廊兼吸引數百萬人的旅遊勝地。那些改造者看著原先早已存在的植栽花卉，並把它們變成自己的畫板。荷蘭設計師彼特・奧道夫（Piet Oudolf）便曾受邀，來決定各種植物應安頓的位置；正如斯特菲爾德所說，如此就能達到「一開始看來不太可能達成」的效果。

奧道夫的花園存在於風潮和時間之外，因為它不是用一閃而過的念頭創造的。不是美學，而是感覺、空間與美。他在《五季：彼特奧道夫的花園》（*Five Seasons: The Grdens of Piet Oudolf*）中曾如此說道：「花園同樣是個承諾，不一定只存在於那裡，而是你正尋找的東西能在那裡出現。」奧道夫是個植物狂，是個積極吸引鳥類和蜜蜂、捕捉生態之美的倡議者。他曾抵制六〇年代的反文化運動，但自己還是成了自然園藝法的開拓者：「不用殺蟲劑，不用人工化肥，不用園丁來維持植物的生命。」他的方法很激進。也許是因為，他不是個在植栽環境中長大的園藝師。他跟我一樣，到二十幾歲才發現植栽的美好，也將植栽視為他逃避未來即將踏入的既定職涯——到家裡的餐館工作——的方法管道。他說，自己想「做點更多、更不同的事」；而我與這種想法產生了強烈的共鳴。

一脈相承於貝絲・查托（Beth Chatto）等植物專家的奧道夫，不僅改變了我們對花園的看法，也改變了我們在花園裡栽種的植物。他的學生認為他既啟人發想，同時又令人生氣，因為他沒有單一作法，常常公開自己的栽種計畫，但一經採用後就再也不用了，還很喜歡思索新點子。現在大家公認他是新多年生草本植物運動（New Perennial Movement）中最重要的成員，這是個發生在八〇年代德國和荷蘭的轉變，讓花園成為既有挑戰性又極具吸引力的事物。原則很簡單：先準備最適合植物茁壯成長的環境，並選擇多年生植物，也就是那些會生長、開花、結籽和凋謝，經過一年後又再次重複該過程的植物。只是多年生植物很需要人耐心照料；比較之下，一年生植物反而能有近乎即時的效果，也就是從園藝中心直接運來一束色彩，一旦褪色枯萎就替換掉，輕鬆愉快又便宜。同時，多年生植物的每個生命階段都需要園藝師照料，甚至在植物還未長出地面、潛伏在土壤下方時就如此了。至於悉心照護的回報，便是每年更迭之際長出的枝枒和驚喜。

奧道夫的花園裡，每個季節都展現了不同的劇碼。冬末新芽自雪地冒出，為春天柔美的五彩繽紛鋪路，接著是絢爛熱情的夏季，再步步迎向慵懶嬌弱的秋季。最後，花園註定會變成一座裝載著死亡枯枝的龐大儲櫃，在隆冬時節霧濛濛的微弱光線下，所有殘枝盡數砍去，只留下地面碎屑，餵養大地下方孜孜不倦的生命。季節更迭所帶來的東西雖得以預測，但總是會夾帶某些驚喜。無窮變化形構了花園之美，正如同許多其他事物一般。

剛開始時，許多人認為堅決不整理花園內老舊又了無生機的生長，如此作法實在令人不解。奧道夫與另一位名叫亨克・格利森（Henk Gerritsen）的荷蘭園藝師密切合作。他們一同編寫了《夢想植物》（*Droomplanten*）一書，裡頭記載了一千二百種多年生植物，他們保證，當中的植物無論在哪個生命週期階段，都能讓這座花園既簡單又美麗。正如奧道夫多年後在實踐其理念的紀錄片《五季》中所說的：「死亡也是座花園。」教會他這點的正是格利森。奧道夫說道，「我們發現，植物即使不開花也很好。關於這點，他大概向我說了有一百次吧，所以處於生長黃金期之外的植物，我們還是會去看看它們。」原因或許是格利森在二〇〇九年去世前一直患有愛滋病，並在離世十五年前失去了他的伴侶安東；對他來說，欣賞了無生機的植物之美，意義更為重大。「過去人們非常害怕花園裡的死亡，」他曾向作家諾艾・金斯伯利（Noel Kingsbury）如此說道：

每片染黃樹葉都是不完美，都必須移走……不過，現在整個世代都明白了死亡這回事，所以我們不再禁止它留在花園裡。

以這種方式成長，便是去理解，並接受某些事物的結束。這對於促進重生是種必要。生命需要有所終結，也需要有所開始。

言歸於此，不妨說高線公園是一座十分積極營造生活感的花園。正如場地營運經理詹姆士・科納（James Corner）在二〇〇四年，也就是公園開放前五年當時所希望的那樣，他希望讓這座公園維持成：

就算沒有成千、也有上百的人們能到這座公園來回走走，並為植物的生命力得以穿透堅硬外表、呈現出某些美好事物而慶祝喝采。

最後，公園吸引了數百萬人造訪。其實遊客也是哈蒙德和大衛所喜愛的事物。哈蒙德即在二〇一六年寫道：「有人潮更好，人就跟多年生植物一樣重要。」

高線公園的栽種作業，也是一場流動的盛宴。奧道夫的花園理論一直以來都頗富變化。他曾說過，自己是「根據各種不同經驗及概念」來建造花園，若經驗及概念有所變化，植物就會隨之變化。奧道夫給予植物的自由，更是他得以加入這個計畫的主要原因之一。若你有機會站在上面就會發現，身處在隨風搖曳的草地和提供遮蔽的樹木之間，很容易就讓人忘記高線公園其實是座巨大的組合盆栽，是座向大眾開放令人驚豔的超大陽台。即使是橡樹一般的高大樹種，也都扎根於深度不及十八英寸的土壤之中。人們看著這些植物，聽著它們的聲響；那些無法茁壯的植物並不會被執著地重新栽種，而是任其凋亡。拉丁學名為大花荊芥（*Nepeta sibirica*）的西伯利亞貓薄荷漂亮又高　，它會長出高高的紫色喇叭尖頂，並在土壤下方生出一張茂密根網。這種植物曾在高線公園裡努力生長，一開始有過幾年戲劇性的開拓高潮，之後便逐漸萎縮；更適合此地生長的植物，例如耐寒天竺葵，則於同一時間趁隙蔓延開來。

在高線公園開放後不久，奧道夫向《華爾街日報》說道：「我所不可或缺的工具，便是我的雙眼。儘管有時需要的是鏟子，有時是修剪器，但從事園藝活動的當下，真的得眼觀八方才行。」的確，大家總會在高線公園四處檢視一番，只是並非為了找出任何的不完美或錯誤，而是想觀察公園的生態發展，各種植栽的競爭力是否都有充分發揮。這個空間之所以存在，不是要去創造美好，而是為了要進行實驗、吸收及觀察，使某些具挑戰性的事物別具意義。要在城市那令人不悅、無情的邊界上尋找發展潛力，而且不僅要能實現，還要做得更好、更挑人心弦，也更與眾不同。

此後每逢夏季八、九月交界，我都會夢見紐約。夢中景象變幻莫測，色彩及常見事物各不相同，但始終是同個地方。有時是步道及覆蓋上西區公寓入口處的智慧綠色門廊，有時在布魯克林區那開展大街的無序人行道上，或置身蘇活區鵝卵石街道及百老匯—拉法葉街地鐵站南側出口、那間烤肉攤溢出的焦香美味之中。這座狂熱的科學怪城總會連續好幾晚，悄悄入夢。

醒來時，我總是心有不甘，為了佩卡姆區、哈克尼區和坎伯韋爾區窗外灰濛濛的夏末清晨而沮喪，覺得被困在自己對這座城市的期望中。畢竟我是為了工作，而非出於渴望才搬來。來到這裡就代表自己得接受某種制式生活，必須長時工作、追求升職，在安頓下來前盡情參加狂歡派對，從來沒機會思考過自己是否真的想要如此。

我想，這些夢境都是在那時出現的，因為我總能敏銳感覺到夏秋之間的轉變。我出生在秋分日，九月二十一日。雖然比預產期晚，但來得剛好，正好是第三大節氣。我大哥在聖誕節前四天的冬至出生，姊姊則在春分出生。我想，應該是少了第四個在夏至出生的孩子，所以當時始終沒有圓滿的感覺。直到幾十年後，兩個美好的同卵雙胞胎女孩在六月二十二日降臨了我哥哥的世界，一切才稱得上是完整的全員到齊。

我總能在秋分生日這天獲得莫大的滿足感，因為我很高興自己生命中新的一年即將隨著季節轉變而開展，彷彿一座巨大時鐘，移動它的指針走進全新排列，帶著穩若鐘鳴的完滿。秋天不僅是購買新鉛筆盒和落葉紛紛的季節，也是個宛如圓胖蘋果般、隨著變化潛力而成熟的季節。我對秋天的感受比起冬天的沉落、春天猶豫不決的甦醒，或夏天經常乍現的驚喜更加強烈。我喜歡八月下旬那些難得的早晨，若起得夠早，空氣中就會有一絲清新寒意：這是九月到來的預兆。

秋分是開始燃燒的時節。夏天於熾熱之中逐漸消褪，在某個意外溫暖的下午吐著最後的氣息，眾人都得緊抓著下個春天來臨前的最後機會野餐、或戶外小酌。秋天是大自然專屬的華麗死亡，樹葉在鋪滿地面前會先燒得焦枯，以利冬天大舉入侵，使生命能在大地之下匯集力量。我並不渴望死亡，但我需要燃燒，需要明確處理不得不捨棄的事物，這樣我才能為即將到來的冬天挪出沉思的空間，並在春天來臨時迎向新生活。

學生時代的我，總是得被牢牢束縛在十月的學年新起點上，儘管大學要到那時才開學，讓我隱約有點不耐煩。一旦畢了業，這種學年月曆就無用了。大家各自生活，按照自己的意思和事項來排定人生進度。只是我總無法、也無意消除秋日變化帶來的持續感受。打從剛成年開始，九月總隨著不那麼重要、卻又得處理的急事一起到來，並不是夏天一結束就井然有序的跟上。譬如那群剛度假回來、曬得黝黑但略顯厭世的同事，或是時尚雜誌不停吆喝著換季了、該去買件新外套云云。我默默地對新事物感到絕望。

但城市裡的季節轉變實在不明顯，必須適時留意才能窺見一些跡象，像是大葉醉魚草枯萎變黑，野生玫瑰果在灌木叢生的花園和住宅區的公共空間脹大起來。突然間，日本銀蓮花持久亮麗的粉色及白色花朵，都開始在磚牆上和鐵門間綻放，並持續到第一次結霜。黑莓顏色開始變深，點綴在路旁柵欄的交纏樹枝上。樹上的葉子還要幾個星期才會變色，卻已有更多落葉零散、破碎地躺在公園草坪上。烈陽照耀下，光線在溫暖的城市磚塊間穿梭跳躍，人們仍舊穿著短褲和背心，地鐵也仍舊陰鬱濕冷。

與其說夏季徘徊不去，不如說我從二十幾歲開始，就變得越來越容易忽視倫敦周圍的自然規律。我的生活漸漸與那些堪稱新的事物脫鉤：搬家越來越像是夾在廉價租金和便利性考量之間的草率舉動，人際關係則越來越凝滯到比我所想要的還穩固。我看著自己的朋友，看著他們努力約會、努力工作，不免心生羨慕。畢竟大家都會認為我的人生走得太快，在該安定成家前就安定下來了，又太早錯碰上成人世界中的艱難部分。對我們這個世代來說，安定成家反而是種失敗：熱愛冒險的人會成為數位遊民（digital nomad），去追逐、實踐自己的雄心壯志，並在拋開所有、一切重新開始之前，多方接觸各式各樣的人。我是如此該死的幸運；但我依然嚮往著，其他地方的人們都怎麼過活的。九月大概會對我噓聲問道：你的新起點在哪？你過去一年都做了些什麼？

當初那個搬到紐約的女孩，從未想過能擁有這一切——美好公寓和時髦男友，尤其還能待在一家全國性報社從事寫作。然而，我卻成了一個汲汲營營、不知饜足的年輕女性。我總會安排小小挑戰，例如照片署名、登上頭條、專題報導和爆紅貼文；只是努力了幾個月，一一達成目標，卻沒感到任何喜悅。我不過是接著下一項挑戰，再取得另一次空洞的勝利，而每項目標都成為下一個待跨越的新障礙，如同學生時代每年參加的幾次考試。我們都知道，術業專攻便能有所成就，卻從來沒人教過我們，怎樣才能獲得完成某件事的成就感，而不只是因為必須完成它。就算每件事都有意義和作用，但總是有更多的成就得去追求，也總是有人能做得更好，願意在你幸運得來的相同職位上、花更長的時間工作。

起初，我聽信了這些夢想，把這些夢想視為是一種該放棄我在倫敦的生活、回到紐約的訊息。某個八月，和喬許開始約會後一年，我倆共同建立的生活突然使我大感挫折，最終在泰晤士河畔爆發成一場爭吵。我覺得自己被困住了，被他，也被才二十三歲就有穩交對象的定義、說法和感覺所束縛。我應該去探索更多的可能性，就算留在原地也應該為自己開闢道路。我因缺乏變化而感到呆滯，感到受限，或許這也代表自己停止了成長。我無法擴展生命中的事物，因為我找不到改變的空間；這無關感情，也無關家庭，甚至無關事業，而是我需要調整內心的步調。我得鼓起勇氣甩掉我該做什麼、該對什麼感到高興的想法，並開始尋找那些能讓我真正感到有意義的事物。

但說到底，要把這一切都拋開實在不可行，即便理想上看來如此美好。隨著時間推移，我越來越懂得漠視那些午夜夢迴的多彩念頭，即使有些事——比如在初夏的薄濛燈光下，從金士蘭路（Kingsland Road）俯瞰整座城市——總會毫無預警地把我拉回布魯克林，但我已不再認真考慮離開了。在深夜漫長又迷惘的交談中，二十幾歲的我沉溺在廉價葡萄酒和混亂的社會結構中，空虛的滿足感總會隨著華麗家具、昂貴果汁，以及生活在愛情中的歸屬感悄然而至。我在空洞的圓滿中悄悄地、悶聲不吭地扼殺著自己對變化的需求。多年來，欲動的熊熊火勢即便熄滅，那些濃烈色彩仍舊鮮豔如常。

然而，那個分手後的九月卻很不一樣。我在清晨上工的火車上望著那道令人流連的暮夏日出，突然就意識到自己毫無夢想可言。那些在六年前開始幾度夢迴、期望生活有所變化的念頭，不知怎地竟消失無蹤。看著一股清爽氣流打在九榆樹區懸吊的靜止起重機上，我彷彿又回到了過去在布魯克林－曼哈頓的通勤時光。在那之前，不管是清醒、還是其他的精神狀態之下，我已經好幾個月都沒有想起這些了。

潛意識裡對冒險、不確定性的渴望，都已經不再重要，因為如今的我已得到了所有過去曾不自覺想要的不可預測性。除此之外，我也被迫去審視自己的需求和慾望，憑著一份不安定的衝動，來打造想要的生活。我宛如燃燒自我的秋天，放任殘剩事物離去，以便積聚力量，到了春天再以新生面貌回歸。這當真不是早有安排的刻意為之，更不是我睡夢迷濛間所渴望的事物，而是這種純粹的高溫在我完全清醒前便已自行消散，令我不得不向炎熱的夏天告別。

離開一個月後，第一次回到公寓，感覺很是弔詭。這裡既是家，又不是家。雖然能把衣服放回抽屜裡，而非整齊堆在行李箱旁邊，令我感到莫名輕鬆，同時我也知道所有東西的位置，但這裡已有著跟我的生活完全切割的另一種生活。喬許和我之間氣氛融洽，只是我不得不披上保護色，保持距離，讓我的情感離他遠遠的。他有些責怪我，認為這樣很冷漠無情，但我無法解釋這種必要的疏離，畢竟我才剛長出一張隱隱作痛的新生皮膚，好在我們之間建立起得以絕緣的距離。

對於扮家家酒的需求，築巢的莫名迷戀，曾在過去兩年內熱烈地占據著我，現在都隨著分手徹底熄滅了。我忍不住向外出走。能回到公寓固然很好，但能回到陽台更好；我想，這就像其他人與寵物團聚一般。我對陽台這塊空間充滿了感情，宛如充電一樣享受著，我總是能在這裡找回以往的放鬆心情。我不在的時候，香豌豆已經長出了自六月以來最長的莖，開出了白色花朵，逃出我本該進行的瘋狂修剪之外，自由地伸展。仲夏時節曾整整齊齊掛在窗口花壇上的矮牽牛花，現在已變得野性十足；而那些還未凋亡的雛菊則苟延殘喘準備結籽，等待最後一口氣到來。與此同時，我聞到陽台牆壁上喧鬧著來自天竺葵（*Pelargoniums*）的溫暖檸檬氣息。看來它們還能維持好一陣子。

我樂見那些少了我的照料卻蓬勃生長的事物，不免急忙想追上進度，便開始動手打理，用愛和養分填滿這空間。我從莊園灌木叢中撈出一些薰衣草枝條，加以修剪，再小心翼翼地放在一盆砂土的邊緣，希望明年它們能自己生根發芽（必須把那些新切斷的莖插在花盆邊緣，緊貼著塑膠側邊，那麼根部發育時就會碰到底座，這樣才有機會長得交織纏繞，自行產生支撐力；若把莖插在花盆中間，你很可能會發現根部直接穿進洞裡，未來的生長趨勢便充滿了風險）。

其中有株景天科植物，顯然生長到了最佳狀態。那是一兩年前的中秋一時衝動買的，但當時買的時機不對，它正處於開花高峰期，再過一年就不好看了，而且我也幾乎沒花什麼精力去研究它需要什麼，就把它放在陽台某個黑暗角落裡，放在兩面牆之間。這株佛甲草（stonecrop）有個花俏別緻的屬名：八寶屬（*Hylotelephium*），我叫它秋天的喜悅（Sedum Autumn Joy）。這是種若有充足的陽光照射，就必定生機勃勃的植物。那株被我辣手摧殘的佛甲草因為太過潮濕，最終還是枯萎了。不過到了仲春時節，我發現斷枝上長出了胖嘟嘟的小葉子，於是我又把它種在鋅盆裡，岌岌可危地夾在陽台左邊的鐵欄杆和壁架之間。這個鋅盆很大，要是掉下來，很可能就會砸死人，但它倒是一直都沒移動過就是了。佛甲草曝曬在無精打采的夕陽下，到了仲夏，粗壯的樹枝就已蓋過了西邊那塊角落。九月，它長成了爭妍鬥豔的扁平蘑菇狀，花朵則被採蜜的蜜蜂弄得矮了一截。歸功於鋅盆中幾乎不存在的排水系統，這株堪稱夏末奢侈品的佛甲草，還能持續享用土壤中的水分，顯然它對這樣的環境很滿意：一邊吸收陽光，一邊欣賞風景，甚至還能抵擋住好鬥的陣風。反正花都開好了。

我決定賦予這間公寓全新的意義，用另一種不同的愛、而非失落感來填滿它。我為朋友們準備簡單、舒適的餐點，也就是那種能邊料理邊聊天的餐點。我們會擠在陽台上，一邊閒聊一邊看日落。有時我醒來，發現他們在床的另一邊；有時他們什麼也沒留下，除了一些溫柔貼心的痕跡——堆在水槽裡的盤子，以及整齊排在門邊的室內鞋。從那些太久沒出現的日常行為（例如洗衣服和好好吃頓飯，又再次回歸了）當中，我看得出自己的生活正慢慢恢復正常，慢慢變得更好。回想最近一次在公寓裡過夜，是在七月：當時的我曾覺得未來是如此令人不快，大半時候都是恍惚度日。

如今我已不再那麼消沉，只是當大家全都返家離去、一切收拾完畢，還是會感到偌大靜寂。身邊一旦沒人，夜幕垂降至煩悶倦怠之中，孤獨就咬牙切齒了起來。大多數的日子仍舊充滿了苦悶傷感，特別是在寂靜的清晨，以及越來越多的孤身一人的夜晚，感受最是強烈。直到我第一次意識到自己主動想待在家裡，小小的勝利才得以到來。不過，我發現自己仍無法停止關心喬許。我想知道他在做什麼，希望他幸福，希望他沒有受到太大傷害，希望他的朋友都很善良。我無法再陪伴他前行，但我還是很想照顧他；彷彿不這樣做，就會是另一種損失。

我的朋友們開始勸我去認識新朋友，下載約會軟體，並考慮跟他們條件良好的單身朋友去喝酒，但我已經長達好幾個月沒有任何接觸陌生人的想法，更別說跟陌生人約會了。我全然滿足於獨自面對這個世界，無需伴侶支持，無需期待伴侶可能給予的未來。但我也開始渴望實質上的陪伴，那種來自動物本能、難以言喻、不可預測的刺激感，那種伴隨著每次相遇的誘人危險。我想要那種渴望某個人，以及他們同樣渴望我的感受。

我不知道該如何達成目標。不過，我拒絕被安排跟那些漫不經心、只是想打發時間的人，進行一連串緊張的約會。我對於登錄 Tinder 個人資料的行為感到慌張；我甚至想不到該在上面放什麼照片，該怎麼用俏皮幽默的文字簡介來形容自己。我知道，自己連把陌生網友往右滑都驚慌失措，擔心他們不會把我滑回來。[2]我實在沒勇氣再面對別人的拒絕了。

這是常見的其中一種不安感，九月的變化已然滲入我的骨血。我知覺麻木的夏天正逐漸削弱，進入下一個波動的季節。讓自己回歸運作生活，而且是獨自一人的生活，一切都迫切地翻湧、呼嘯著，比我那遲鈍的心碎聲更加響亮。經過多年努力，倫敦變得更適合我定居了，但我想敦促自己深入倫敦的隱蔽處，讓倫敦和我都彷彿回到過去，以全新、陌生的方式探索這座城市，如同在紐約的人行道上散步那樣。我想讓自己再次愛上倫敦，愛上它那居高的恩賜和煩憂。

2 Tinder 的配對方式。把網友的檔案照「往右滑」代表對他有興趣，而對方必須同樣往右滑，雙方配對成功，才能互相傳訊聊天。

某個週五晚上，我被友人拋下，手機更堅決保持著令人惱火的一聲不吭，我只好在午夜時分換掉睡衣，穿過城市，來到某家工人階級俱樂部，希望能出其不意地目睹一場女神卡卡（Lady Gaga）的驚喜演出。正當裡面所有人都喝醉，興高采烈地跟朋友待在一起時，手裡沒酒的我獨自站著、看著、感受著我周圍的一切。就在一小時間，我全身再次注入了第一次搬到倫敦時，以及搬到紐約時所嚐到的那種大開眼界式的自由。留在熟悉街道及便利地方讓人感到厭倦，於是我開始尋找其他種種可能。我放棄叫計程車，坐了好幾輛夜班車回家；將這座城市占為己有而激發的腎上腺素，令我興奮不已。

第二天跟大家聚會時，已是深夜時分，不過外頭仍然很溫暖。艾蜜莉和我靠在陽台欄杆上，喉嚨裡滿是威士忌的刺耳聲音，我倆朝向倫敦金融城外那熟悉顛簸的遠方望去。地標「小黃瓜」（Gherkin）、「起司刨絲器」（Cheesegrater）、「對講機大廈」（Walkie-Talkie）。[3] 再往前走，就能見到金絲雀碼頭持續閃爍的燈塔，只是這些都不算是足以令人興奮的喧囂事物。大家擠在一起，滑落的衣物中隱約露出紅潤肌膚，沉重無名的音樂節奏如此響亮，帶有一種原始的感覺。這裡就像是場酒池派對，兩群人圍坐在過於明亮的公寓裡，在不全是為了激發懷舊情緒而播放的音樂中跳舞。而我們之所以會去，都是因為在路邊的匈牙利餐館喝了一瓶酒，接著靈光一閃覺得這是個好主意。

因此，當有人突然叫我的名字，我才會沒什麼太大反應，也沒認出那人是誰。不過，我其實從沒見過他，只是所處行業圈子小，所以當他自我介紹時我便認出他了。他是一位戲劇評論家，我曾在幾年前編輯過他的文章。他剛花了一整天時間在薩福克郡看演出，恰好證明我們兩人之所以參加那個派對都是偶然。我發覺喝了酒後情緒變得高漲，即使神智清醒，卻在後勁影響下開始膽大妄為。起初我們漫不經心地聊天，盡是一堆業內行話和笨拙調情，但之後變成了一種會擦出火花、嘶嘶作響的交談，就像在逐漸熄滅的餘燼上扔下了新伐木柴那般。我已經有好幾年沒跳過這種怪異的貼身勁舞了，像是場愚蠢不幸的遊戲，就只為了認識某人，同時還必須奮力佯裝出更好的自己。我提到經歷分手恢復單身，希望以此為藉口，成為被原諒的口頭旗幟，以防我看起來就如同我給人的感覺一樣破碎。

不知何時，艾蜜莉先回家了，只剩下我和他站在廚房冰箱旁。隨著時間過去，我們的身體越

3 分別是瑞士再保險公司大樓、利德賀大樓、芬喬奇街二十號大樓，皆因大樓外型得其稱呼。

來越交纏。酒吧的螢光燈讓我心煩意亂，讓我覺得一切都太過顯而易見，所以我只好不停地關掉它。我對它的衝擊感到眩暈，但也很猶豫。過了一會兒，我才意識到這不僅僅是一次偶遇；我想靠近他，卻沒意識到原因，沒有把這種直覺看作是一連串可預測事件的開始，而這些事件很顯然只會走向同一種結局。

我們都沒勇氣跨出那最小的一大步，我也覺得自己某種程度上已然癱瘓到近乎無法嘗試的地步。最終，我們在薄如蟬翼般的耐心邊緣徘徊，直至接吻，宛如啤酒乾杯般的碰撞與期待，並以羞澀的微笑結束。原本只是一夜的韻事，變成了再加上一個萌芽般的嶄新早晨。他叫了輛計程車。當我們在外面等車時，我才發現自己把手機忘在了裡面。等我找回手機時，它早已被其他人的酒弄得濕濕滑滑、死氣沉沉，一支數位小幫手就這樣毀了。

我們走出公寓時，已經過中午了。感覺彷彿沉睡了一輩子，在黎明後幾分鐘醒來一樣。我實在不知該如何面對身邊這個熟睡、全新、又不同到令人苦惱的軀體。於是，我躺在那裡看著光影變化，看著他的胸口起伏，為了他可能很快就會醒來，感到既期待又驚慌。

那個陽光明媚的下午，我們一起走進新鮮空氣中。他邀我去吃飯，但我很想回家，處理宿醉，並把整件事徹底梳理清楚。我因為幾個小時前的興奮而容光煥發，卻不免仍沉浸在內疚中；跟別人分享自己，並為了喬許以外的人感到如此快樂、如此慾望滿盈，就像是對喬許的巨大背叛。頂著淋浴後半乾頭髮的我，走在布里克斯頓區的街道上，對素顏的自己感到不自在，彷彿一切新增的驚奇事物，都留在了我剛剛卸掉的妝容上。昨晚發生的事如此令人困惑，以至於除了早先計畫好那天給朋友打電話之外，我還沒有機會處理接下來發生的事。因此，當麥特在街道轉角處停下來，用手捧著我的臉、親吻我，並緊張地試著留下他的電話號碼時，我大吃一驚；老實說，我甚至沒想過再見他，畢竟這種存在於電影、敘事和生活中的老套情節，感覺就不像會發生在我身上。總之，我的手機壞了，他的手機也留在裡面，所以我們同意透過網路聯繫對方。

回家路上會經過苗圃，那是我多年來早已在心裡畫下的熟悉散步路線，特別是公寓附近。達利奇山坡一側有塊整齊的苗圃，對於一趟奢侈的閒散漫步來說算是個不錯的選擇，但我越來越喜歡在平日時間散步到一兩英里外、赫恩山上的另一塊苗圃。有時我兩個都會去，但倫敦南部的公車很煩人，而腳踏車能載運的植物也不多。克羅克斯特路（Croxted Road）的苗圃給人一種永恆的感覺，幾十年來總是以育苗盒和蔬菜苗圃來見證四季的更迭。裡面出售家庭植物和肥料的地方，則有種屬於棚屋、寵物店和雜貨店那種舒適樸實的氣味。我很喜歡走進去到處問人問題。那裡的牆上有著一字排開、色彩鮮豔的種籽包裝，以及躺在盒子裡多樣品種、表皮有點發皺的球莖。洋溢著一種孩子般單純的滿足感。

在那個風和日麗的午後，我身上穿著前一天皺巴巴的衣服，把嫩莖花椰菜苗盒帶回了家裡陽台。這是感覺最有希望的一次購買，正如過去許多過於天真的添購。花椰菜並不難種，但確實需要一些我無法提供的東西，即每株植物周圍（至少）要有半公尺的空間。我把我的花椰菜新苗塞進了更適合種植沙拉葉的塑膠盒槽裡，裡面的菊苣仍在成長，我夢想著陽台上明年春天的收成。

我後來又見了麥特。他既開放又誠實，令我無法去聽信朋友們那些恐怖的約會故事，或助長我對約會軟體的恐懼。依我個人相對較老舊的經驗，一旦聊到要約網友碰面，差不多都是已讀不回，要不就是各種懸而未決的簡訊對話。

但我喜歡他的輕鬆自在，喜歡他帶給我的感覺，彷彿我被上了層柔軟的光釉，或是吹了個非常美的髮型。他注意到那些我早已忘記自己擁有的特質，注意到那些完全不值得注意的有趣地方，例如我的牙齒，或我在平常交談中經常說到「哎呀」這個詞。他並不太誇獎我的局部特點，而是整體，彷彿他真的喜歡我的一切。在花了如此長的時間尋找自己仍不夠好的理由之後，居然有人能簡單又實在地告訴我：我很好。能被某位陌生人欣賞並看見，就代表我正在一點一點慢慢敞開自己。我有能力改變，我有能力讓自己隨季節更迭而變化，並釋放一些打斷了整個夏天的不信任和鬱悶情緒。跟麥特在一起，我感覺自己容光煥發，而我已經有好幾個星期都必須要靠化妝品或酒精，才能感覺到容光煥發了。

我帶他去了南倫敦植物學會，那是個座落在圖爾斯山某條道路上的遺跡。這是個迷人的古老機構，位於一棟維多利亞時代的房子裡，要不是裝滿了二千本書和有著良好目的，這棟房子裡大概就會舒適地住著一個家庭。亞倫・屋大維・休姆（Allan Octavian Hume）曾在印度當了四十五年的公務員。回到倫敦後的他把注意力轉移到植物上。他的決心正好與滿足維多利亞早期植物學上層人士的條件相反：讓所有人，特別是藍領階級，都能夠研究植物。一九一〇年成立的學會就是這股決心的其中一部分，他保存在此供人參觀的植物標本，都是他曾種過的物種。

如今，圖書館每週只開放幾個小時，但每年有幾天會邀請大眾進入參觀，我們恰好碰上其中一天。我們在兩個充當圖書館的房間裡徘徊，並在擠進通往花園、精巧非凡的玻璃溫室之前，看了看休姆的植物標本館；這個地方自他創立圖書館幾年不久去世後，幾乎沒有什麼變化。休姆把這塊土地改造成一座植物園，現今仍然擁有大約五百個品種，只不過目前已趨向於鄰近花園那種夏末的昏沉無力。宏偉的計畫早就發展得雜亂無章，醒目標示藥用植物和ＤＩＹ花圃等區塊的銅牌，要不是立在光禿禿的地面上，要不就是被叢生的植物所淹沒。樹蕨卑微地站在某個角落裡，下方有灘被遺忘的一方池塘，在暖陽下輕輕泛著漣漪。這是個亟需時間和省思的空間，我卻很難達成這項要求，畢竟我是如此留意自己，留意自己所說的話，留意自己給身邊人的印象。我們坐在長椅上，珍惜呵護著彼此，並在某些複雜、看不見的日常慣例中，推擠著我們正在建立及拆除的界線。他開了個蕨類植物的玩笑，我並不覺得好笑，但還是讓他帶我去喝了啤酒。

回到家之後，臥室燈光變得如夢如幻，光線更沒入籠罩其中的枕頭，釋放出一種更為穩定的感覺。雖然我睡得更好了，不再一醒來就感到床的另一邊空空蕩蕩，或是覺得被一種畸形的悲傷所折磨，但在九月那幾個週末，我仍然睡得不多，總是在漂浮混沌中度過。秋分日隨著我的二十八歲生日來臨，我和十二位女性朋友圍坐在一張桌子旁，她們曾幫我度過之前煎熬的幾個月，大家吃得杯盤狼藉，並為了某個穿乳環的故事哈哈大笑。慢慢地，我正學著享受變化交給我那寬鬆的韁繩，並透過學習適應我生活中出現的新限制，以便與之好好共處。不是去取代那些未能茁壯成長的事物，而是給其他事物一個機會，得以在那個才剛空出來的空間駐足，即使我還無法清楚知道那會是什麼。

一週後，我去了倫敦北部某處將近十年沒去過的地方。我吃了塊脆皮巧克力，牙齦上還殘留著蜂窩狀的東西，而我的二頭肌內側則轉印了八片精緻、由許多小圓點組成的鐵線蕨葉片。我在六週前決定去紋身，當時我和前同事們坐在倫敦哈克尼公園裡，其中一個也是在分手時決定於手臂上刺青。我知道這不免俗套，卻又感覺是多年前夢想的最終實現；當時我住在布魯克林，看到新鄰居身上留下的黑色印記後，就萌生了這個想法，此後更不時縈繞在我心中。

這張圖已經存在我手機裡好幾個月了，但我是為了另一個計畫搜集照片，才發現這張圖——一株才剛展開新生的鐵線蕨，卻在我修剪老葉時被意外裁掉了。鐵線蕨是珍貴美好的事物，很容易就能除去它枯脆的褐色葉片。但在裁剪過程中，我們很容易行事草率，有時一不小心就連新生枝葉裡結實強壯的莖也剪斷了。這枝鐵線蕨安坐在廚房一側，既完整又破碎，宛如一枝準備保存在相冊裡的標本。我不太確定它有什麼意義，就連我也沒特別多想：這個由幾片小葉子組成的死亡紀念品被扔進了垃圾桶，卻也永遠地紋在了我的皮膚上。

我給瑪莎發了封電子郵件，她是我剛搬到倫敦時一起玩樂、屬於鬆散群體的藝術系學生之一。她學的是插畫，卻因刺青作品迅速贏得名聲；她的作品漂亮又到位，並以維多利亞時期的雕刻圖樣為主。下午一到，她便俐落又井然有序地投入工作，把這件即將陪伴我一生的刺青作品完成得又快又好。這一小截在生長黃金期就被剪下的纖弱植物，以刺青的形式永存在我身上。我重新認識這個多了個刺青的自己，正如重新認識生活中其他的一切。我非常喜歡這塊刺青，只是秋天很快就要來了，它大概有好幾個月都會被衣物給遮住吧。有個女人將會把它視為那個夏天裡，一塊模糊、無法言說的印記。我不禁想著，她會是怎樣的一個人。

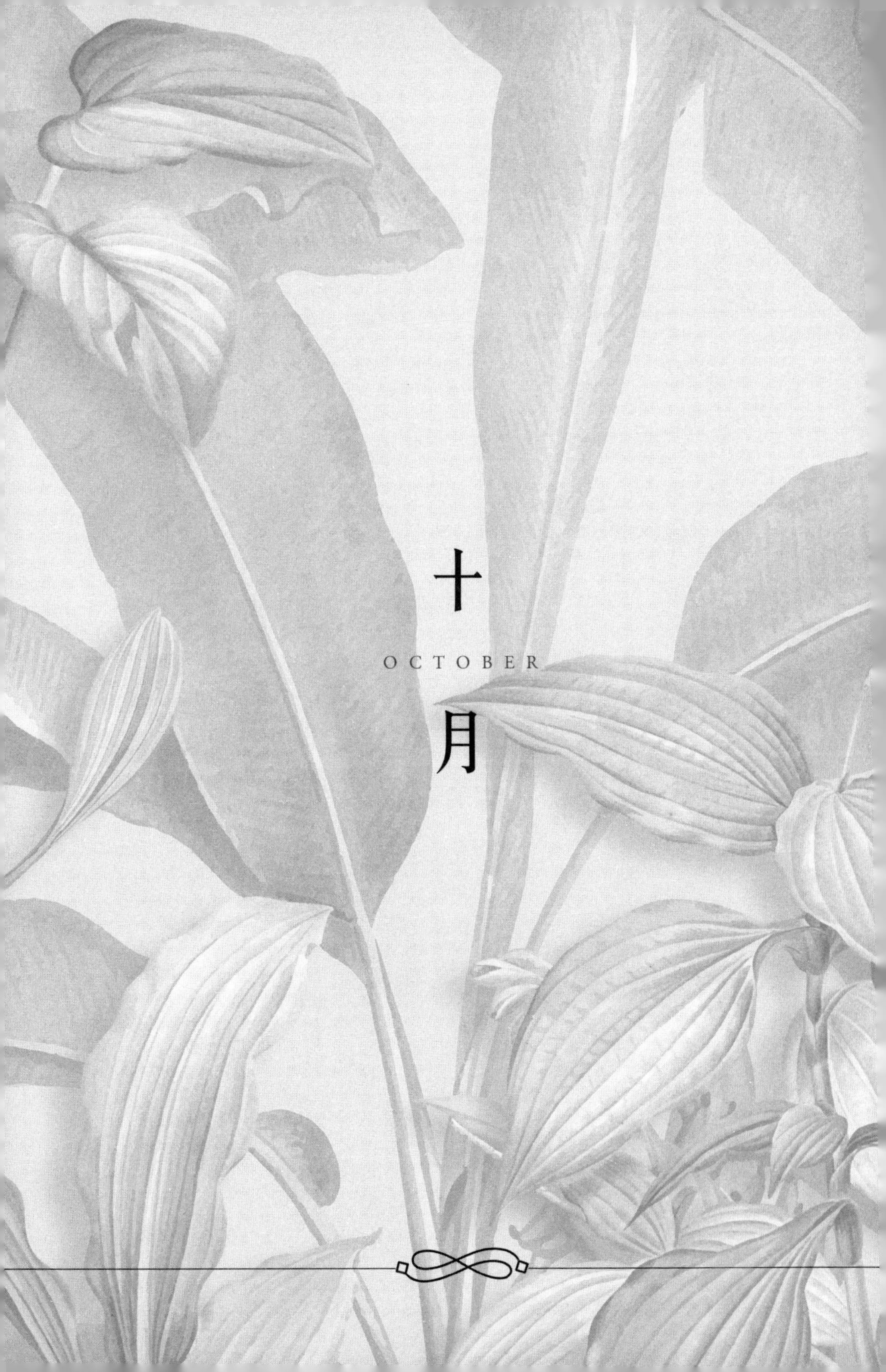

十月

OCTOBER

在某個天尚未明的星期四清晨，我收到簡訊：漢娜的兒子誕生了。他給我的自介正式得很，名字和號碼全都包裹在一條毯子和一條 WhatsApp 訊息中。我在地鐵手扶梯底部停了下來，看著那張粉嫩小臉，帽子藏著貌似被鉗凹的頭型，我搞不清楚為什麼自己沒有感到更喜悅。我坐著，置身於莫名其妙的失落感當中，直到在聖潘克拉斯站的迴音中聞到骯髒的空氣，才開始敲打起一個個滔滔不絕的回覆。

有越來越多嬰兒出現在我的社交媒體頁面上。過去，我在上面所看到無數模糊而吸睛的享樂主義訊息，也就是那些過度曝光、肢體交纏的陰暗方形圖塊，「盛大夜遊」和在酒館外街頭買醉的證據，正慢慢變得蒼白無力。舒適的早午餐、訂婚戒指，以及一群帶著我從來不知道原來他們已交到的新男友和新女友走上山坡、多到令人不可思議的人們。我們正在成長，這點從我們存在網上的照片中就能明白。

我剛好為了個音樂節要去巴黎，但我原本不需要去，更不需要跟一群友善的陌生人一起去。只是對幾個月前的我來說，去巴黎似乎是個好主意，很迷人的想法；例如，在雨後濕滑的街道上漫步，中午一個人吃著今日特餐，裹著圍巾，聽著依心情選擇的音樂清單。我想在那些岩灰色屋頂和隨性掛飾所帶來的氛圍中徜徉個幾天。不過，現實卻並非如此；往往是得參加力捧某些明日之星的唱片公司所支付的奢華晚餐，以及熬夜看這些明星的表演直到天亮。我躺在床上，沉浸在紅酒中，有點懷疑自己為什麼要來。

就在其他人為了宿醉再次入睡的期間，我用自己所能找到的植物修補自我。我發現東京宮（Palais de Tokyo）後面有個占地頗大的小型社區花園。儘管林蔭大道上滿是迎著秋風飄落的染黃樹葉，這座城市大致上仍舊綠意盎然。在社區花園裡有仍然努力生長著的牛番茄，只是我永遠不會知道那是被遺棄，或是受人期待所種下的；此外，也能看到艾菲爾鐵塔向著無憂無慮的天空佇立。我也去領略了一下相當於法國邱園的植物園（Jardin des Plantes）的井然廣袤，卻又不免對那些把發現成果規劃成筆直花園的做法感到無趣。花圃顯然正在枯萎，所以有一小隊園藝師著手拔除逐漸減少的花種並照料土壤。雲層快速移動，隙間所透出的暗淡光線映照在剩下寥寥幾朵的粉色罌粟上，最後在薄翼般的花瓣中逸散。

我在某個星期五中午造訪巴黎的花卉市場——花鳥市集（Marché aux Fleurs et aux Oiseaux），但沒有待太久，期間也只有我一位顧客。這塊整潔的小地方帶有一種難以名狀的沉默。蹲在地上的綠色攤位一字排開，依序擺滿植物，被冷漠的攤販管理。這裡吐露著美麗的孤獨感，只是我拒絕被它所吸引。若要說有些什麼，這整塊地方都讓我更想回到哥倫比亞路：那裡總是凌亂隨性、擁擠推撞，若是不知道自己在倫敦東部市場要找些什麼或做些什麼，就會被迎面而來的人潮沖走，耳邊都是攤販吆喝聲，鼻腔都是澆過水的薰衣草香氣。

巴黎還是有些特別的事物，例如午夜後開張的每家小酒館都有香檳，在都更區偷偷占地舉行優雅但混亂的聚會。不過，我卻很難在這裡找到一塊得以產生共鳴的綠色空間。一切都莫名地綁手綁腳，沒法舒展。

與此同時，倫敦也隨著秋天的突然到來而改變，只是我並沒能特別看見什麼。因為除了巴黎，我還飛到柏林待了幾天，把這兩趟旅行像三明治配料般夾進各種沙發床和閒置空房裡。我的日子被切割成各個日期及陌生地址，以紅色行李箱在鋪路石板和車站樓梯上的拖動聲響做為標示。這只行李箱才用了短短幾年，但後輪都撞壞了。到了月底，輪子已變成參差不齊的方塊，在我身後逐漸變冷的泥地留下模糊的線條。

拖著行李不停來去，以及路途見聞所引發的無止盡思考，都使我變得焦躁不耐。我已經厭倦了每天搭訕、收留我的好心人士，因為我只想好好休息，而不是在經過長途跋涉一整天後還得跟人社交。我的大腦多數時間都在思考該在哪過夜，以及該如何到那裡，以至於我在日記中寫入的種種社交承諾全都成了苦差事。我通常會在一天當中捨棄所有我能捨棄的排程，心裡卻同時充滿了內疚和解脫感。那些維持不變的，我都會糾結於是否該縮短時間，因為我根本沒有力氣或是多餘時間可以再晚點回家，以便趕到另一個新地方。

事實上，我尋找租房的能力越發生疏了。生活在倫敦多達數百萬名的年輕人，大家都在努力尋找住處，在兩地之間徘徊；我也是其中一員，只是之前還算幸運，有很長一段時間不用考慮這個問題。早些年前的我經驗豐富得多，因為我在二十一歲到二十三歲之間曾累積了六個地址，對這個年紀的市民來說，是再正常不過的事。「數位遊牧民族」一詞已經成為一種用來修飾那些轉租、短租和因各種理由遭房東趕走的迷人說法，使我們對永恆無感，甚至不抱希望。我們大多數人都非常會在 Gumtree 訊息分類網站上搜尋，並擅於把自己形容成聽起來很迷人的房客（整潔又隨和，隨時都準備好來杯酒）。這是個精心設計的貓捉老鼠遊戲，殘酷地玩弄有關真實和虛構的邊界。我在 Facebook 某個倫敦南部群組上發出了一篇臨時房間的請求貼文，但當我朋友說她看到了這則貼文時，一種錯度心思的羞恥感徹底淹沒了我。其實這種情形本身並不難堪，但是一想到我那篇小小貼文會被陌生人檢視並傳閱，就不免令我尷尬。

不過，我確實獲得了某種莫名的情緒宣洩出口，更因此有了自給自足的感受。我想像這一定會引發大家幸災樂禍的情緒，也就是「即使像愛麗絲這樣有房的千禧世代，在付房貸的同時還是得四處找房間住」。只不過現在，我對自己的生活變得如此精簡，真心感到歡喜。我很感念那些收留我、久遠到差點就失聯了的慷慨老友。更令我自豪的是，我越來越善於輕裝上陣，節省個人必需品，把過去那個會在夏末汗流浹背、拖著大包小包行李在倫敦逛大街的自己，轉變成更有活力、更實際的女人。我正在學習如何有效率地攜帶更少的衣服和其他東西，以便讓更多的旅行、更多的談話、更多的愛進入我的生活。我就是我們這世代奉行「體驗勝於擁有」格言下，一個活生生的例子。

毫無預警地，我也墜入了情網：不只進入麥特的收件箱，也進入他的懷抱，他的床。我們違反了同儕世代間受社會制約的約會方式，也就是偶爾（例如每週一次）見面，也可能在明確認定彼此前還跟其他人約會。相反地，我們每次見面都像在尖峰時刻擠同一節地鐵車廂的遊客那般迫切，準備在我們的城市裡好好遊玩一天。

我們會在下午或晚上給對方發訊息，幾小時後就到一個昏暗狹小、營業到很晚的地方碰面喝酒。我會外出做其他事，然後發現自己不停改變計畫，就在深夜趕到他的公寓之際，Google 地圖的指示也不斷改變。我沒有事事都讓朋友知道，只是表面上看起來似乎太強烈，所以他們總會挑起眉毛，說：「你『又』跟他約會了？」總感覺這件事就該有點偷偷摸摸的才適合。

起初我以為，這樣的隨性安排是某種精心策劃的表演，但實際上不過就是他的生活方式，如同一顆混亂的皮球在生活中撞來撞去，把事物裝進不斷蔓延和擠壓的日子裡。當我計劃、擔心和分析到極致時，就會開始檢查彼此訊息間的空檔，看看他是否會像我一樣已讀不回，因為他看起來就是如此。他對我的看法既愚蠢又可愛，就如同他問我是否想喝杯茶一樣隨意自在。至於我們是如何走到一起，以及他是如何開始慢慢占據我的腦海，都令我驚訝。我真的迷戀上了他。

不過，我沒有讓他知道。至少在感情上，我盡量讓自己保持距離。我落入了扮演酷女孩的陷阱，必須看來不慌不忙、雲淡風輕，但其實內心波濤洶湧、充滿了沒有確切答案的困惑及質疑。例如，他不知道關於我不斷變換郵遞區號的任何細節，因為我不想把我們之間如此單純的化學反應，跟混亂乏味有所聯繫。同時，他又總是公私分明，只要工作忙就不會回覆我，而當我們待在一起時，又給我一種「當下即一切」的感覺。他問：「你到底是從哪裡來的呢？」其實並不真的想要個答案，因為他的手指就在我髮絲上游移，而我也不會給他答案，跳起來穿上昨天的衣服，遲些出去上班。留在他身邊更有意思，即使只有多待幾分鐘。

跟麥特在一起，宛如進入了一顆泡泡，這顆泡泡會將我與每週的動盪住所和混亂思緒隔開。我仍然在扮演另外一個她，但我覺得她是個更好的我，一個不像幾年前會禮貌入侵他人閒置空房，最後跟該屋主一起出去玩，那樣空虛的人。

讓我深受感動的是，跟喬許分手後，我和一些老朋友之間的距離被消除了。荷莉讓我在她家住了下來，而我們從二十三歲開始就幾乎沒聯繫了。那時她剛到紐約，我跟她分享了我在那裡開始幾個星期內所學到的一點東西。我們互相跟對方出去，兩個英國女孩一起在紐約探索我們自由的無形邊界。只是一回到倫敦，我們就遠離了彼此。五年後的今天，荷莉二話不說就把她的空間借給我，如同履行我們即將脫離少女之際所訂立的無聲契約，也就是當彼此遇上生命中的不確定時刻，會相互照應的承諾。敘舊成了不言而喻、檢視彼此不同之處的遊戲，我們因此回到了初次相見的時刻，細數著彼此的變化。荷莉和我沒有去找布魯克林的男孩和酒吧，而是專注於各自嶄新的成熟面貌，她正整理她的廚房並學習日語，而我在一張洩了氣的氣墊床上睡覺，盡可能維持著自尊。

自從和喬許分手，已經四個月了，大家的生活焦點已經從安慰我轉移到了其他方面。這很正常，算是種無言的暗示：現在該好好面對現實了。我自己也是這麼想，但我仍然無法忽視這項事實：我們的一部分，他的一部分，正從我身邊飄散而逝，像是那些我們共同發明的愚蠢詞彙，自己人才懂的笑話。當清脆落葉掉進水溝化作濕漉漉的泥漿時，我感覺到我們共同創造的東西也正慢慢腐爛。我無法確定自己是否還愛他，那是個太模糊、無法掌握的概念，但「關心」，哦，還是存在的。我還是一樣非常關心他，只是說，讓他真的知道我對他的關心，這不公平，也不太對。因此，我獨自消化了這種情緒，努力跟那些打斷我生活步調的渴望和平共處。

如同那些會用吸塵器清理過地板才出門度假的人們，我會在離開陽台前盡可能把時間、精力都投入在那裡，畢竟在那裡喘息，總讓我感覺更加輕鬆一些。我開始依賴起待在外頭的時刻，研讀著那兒生長的隱密語言，像是那裡的樹木正在做些什麼，天空及雲朵又是如何活動。那裡是讓我重新取得平衡的重要地方。

離開前那個清晨，我很是勤奮，日出後沒幾分鐘就起床了，距離昨晚入睡只過了兩三個小時。即使睡意和殘妝都還徘徊在眼周，我卻一股勁地想把陽台移走。那是個冰淇淋般的黎明，粉紅色天空讓城市相形見絀，也使得組成城市的數百萬塊玻璃閃閃發亮。很快地，我就會回到地面上，在道路上聽著警笛聲和 SpareRoom 分租網的廣告，等著公車，並跟其他同樣困在盒子裡、工作與休閒生活失衡的人群推擠。擁有這一切往往是為了遠離現實事物，然後去活得像電視節目上演的那樣。

不過，在這片天空下的小小水泥盒子裡，卻存有不服輸的生命。儘管我如此受它們吸引，儘管不知道自己能照顧它們多久，但就這樣棄守陽台，讓它們自生自滅，這我可開心不起來。要培育它們，跟它們一同努力，就得實際參與其中。當我在睡衣外面披上羽絨夾克，把沉重的容器推來推去時，我感覺自己的肌肉正在運動，手指也沾上了角落冰冷的泥土。我感覺心跳加速，也看見我的呼吸在微暖空氣中描繪出微弱的輪廓。這是種為了達成目的的實踐，是做事的方式；這一次，我不需要計劃或分析任何事情，只需專注於當下。在空間內從事植栽，就如同跳舞一樣憑著本能；一個動作跟著另一個動作，全憑感覺和需求。我很少計劃其中的細枝末節，也不知道該澆多少水或拔出什麼東西，我只是憑著直覺行事。

不過，有關該從哪裡開始，最好的指引還是將至的季節。讓夏天白白溜過九月底而不從事太多植栽是很容易，但若在十一月到來前沒有為將至的冬季做好準備，就會發生令人不愉快的事。儘管彼時的未來是如此泥濘，我還無法想像春天會是什麼樣子，或會在哪兒目睹春天的跡象。

幾天前，那叢用花瓣填滿窗框的天竺葵已被連根拔起，放在摺疊樹脂桌的報紙上，我以前都拿這張桌子擺盆栽。倫敦很溫暖，不需要為天竺葵做什麼過冬的準備。很多天竺葵都能在窗台上度過嚴寒，並在之後的夏季上演一場精彩的表演。在幾年前，我都直接把盆栽掛到牆上，那裡很溫暖，可以避開窗台的極端情況。另一個更常見的作法，就是放著不管；畢竟一般的天竺葵價格非常便宜，再買一株新的很簡單。但要是沒有現成的堆肥箱，我又覺得有點不敬；為什麼要無端摧毀這種生存的決心呢？

不過，我確實想改變一下。這些植物是幾個月前在哥倫比亞路花卉市場便宜買來的，我還在努力嘗試各種不同的適當處理方式。比如說，用新鮮土壤重新栽種前，先把植物都拉起來剪掉；這是為了幫助它們儲存能量，以便在冬季陰霾過去後報復式的重生。天竺葵會為了追求光線而長出細長的枝條，而暖夏會讓這些枝條散布在花朵下方。我伸手探進雜草叢生的窗台，將膨脹的球根稍稍轉動四分之一圈後挖出它們，放在我身後的紙上。涼爽的泥土味混雜在生氣勃勃的胡椒葉中。之後就得修剪莖部，留下拳頭大小般厚厚的殘枝，新葉會從這裡長出來。它們看起來既脆弱又結實，彷彿裹著厚重毛衣出門卻忘了穿外套一樣。我把它們緊緊塞進重新清洗過的花盆裡，擺在桌子上，依靠著公寓溫暖的磚牆。

一叢豐滿的白色仙客來留在原處。它們既優雅又堅韌不拔。那些由內往外長的花瓣看起來宛如骨瓷般脆弱，但又十分禁得起暴風雨考驗，只有在土壤未能充分排水的情況下，才會屈服於腐爛的命運。花朵凋謝後，形狀像一顆圓形愛心，呈現淡綠色蜘蛛網狀紋路的葉子，就會在新的一年出現在大家的目光下。它們會跟其他不怕濕腳的植物放在一起，例如常春藤、角堇之類，就算我不在一陣子，也能好好照顧自己；只要土壤水分夠，它們就能用貪婪的綠色把整個空間填滿。這三種植物都很便宜，一點都不花俏，而且都能為冬季灰濛濛的清晨帶來光明。

我收到一大束竹子，算是個有趣的禮物。在蕨類於陽台黑暗角落擴張生長範圍之後，它們帶領我開始成為一個更為勇敢、更具野心、小空間式的園藝師。跟其他灌木叢一樣，竹子也是將水泥空間轉變為綠色空間的一項重要工具。但是，總不能用比自己高的東西來植栽，這就像放任一隻濕漉漉的大狗，跑進一家到處都是珍貴寶物的古董店；所以我們心裡必須非常清楚，若是真出了問題該怎麼辦。那天早上，我邁出了把「狗」拴起來的第一步，把那叢竹葉沙沙作響的大塊頭及石造盆栽拖了兩公尺之遠，移往陽台。

已經變成巧克力色、還是很吸引蜜蜂的佛甲草，不得不適應這位新鄰居。我喜歡看它們對比強烈的葉子擺在一起，慢慢接受彼此能並肩坐著的事實，同時也享受放任兩種植物在窗台外碰撞所帶來的、對潛規則的破壞。我在十月寒涼的黎明快速從事植栽活動，絲毫不介意指尖傳來的寒意、泥土和疲累。植栽所帶來的生產力，孕育某項計畫的速度，以及幾秒鐘後就能見到的成果，都讓我得以克服睡眠不足，仍在宿醉的腸胃，也讓堆積在腦中的待辦事項得以保持沉默。

在植栽中最重要的是學習如何觀察，對於像我這種沒耐心又急於求成的人來說更是如此。陽台提供了近乎永無止境的視覺滿足，我總是尋找新生跡象，觀察光線在葉子上的變化，捕捉停留在水泥地上的影子。就像站在老家廚房窗邊的爸爸一樣，我一邊觀察，一邊在心裡列出寫不完的清單，列出需要改變或繼續努力的事項，直到視線變得柔和而沉重。在陽台上幾乎不可能只快速地做一件事，因為一旦出現枯枝就必然要澆水、整理和改盆，最初安排好的五分鐘會變成幾個小時，我的手（通常只用下半身穿的褲子或裙子隨便抹過）因寒冷而僵硬，我的心卻得到舒緩。

婚前姓氏為安格爾（Angell）的凱瑟琳・懷特（Katharine S. White）是《紐約客》第一位小說編輯，她發掘並支持了名作家納博科夫（Vladimir Nabokov）和厄普代克（John Updike）。不過她也曾將目光投向種子鑑賞全集，在六十六歲時開始寫了她第一個園藝專欄「花園裡的步步高升」。在此專欄中，她把那些將其品項整理成冊的花圃園藝師當成是下一位文學界的明星。儘管（嫁給她提攜的後進E・B・懷特）懷特用她的工作改變了當代小說的形態，但她「最喜歡的讀物」還是種子鑑賞全集。

這件事很迷人，但我最喜歡凱瑟琳・懷特之處，還是如同她丈夫在她一九七七年去世後，將其專欄出版成書時所寫的：

（她）沒有專門從事植栽用的衣物，也從來不會為了植栽而特地更衣。當她去看自己的多年生花圃、插床（cutting bed）或玫瑰園時，她並沒有全副武裝，就只是一時興起，暫時從家裡逃出來，或像早幾年那般，從編輯手稿的工作中偷個閒……。我很少看到她為了植栽準備齊全，她不過就是穿著她那天早上穿的衣服，便走進了濕冷卻又沐浴在溫暖陽光下的花園。

懷特會穿著菲拉格慕（Ferragamo）的鞋子、「漂亮的斜紋軟呢裙和夾克」，或一塵不染的棉裙從事植栽活動：

一旦被捲入麻煩，一旦涉及到移植、除草、疏剪或拔除枯萎植物的糾纏中，她就會忘記其他一切事物，而她的衣服也必須接受各種迎面而來的狀況。

我的睡衣在早餐時刻也是如此。陽台上的垃圾、蜘蛛網、土壤灰塵、落葉，全都無關緊要，都比不上我從陽台窗門旁看到全新景象所帶來的滿足感：左邊是搖曳生姿的尖長竹葉，正前方是一片繁星點點般的羽扇豆葉剪影。時間悄然遠去，我給所有植物充分澆了水，為室內植栽留下了模糊卻樂觀的指示，並為眼前的一個月拉上了紅色行李箱的拉鍊。

陽台上的這份慰藉，開始被日曆上的約會、航班、打包、擺放，以及計算我什麼時候、該去哪裡給取代。對綠色空間的需求令我煩悶，讓我無法再滿足於每天即興的檢查，也無法滿足於幾秒鐘的喘氣時間，去凝視門前落地窗外那寶貴的小天地。我必須尋找新的空間。

我開始把生活重心向外移，隨著過夜的地方變得越來越臨時，我的注意力也跟著向外移動。這份我不斷受其驅使將近十年的工作崗位，也漸漸控制不住我了。即使我多麼努力想讓新的音樂留在腦海中，或培養對新音樂的渴望，我就是無法再關心水星音樂獎得主或最近的新專輯。而且不知為何，這些音樂也都無法以我現在感受事物的方式傳達其意義了。我尋求某些更有韌性的事物，某些得以持續成長的事物。每次一點開每天所發布幾十篇有關時下流行新樂隊的新聞稿時，我就會更加強烈感受到這些音樂的徒勞無功，因為流行明星的專輯宣傳在幾週內就會結束，再也沒有空間供任何事物成長或發展。

我越來越習慣於完成各種動作，或盡可能有效率地完成工作，同時盯著時間等著打卡回家。只要時間一到，我就會從混合著內疚、叛逆和自由的情緒中起身離開，因為在一個加班是常態的文化中，打卡下班還是被允許的；我實在太渴望外出，需要不顧一切離開辦公桌，去發掘這個城市尚未開發的綠色空間。我從最初的好奇心，像是看看什麼正在生長及如何生長，到變成尋找綠色植物，或在灰色襯托下呈現赭色的植物，盼望著它們在祕密無聲的生活中，接下來還會發生些什麼的線索，簡直都已經快養成一種強迫症了。但我發現自己十分渴望如此，在沒有植物的空間裡甚至還會感到侷促不安。我默默地認識到城市中的大自然坐落何處，如同癮君子索求著香菸。我會在心裡記下前方即將經過的花園，是否有能夠穿過公園回家的路，再加上沿路偶爾見到無視日光節約時間到來、依然頑強綻放的夏季花卉，例如在日照漸短之下優雅消逝的繡球花，一切就像有著額外獎賞的尋寶活動。所有的生命過程都歷歷在目。秋季已經到來，樹葉正被季節燃燒並飄落，留下樹木強健的骨幹來支撐寒冷的月份，等待度過另一個冬季，也就是它們所見證過幾十個冬季其中的一個。

在這些瞬息萬變的景象中，仍存在某種恆常不變，更勝於我自己生活中不變之處。我很喜歡這種恆常不變、這種穩定性，以及它超脫於人類所創建的生活之中這點。我離開家，離開我自以為能預測的道路。或許，我也能在植物身上找到這種堅定的存在方式，遠遠超出我所期望的生活。

在鄉下的公園算是個奇怪的現象。那是一個你會開車去、但除了遊戲設施以外什麼都沒有的地方，而且那也不是真正的公園，比較像是「休閒區」。我們老家村子裡就有個雜草叢生、須時時警戒的公園，爸媽都不允許我們在裡面玩。因此，在我的童年印象中，公園便一直是種新奇的玩意。若要拜訪雷丁郡的祖父母家，就代表午餐後要散步到「休閒區」，無疑是一天中的亮點，雖然有時還是會被我奶奶煮的重奶油義大利麵比過去。只是，我很晚才理解到箇中意義。就像北方便語和燒烤晚餐會有兩種馬鈴薯一樣，公園的樂趣與效用，對搬到新堡後備受保護的青春期的我來說，是另一種令人期待的介入。

我那時從未在城鎮生活過，更不用說城市了。我並不理解為了純粹的樂趣，而必須額外提供戶外空間的概念，因為我從沒想過這個問題，而這種天真也讓我在新生週時大受衝擊。我搬進新家時已經十九歲了，住在一棟現已拆除的宿舍大樓裡，對面是鎮沼（Town Moor），再往前走是理查德森路（Richardson Road）和萊茲公園（Leazes Park）。鎮沼是一片大草原，面積高達一千英畝，比漢普斯特德荒野（Hampstead Heath）和海德公園（Hyde Park）加起來還要大，很多人對於它的存在感到困惑，但我卻因此得到安慰。那些學生會在晚間回家路上試著「絆倒」或推倒正在吃草的牛群，這讓我想起家鄉。儘管暴露狂和歹徒的事蹟層出不窮，但在漆黑的夜晚裡，我的室友們會在這裡玩耍，成群結隊以抵禦危險。對我來說，這裡還算是個令人心曠神怡的地方，如此之大，以至於站在其中央就彷彿離開了城市；草尖會相互揮舞打鬧，鳥兒會為了昆蟲俯衝而下。正如詹姆士・泰勒（James Taylor）所說，只要風一吹，你就會轉過頭來。[1]

1 詹姆士．泰勒是著名美國民謠歌手，歌詞出自《火和雨》（Fire and Rain）。歌詞內提到自己背向太陽，但上帝知道，只要冷風一吹，就會讓自己轉頭面向太陽（Lord knows, when the cold wind blows it'll turn your head around.）。大意是描述自己在精神病院反覆對抗毒癮、在情緒高低潮間擺盪的自省過程。作者藉此暗喻生活失意困頓宛如冷風襲身，而眼前公園綠地就像背後的太陽。

但萊茲公園是個新奇的地方。我十分著迷於黑色鐵欄杆和宏偉的拱門石柱，也覺得草地滾球場很吸睛，划船湖泊很有意思，但沒有室友們那麼沉迷就是了。他們時常在夜深人靜時分於湖上比賽划船。

我不會在暑假期間看著公園湧入人潮，而是等到安靜時刻來臨才造訪。萊茲公園一直是對外開放的，這就是為何它和鎮沼同樣，都因不正當活動而聲名大噪。我最喜歡在天亮前的幾分鐘走過這座公園，那時的天空最深邃，鳥鳴最深刻，有別於俱樂部的悅耳樂聲。某個星期天晚上，我們在那裡點燃煙火，在甜美煙霧中旋轉繞圈。就在那些意外溫暖的初春下午，我會在其他人都在工作之際，坐在含苞待放的樹下。在季節最青黃不接之際，萊茲公園是往返住處與酒吧之間的一條大道，也是從市場或有些不常去的演講廳回來的環狀路線之一。那時的我很高興能有機會看看鴨子，見證季節的變化，閒來沒事就依照我的獨立程度和我那週所學的事物來追蹤它們。

萊茲公園是立意良善的產物，但建立過程相當艱難。一八五七年，三千名工人向新堡議會提出一份請願書，他們希望「為了健康和娛樂目的，可以隨時進入某些開放地點」。將近二十年後，委員會和請願活動終於得到了回報，要在鎮沼開闢一座公園，並於十二月二十三日剪綵，算是提早給市民一份聖誕禮物。城市或許會取代自然土地，但人類又將開始把綠色空間放回城市，這不過是遲早的事。

在我二十多歲的時候，萊茲公園就成了許多座我最愛公園的首選。在新堡，我們比自己所以為的還難搞；我們擁有鎮沼和傑斯蒙河谷公園。紐約自詡擁有高線公園和中央公園等座落於曼哈頓的奇特景觀，儘管布魯克林區有的相對較差；但倫敦不同，綠色空間深深融入了我們所知的城市骨架當中。它們現在仍然是倫敦存在的一部分，整座城市將近一半都是綠地，而綠色空間占世界大城市的平均比例，大約只有百分之二十四。倫敦甚至成為全世界第一座國家公園城市（National Park City）。這個概念對於那些不了解的人來說，基本上是無關緊要的，但對於那些了解的人來說，儼然是個重要的成就。

世界各地的公園都被稱作城市的「肺」，但這個詞是在十八世紀伴隨著英國公共公園在倫敦出現而來。這座城市的許多街區，簡直就像個糞坑，所以在工業革命之後，搬到倫敦工作的人們總要忍受骯髒，在擁擠污穢的環境中生活。倫敦基礎設施有許多不足，這些都有詳細的紀錄，而且可怕至極，衛生條件惡劣及過度擁擠更造成了疾病叢生。為了更深入了解並改善問題，倫敦的醫學專家們便把這座城市想像成一具身體，於是泰晤士河的水及其流經的衛生處理系統，都被比喻為構成血液循環系統的動脈、血管和微血管。至於面對疾病，特別是霍亂，人們都（錯誤地）認為是來自空氣傳播，所以同樣的邏輯，倫敦需要肺——也就是公園一般的綠色空間及具有乾淨空氣的區域——將氧氣帶入城市這具身體，以清除骯髒的空氣。這些綠地提供了受限的勞動階級一個得以享受在大自然中散步的健康好處的機會，而這也是中上階級幾十年來一直享有的好處。

倫敦早就具有成為綠色城市的潛力，我們的君王老早就為了獵鹿和其他貴族需求而圈起整片土地。這些地方被命名為皇家公園（Royal Parks），在一八五一年透過一項當時萬眾矚目、至今仍然存在、關於皇家慷慨捐助的法案，才把該公園歸諸平民。當時的皇家公園就跟現在一樣受歡迎，都是供人散步和騎馬的公共場所（儘管現在我們更喜歡騎腳踏車）。但在大約十八、十九世紀之交，這些公園曾一度受到威脅，因為蓋房子可以賺錢，所以像格林公園（Green Park）、聖詹姆士公園（St. James Park）和海德公園這樣寬闊的綠色空間，對開發商來說便是很誘人的目標。一八〇八年，經過威廉・溫德姆（William Windham）在演講中引用了威廉・彼特（William Pitt）的話，稱公園為「倫敦之肺」之後，在海德公園建造八棟「大都市中最昂貴的房屋」的提案，便於下議院遭到否決。

對於一個眼看著倫敦成為建商惡性競爭遊樂場的人來說，溫德姆的論點簡直就是先見之明。根據議員柯貝特（Cobbett）所編撰《議會辯論集》（*Parliamentary Debate*）第十一卷中的紀錄，溫德姆說道，這不僅僅是八棟房屋：

> 這些建築物一旦開始建造，（他）相信這個系統就會持續發展下去。這八棟房屋絕不會是最後……植被的力量將被完全摧毀。公園就不會再是過去那種健康和娛樂的場所。

溫德姆舉了個例子，有人「在週日晚上從白教堂走出來，想呼吸一下新鮮空氣」，但迎接他的「除了房子，什麼都沒有。他很可能在散步途中就會覺得，自己已經受夠了這些房子。」溫德姆認為，建造房屋將導致「這些城市之肺的毀滅」。

時隔二十一年，這個概念再次出現，當時約翰・克勞迪烏斯・勞登（John Claudius Loudon）——一個只有一條胳膊的人——對於綠色空間如何造福人類有很多想法，並發表了一篇關於公園有益大眾「呼吸空間」的文章。他是《園藝師雜誌》的出版商和編輯，該雜誌承載了他提倡在英國城市建立更多公共公園的不懈志業。公園做為倫敦之肺的概念，已被官員們反覆、再三使用，他們一直在推動保留城市綠地——既要保護倫敦原有的公園，又要確保隨著城市擴張打造出更多的開放空間。正如一八四〇年代中期《旁觀者》雜誌的一篇文章所指出的那樣，肺是動物王國中最早發育的器官之一。倫敦的情況也是如此，公園，即城市之肺，會為更多的房屋街道、更多的商店、市政廳及更多的花園鋪路。

溫德姆的演講出現在一個世紀的開始，即是見到整個城市和全國廣泛開放幾十座公園的世紀。第一座公園是在一八四〇年建造，當時有位名叫約瑟夫・斯特拉特（Joseph Strutt）的紡織業巨頭，委託勞登（也是一位園藝師、花園設計師及樹木專家）創建德比植物園（Derby

Arboretum），以便隔開中部工業城市的煙霧，為工人提供體驗自然的場所。兩年後，位於倫敦東部橫跨哈克尼區的維多利亞公園（Victoria Park）開園了，這樣一來，來自白教堂的人就不再需要為了呼吸新鮮空氣而長途跋涉。到了一八五二年，倫敦已經建造了十二座公園，部分原因來自於某位議會委員提及的駭人發現：在沃克斯豪爾區和羅瑟希德區之間的五英里範圍內，「竟沒有個得以保留為公園或公共通道的地方」。南華克公園（Southwark Park）和芬斯伯里公園（Finsbury Park）便在這十二座公園之列。雀兒喜區對岸上「最黑暗沉悶」的地方，即十九世紀上半葉鬥犬及決鬥的場所，現已改造成巴特西公園（Battersea Park）。就跟萊茲公園一樣，它也有類似的特色——一座露天音樂舞臺、一座湖泊、許多樹木，以及供人們放鬆、喘息、與家人一同散步，而非坐在酒吧裡的空間。

儘管在鄉間莊園享有更好的待遇，但倫敦的上流階級也對綠色空間和乾淨空氣有著同樣的渴望。花園廣場出現於十七世紀，並在十八和十九世紀急遽增加。在城市裡，這些充滿夢想的小小區域將高大的喬治亞式房屋庭園安排在花園廣場周圍。勞登於一八〇三年發表的第一篇文章，便提到有關在這些廣場栽種樹木的意見；當時他建議種植梧桐樹，而不是蕨類和針葉林，所以兩個世紀以來，數百萬人仍然患有花粉症，但也因此得以欣賞穿透樹葉的舞動光蔭。正是在這些精緻的新空間裡，主要負責使其存續的輝格黨貴族認為，人們可以在此交談和溝通，彼此見面並交流思想。

這些意圖很可能是由偉大、握有特權的人所制定，他們對於去爭論或試圖改善的生活沒有什麼經驗，但他們還是令我振奮，畢竟這是有關一個強大的國家為每個人的使用、健康和利益而開墾並保護土地。這些計畫並不一定會奏效，因為導致疾病的細菌不總是以空氣傳播。公園會被堵塞而且生病，特別是在污染太多的城市裡，憑幾座小公園根本無法應付。曼徹斯特的酸雨導致植物死亡；攝政公園（Regent's Park）裡放牧的羊群毛色也變黑。花園廣場變得越來越菁英化，除了住在周圍的鑰匙持有者外，其他人都只能透過欄杆和電影中的場景才能看到。

然而，最重要的是，城市之肺仍然存在。群眾運動在一八六六年達到了高潮，議會通過了一項保護公共土地的法案，比如供大眾使用的漢普斯特德荒野。對此，我總心存感激，因為在我那感覺刺耳且不協調的二十幾歲、居住在城市的十年期間，公園就像是打擊樂器，為我的生活提供了穩定的節拍，甚至像是為了逃避超過我身體負荷的辛苦工作所建立、得以持續釋放壓力的一種存在。我們是為了追求自由開放的空間及休閒而尋找公園，更勝於在陽光明媚的日子有塊夠大、夠豪華的草地來大方伸展自己身體。公園為我們提供了清醒的頭腦和去蕪存菁的空間。這是一塊純粹為了遠離我們世界裡所設下限制的土地，包括礦山、工廠，或是電腦螢幕前。外圍的鐵欄杆有著孕育事物的節奏，嘎吱作響的自由大門無論風雨四季，皆開放給所有大眾活動使用。

我所住過的第一間倫敦公寓，能看到佩卡姆黑麥公地（Peckham Rye Common，即倫敦市議會在一八九四年為社會大眾所購買的農田，根據威廉・布萊克的說法，以前這裡的樹林充滿了天使）。我第一次去的時候，那裡正被大雪所覆蓋，在十二月的黑暗中顯得格外陰森，對比車站旁的喧鬧市場，簡直是一片陰森的虛無。冬去春來，我又被吸引到了那裡。我慢悠悠地穿過裡頭的小路，看著種種日常在足球場上、在這座如此陌生的城市展開。就跟萊茲公園一樣，這是個典型的維多利亞式公園，有時只不過是看著窗外，我就能把自己的孤獨和拮据的無聊盡數傾注於此。多年後，我還能在那裡追憶年輕時的自己，知道自己曾走過的路，聽見那裡曾有過的對話。在分手後的幾個星期（在另一片不那麼可愛的伯吉斯公園〔Burgess Park〕，象堡附近），喬許和我在公共場所相遇。我們坐在樹下，享受著再次見到對方的舒適感，以及身處如此不同條件下的奇特感覺。我們曾在此手忙腳亂地野餐過，曾在熱浪來襲時閒逛過，曾在落葉上散步過，也曾在清晨漫步過；十年來最精華的時間都是在那個空間中度過的。

此外還有很多其他的空間。例如，在某個隆冬夜晚不得不爬過六英尺高的欄杆，只因為我們被鎖在了杜利奇公園（Dulwich Park）。那寬闊到令人迷惘的維多利亞公園，在我還住在哈克尼區時，常常舉辦宿醉到週日下午的狂歡派對。看著太陽穿過巴比肯（Barbican）的奈吉爾・鄧尼特（Nigel Dunnett）海灘花園，那兒的多年生植物讓大家一年四季都有新東西可看。戀情剛開始時，我從梅菲爾區的辦公室出來，跟喬許在格林公園見面吃午飯。郵差公園（Postman's Park），是倫敦金融城中鮮為人知的避風港，以維多利亞時代的瓦片來紀念那些因英勇事蹟而犧牲的人，這裡經常是上班族從討厭的公司瑣事中抽身喘息的空間。在伯克利廣場（Berkeley Square），我曾和某位實習生進行長時間的談話，討論他的職業抱負，這位實習生後來成了我的好朋友，也成了一位耀眼的記者。記憶中，海德公園是炎熱下午的避難所，當時二十四歲的我，感覺自己已經脫離校園好久。蘇活廣場（Soho Square）則一直是個破舊、略帶罪惡感的選擇，但也因此更加有趣。在那裡，要是沒有來個幾杯，感覺就不對了；一個人去那裡，感覺也不對。我常威脅著要爬上貝爾格拉維亞區（Belgravia）[2]花園廣場的尖欄杆，讓還有點理智的同伴踐著我的套頭毛衣，把我拉回來。

因為，要是公園沒對外開放，那麼就該在黃昏時分，或在黎明前的昏暗中，悄悄地被人征服才是吧。在布魯姆斯伯里區工作時，菲茲羅伊廣場（Fitzroy Square）和塔維斯托克花園（Tavistock Gardens）便經常搶著要成為我午休的最佳位置，而這往往取決於前者好心、叛逆的

2 倫敦市中心以西之一區，以倫敦高級住宅區著稱，為全球房價最貴的地區之一。

鑰匙管理者是否會「心不在焉地」放任大門關而不鎖。他們經常這樣做，而我也樂得進入存在於另一種生活的小奇蹟，另一座私人花園；跟我成長過程所見如此不同的花園，就差幾分鐘距離而已。而在我搬到羅斯金公園（Ruskin Park）旁邊後才發現，該公園成為我和喬許生活的一面鏡子。它庇護了我們的幸福，也經受了我們的風暴。當關係變得脆弱不堪，只差否認和決斷，幾乎無法支撐下去的時候，我經常獨自前往羅斯金公園。在安靜的周末早晨，看著小鴨子划水，在維多利亞式的圍牆花園裡尋求寧靜。當我試著為我的熱淚盈眶找理由釋放之際，那裡草本植物的邊界也隨著春天的到來而延伸。在我們分手後幾週及幾個月裡，羅斯金公園也成了我主要的一條活動路線。我比以往更常走路及騎腳踏車穿越公園，從某個鐵欄杆到另一個鐵欄杆，並在另一層的我形成之前，甩掉我女人的一層。

有時覺得，我生命中最重要的小小冒險，都是在公園長椅上進行的：第一次約會、吵架、期待已久的重逢，以及閒逛交友那令人暈眩的時光。不可否認，公園既是公共空間，卻也帶來了一種天生的中立性，能夠讓人吐露一些在家裡、酒吧或咖啡館裡不適合或不被允許的事。對於創造及維護公園的人來說，城市之肺確實帶給了我們更多的氧氣。更可以說，公園以各種方式達到這項目的：給了我們清潔空氣的能力，並為新的可能性注入生命。公園給了我們空間，讓我們更能理解自己的處境，並在其中成長。環顧公園，就能看到各種形式的生活被區分開來。散步在伊斯林頓區上街的康普頓庭園（Compton Terrace），這個狹窄、經常被忽視的公園裡，我們看到了這樣的場景：一群衣衫襤褸的人抓著罐子，以一種高深莫測、彼此非常熟悉、聽起來有點生氣的方式交談著。二名女性正為了彼此間的爭執皺起眉頭，或為了另一個人的解讀而重新詮釋。有個男人坐著，看起來不耐煩又高傲，而有個女人靠在他身側，試著揣測他的感受。我想知道他們是否注意到不遠處的那對情侶，他們毫不掩飾地接吻，在綻放浪漫的氛圍中陶醉不已。宛如一部正在回播的理查・柯提斯（Richard Curtis）電影。[3]

在公園裡，交通全都靜止，時間得以壓縮。這二者都是城市的內建元素，但在此又被悉數移出。我感覺自己在公園裡獲得了提升：從那些緊張會議與糟糕結局中提升，以及神智混沌、虛耗光陰的下午中提升，除了看鴿子到處亂飛之外，什麼事也不做。我的地址改變了，從破舊的浴室先升級成另一間浴室，再接著是另一間發霉程度較低、有著價格較貴洗髮精的浴室。我的興趣也隨之改變，例如最喜歡的牛仔褲、裝在不同背包裡破舊的平裝書、剛接手不久二手腳踏車上的新

3 英國導演及編劇，以愛情喜劇電影著稱，著名作品有《新娘百分百》（*Notting Hill*）、《BJ單身日記》（*Bridget Jones's Diary*）、《愛是您，愛是我》（*Love Actually*）等等。

輪胎，全都是因為我二十多歲的日子過得飛快。長達數英里的鐵欄杆見證了工作面試的熱身和結束後的創傷，心碎的一幕，以及友誼波折的不安。生活幾經更迭，即便靜止了，我仍停留在那裡。即使在那過渡的幾年間一切平靜無波，而我也十分努力想讓事情順利運作，只是最終仍走到除了蒙塵及痛苦外一無所有的相反結果，但公園依然在那裡，即使我不在其中。我坐在陽台閱讀、雙腳靠在邊緣，我會看著最近那座公園的樹木，聽著爵士樂演奏。但這裡並不是我們得以多方探索的空間，僅僅是存在於身邊的泡泡而已。有時我們會在夏日帶著毯子出去，但很快就退回室內，只是現在我又再次被推回公園。生活幾經更迭，公園卻一直保持著穩定而必要的節奏，宛如一呼一吸般得以預測。這感覺就像回家。

然後，還有一些介於兩者之間的空間，也就是那些既無立法，也無所有權、存在於模糊邊界的空間，處於一個精心打理花園的個人隱私，以及一個供所有人使用的廣大公共舞台之中。這些空間更常被看作是發展機會，是事物生長的地方。十月便充滿了這些生機，而我也在尋找著它們。

就在月中，我去柏林待了一個星期左右。十年來，德國首都一直是逃避現實的朝聖地；比我年長和勇敢的朋友們，都在大學期間及之後立即搬到了那裡。我們這個世代是最近的一批，他們在柏林追求享樂主義和自由，找尋超越他方生活束縛的生活，只因那裡有著不受拘束的時間、狂野的俱樂部及輕鬆態度。我從來沒有搬到那裡，雖然我也曾認真考慮過。但我已經有很多朋友都這樣做了，因此能找間夠大、能在地上容納一個人打地鋪過夜的公寓，所以我多年來都出國借宿，而且總是跟海瑟、我大學時最要好的朋友一起。事後看來，這其實是個使我們能透過旅行、來勾劃自己二十幾歲生活的習慣。我們在淩晨三點、早上六點到中午之間共用地板上的同一張床墊，直到下午才能盡情享用閒置空房裡的一張雙人床。招待我們的原屋主長大了，沒有參加考試以定下來建立生活，而是申請很炫的伊拉斯謨（Erasmus）獎學金計畫。每次旅行，我們都會擠進十字山區（Kreuzberg）街道上出現的老式自動快照亭。我還保留著那些黑白膠捲，只是閃光燈實在太亮了，看不出我們是否已經老去，只能透過髮型和妝容的變化，才稍微能認出逝去的歲月，並從毛皮大衣和太陽眼鏡感受到季節的變化。

俱樂部及我們為此所花的時間都將改變，換成去玩拼字遊戲，並在一天內吃進我們所能吃的飯。不過，我們最終要做的事，還是去散步。這讓我們得以處在肩並肩的空間，大聊那些沒有分際的對話。

柏林或許有它名聞遐邇的醜陋之處，有著大型、空了一大半的水泥建築，以及一條布滿分岔傷痕的河流，但我總是會想到那些在寬廣大道上排成一列、使城市大道變得柔和的樹木。它們大多為椴樹（在英國，我們稱之為菩提樹／酸橙樹），但楓樹、橡樹和梧桐樹形成的林蔭隧道也同樣裝飾了柏林街道。十月中旬，街上的顏色才剛剛開始轉變，天氣已冷到得穿上大衣和戴上毛線帽，而樹葉仍在綠色與紅色間徘徊，尚未歷經華麗的死亡。凱蒂住在普希金大道（Puschkinallee）附近，這條街道橫跨特普托公園（Treptower Park），並在一八七〇年代最後三年裡種植了一千二百棵梧桐樹，緊密地種在一起，分成四排。在明亮的日子裡，這些樹葉會把光線束縛住，四散在下方的塗鴉牆及整潔人行道上。不過，柏林更適合銀灰色的天空和潮濕的黎明，就像只磨損嚴重的厚底靴，而且在這些日子裡，會更容易見到在地化、人為的大自然植入城市水泥縫隙中的樣貌。

在這座城市裡，追求快樂的人比比皆是，但是違反規則就會遭人鄙視。例如，沒有人會闖紅燈（那是看起來很有型的行人交通號誌，德語稱之為紅綠燈小人〔Ampelmännchen〕，大多設置在前東德一側，遠比前西德交通號誌有趣多了），而且腳踏車道也只有遊客才會誤闖。這一切都使得柏林街區中看似即興的社區花園更加耐人尋味。樹下以鵝卵石圍起來的方寸之地，是金蓮花和大波斯菊的家，其他則是如南瓜等可食用植物。凱蒂說，這不涉及任何正式文書作業，大家不過是在看到光禿禿的土地時，會想種點東西罷了。

還有一些更正式的社區花園，比起英國的花園更多了種狂歡的氣氛。莫里茲廣場車站旁邊的公主花園（Prinzessinnengärten）便是座巨大的公共農場，由業餘園藝師於二〇〇九年所建立。凱蒂是事後才帶我們去的，因為她想在附近一家商店買文具，只不過我們後來在那兒也花了快一個小時。那天早上下過雨，所以一切都帶有種萬物復甦的清新氣息。腳下水坑很是飽滿，濕潤土壤的氣味則在雨後樹葉拂過我們大腿之際翻湧而上。這一切的獨特性令我驚嘆，儘管到處都是鬱鬱蔥蔥的食用植物（簡短但可能譯錯的蔬菜清單包括：莙薘菜、馬齒莧、羅勒、甘藍、蘿蔔、大白菜和芥末等），而這些全都種在各式各樣的容器中，例如牛奶紙箱、米袋、運送柏林回收玻璃瓶常見的單色板條箱，倒也表示了這些作物得以隨時移動、運送。照理說，任何缺乏綠色植物的空間，都有可能在植栽短缺期得到一小叢生長中的高麗菜，這是基於分享及授受為主要目的所種下的植物，會從事植栽只因為那裡有塊廢棄的空水泥地，即使那裡根本沒有土壤可以種。在那裡種些綠色東西，總比放著灰色一片更有意思。

向南步行四十分鐘，我們便走到了滕普爾霍夫區，即一大片舊機場區域，只見風箏在此飛翔，一切寬闊得令人折服。在明亮的日子裡，這極其虛無的一切（比摩納哥大上百分之五十，面積達八百六十五英畝的草地和水泥地），都使得此地成為超然世外之處。倒也很可能是因為滕普爾霍夫機場有個令人不安的過去，因為這裡曾是德國首都唯一的納粹黨衛軍集中營所在地。一九四〇年代末，這塊遭破壞的土地曾化身機會之地，讓當時的孩子們得以在柏林空運（Berlin Airlift）期間，收集西方飛行員從飛機上扔下的甜食。六十年後，這座機場關閉，還給了城市讓市民得以遛狗、呼吸流通空氣的地方，這股風潮席捲了這片曾被夷為平地的區域。接著，這裡在二〇一〇年代初又出現了一座社區花園，只是長期以來一直是花商寵兒的大理菊，生在那片狂風亂舞的機場中總顯得特別怪異，它們總是用拳頭般大小、水果色調的花朵，點綴著猖狂、雜亂的樹葉，為這個地方帶來一抹挑釁的艷麗色彩。當時它們正處於高峰花期，到處都是大量含苞待放的花蕾。

其他地方的花園則承受著夏末盛收之重，可見到最後幾顆綠色番茄等待著命運降臨，發黑的向日葵則垂著頭掛在高聳的棕色莖上。這裡沒有公主花園那樣歡愉、勤快的氣息，再加上用垃圾回收做成的奇怪建築，反而散發著瘋狂麥斯式（Mad Max）的末日倖存氛圍。宛如一股正逐漸興起的叛逆力量，緊抓著大地不放。滕普爾霍夫區是個有爭議的地方，不僅僅是因為歷史，也因為圍繞著柏林土地而引發的當代戰役。兩年前，就在城市規劃者打算在該區四分之一的土地上進行建設後，滕普爾霍夫區便陷入了一場激烈的土地使用公投之中。當時有將近三分之二的選票表示應該維持土地原貌，也就是對外開放，並且不接受新興建築，應該讓社區居民對於地上物有發言權。我還沒到過滕普爾霍夫區，也沒有聽到或得到有關如何處理那片廣闊空間的願景。

到了他方，往往才能對照出我喜歡自家倫敦的原因，那就是綠色空間占據了城市擴張的中央地帶，並因此爭取到一股獨特的自由氣息。柏林為廣袤千里的綠意而戰，在人行道上打造政治遊樂場，並在街道旁種植高大的樹木；巴黎用蝴蝶結把公園包起來，努力使其別具精緻風格；但倫敦卻任其開放，方便路人行走、思考和玩耍。只要有點耐心和決心，一般人就能優游倫敦林地，很少需要搭公車。外人只知曉倫敦的喧囂與開銷、古怪與地鐵，但那些真正了解倫敦的人會喜歡倫敦的：儘管有骯髒的街道和不平等的鴻溝，他們還是能在某個地方找到最愛的公園，記憶中一定會有塊綠意盎然的部分。我已經在歐洲大陸探索得夠多了，我想回到倫敦，逛逛公園，好好讚嘆落葉鋪滿街道的景致。

我一回國就坐地鐵去麥特家，那是個星期天的午餐時間。當時的我很疲憊，幾天來的四處遊走和夜晚聚會，讓我沒時間休息。不過，他還是拉我到他最喜歡的當地綠地——布洛克威爾公園（Brockwell Park）去散步。它離我也很近，但我並不常去，因為在倫敦，我們都被公園給寵壞了，就連附近小而美的公園都很容易忽略。就在走上盤據公園中心的山坡頂之際，我們發現了一座社區花園。那裡不像公主公園那般收集著啤酒箱，也不像東京宮那樣得在人行道旁拾取土地，而是座真正的維多利亞式圍牆花園，裡面有玻璃溫室、標示、植物及生命，彷彿是個隱藏許久的祕密。我們在花園裡走動，我指著不同的植物，像是紫羽衣甘藍、十字花科植物、藥草園，並用手指揉搓著葉片，然後舉起它們，讓麥特聞聞迷迭香和馬鬱蘭的香味。我知道自己會想再來的。我已經找到新空間，一座得以令我盡情呼吸的新綠色之肺。

我見到嬰兒時，他還不滿一週大，那是個會隨著時針移動逐漸變暗的夜晚。漢娜的房子很溫暖，散發著柔和的黃光。不知為何，聞起來卻有些不同，衣物上有來自烘衣機那種人造舒適感，混合著某種宛如動物新生的氣味。她坐在沙發上，並在我脫下外套、坐下不久後，把嬰兒交給了我。他很結實穩重，毛茸茸的頭靠在我的手臂上，小嘴尋找著能吸吮的東西。我湊上自己的指節，感受來自他的強烈拉扯。整個過程令人飄飄然，充滿了光熱和慈愛的衝動；這股感動是種純粹的幸福。我們全都深深入迷、為他讚嘆。就在半個小時內，長達一個月的奔波彷彿全都止息。所有我努力想成為的、各種不同類型的人，全都隨之消逝。我反而找到了一份真誠、無可否認的歸屬感。在那裡我無須偽裝。

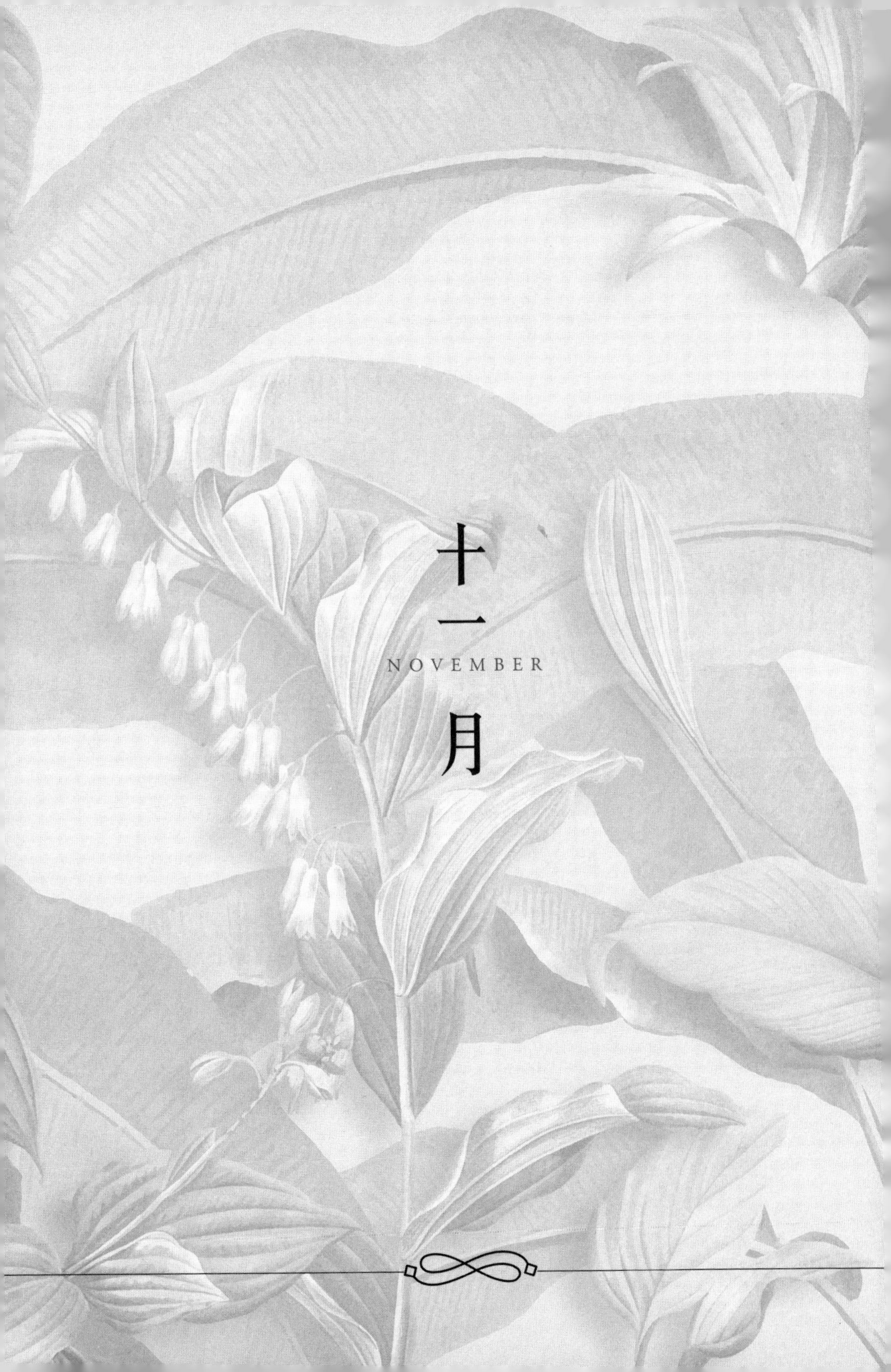

十一月

NOVEMBER

我常想，園藝就像一種語言，從中培養出的許多專業術語，像是根莖、扦插、嫁接、多年生、健化、莖長等詞語，都是只有需要用到的人才會理解，不熟悉的就聽不懂了。接著還有拉丁文，以及隨之產生的字根密碼，這些都是懂得破解的人能在一段簡短句子中分析出某種植物完整家族血統的原因。例如，黃花九輪草（cowslip）可能也稱作「報春草」好幾個世紀了，其命名打從這些漂亮小花生長在牛糞肥料及沼澤地中，刻劃出一道道淡黃色痕跡時便已開始。但在科學分類方面，其學名為報春花（*Primula veris*）（拉丁文 Primula 意為「首要」，veris 為「春天」），跟歐洲報春花（*Primula vulgaris*）（拉丁文 vulgaris 意為「廣泛」），這種便宜的花壇植物經常出現於早春時節；以及屬於同個家族的耳狀報春花（auriculas），這種精緻又堅韌的山區植物神祕的生命力與美麗，更引起了幾個世代園藝師的好奇心。

對我來說，園藝的魅力在於我們必須主動深入解碼。就跟語言會為說話者提供許多不同的交流方式一般，大家只要嚴格遵守規則就可以了，植物也是如此。郊區住宅外生長過度、毫無秩序的蒲葦，對我爸媽那世代來說，必然與搖擺文化（swinging）有著密切關聯性。快轉個二十年，蒲葦早已成為一種時尚（並且與多重伴侶關係確實區分開來，不必再那麼隱晦地潛伏著）[1]，其羽狀種子頭部為優雅有張力的插花增添了一些分量與姿態，也成為室內裝潢部落客的一項基本配備。多年來，社會趨勢不斷改變植物所代表的意涵；它們會在流行中退燒，之後又重新火紅起來，就像我們的衣服和沙發一樣。我媽受不了大理菊，部分原因是她被我外公所傾注的努力給嚇跑。她說他的大理菊總是呈現出「搶眼的黃色或藕紫色」，而這種可能的豐盛成果全有賴於在十一月下旬某個正確時機，挖起並保存塊莖的「大量園藝勞動」；但要是發生某些不可避免的意外，或塊莖在棚子裡待了幾個月後才被發現腐爛，就無法避免「莫大的悲慘結局」了。我們這世代的女性並不像我媽那樣討厭大理菊，因為在過去十年裡，那宛如咖啡歐蕾般灰褐色的柔軟花瓣，早就盡數妝點了千禧年的新娘捧花。它們瘋狂回歸的背後原因是什麼？答案是 Pinterest，以及六〇年代懷舊風潮。

如同複雜的詞源歷史，植物也有豐富的典故，例如探險船與征服；金錢與勸說；走私與百無禁忌；驕傲與維持外表等等，這些都是將植物納入我們所有權之下衍生的過程。比方說，風靡長

1 意指二十世紀六〇年代英國倫敦年輕世代風行的搖擺文化（The Swinging Sixties），強調摩登時尚與享樂主義。蒲葦（pamper grass）是當時流行的裝扮元素，而將蒲葦掛在自家門口，即暗示自己接受多邊戀或多重伴侶（也就是非傳統一夫一妻制）的態度。

達幾世紀、受人迷戀的蝴蝶蘭，過去從熱帶地區運到許多國度的它們曾是一種奢侈品，現在卻走向了大規模生產，並放在條狀燈管照明下、於超市貨架上販售。這些不過是我們設法解碼的園藝語言，也都是人類參與之後流傳下來的故事，而植物學家仍在努力解開人類發現這些植物之前的歷史，以及那些尚未被發現的植物的歷史。

家族史可能也是如此模糊及複雜，因為細節總會在時間、紀錄保存不良及社會考究中遺失。紀錄顯示，一八三九年，有位叫尚・巴蒂斯特・文森的法國人回到倫敦，以快遞員為業，我們不知道他是否真的與伊莎貝拉結婚了。另外根據紀錄，伊莎貝拉是位廚師，三十六歲時就守寡了，她是我祖父的曾祖父的母親。我們也不知道文森是否就是她兒子的父親，儘管留下的片段文件資料顯示他確實是，因此這個人便成為我姓氏的起源。這個故事實在太過久遠，無法考證其正確性，也因為那是很久以前的事，除了他們在表格中留下的捲曲筆跡之外，我實在不知道這些人，也就是我的祖先都是些什麼人。我有時會想起伊莎貝拉，尤其是當我經過皮卡迪利街上的聖詹姆士教堂（St. James's Church）時，她的兒子們曾在那裡受洗（有人認為其中只有一個是文森的兒子，也就是我的祖先）；或是當我穿過梅菲爾區時，我也會想起她曾在那些大房子裡工作。但她的生活與我的生活實在相距太遠，實在無法靠劃上幾條關係線來超越純粹巧合，或是在她走了十幾、二十年的地方徘徊，就能更加靠近。

為了瞭解是哪些先人造就了我們，我們反而會去尋找那些不那麼具體的東西，也就是在地址或人口普查紀錄中找不到的東西，例如隆起的顴骨，陷入思考時頭部移動的方式，說話的模式，或是即使根本就沒插電、但總是關掉插座開關的習慣——就像奶奶以往會做的那樣。家族傳承下來的不僅是基因，還有一半在血液、一半在家中形塑的記憶和習慣，就如同笨手笨腳拿著家用攝影機所捕捉到的事物，其本身具備的氣質與形體一般。

幾個世紀以來，人們一直在進行雜交培育植物家族或品種，透過扮演上帝的角色，來加速研究野外植物的生長活動。某些類型的報春花及其他科屬的植物，若是在合適地方獨自放上夠長的時間，就會混合在一起。而新品種的誕生，其特徵經常會表現在於花葉形狀或耐寒能力上，不過偶爾也能透過學名進行追溯。發現新品種的故事總是宏偉又浪漫，例如蘇格蘭畫家尼・帕金森（Sydney Parkinson）被雇來畫下約瑟夫・班克斯（Joseph Banks）的植物學發現，他曾在詹姆士・庫克船長的《奮進號》上創作了數百幅未完成的素描和油畫，卻不幸在返家途中去世，年僅二十五歲等等。然而，我還是偏好較為樸實的故事。我喜歡那些不按照植物學分類的家傳植物，它們用競逐、征服以換取更多的善意，像是慷慨與熱情，比方說，中國錢幣草（別稱鏡面草）的故事。一九七〇年代，邱園、愛丁堡植物園、英國皇家園藝學會所屬之威斯利花園（Wisley Garden）的諮詢台，突然越來越常收到民眾寄來的同一種神祕植物。而這種有著細小長莖、扁平圓形綠葉的植物，也一度令植物學家困惑，所以發出的回覆信都很簡短：「這可能是種圓葉椒草（*Peperomia*）」，「下次請寄花來」，「我們不鑑別無法養育的植物。」

這顯然是種生長於全國各地家庭的植物，卻不存在於這些園藝機構的紀錄中。直到一九七八年，有株開花的標本被送到邱園，才讓植物學家威瑟・馬拉伊斯（Wessel Marais）得以追蹤到這種由德國植物學家費德利希・迪爾斯（Friedrich Diels）在一九一二年命名為鏡面草（*Pilea peperomioides*）[2]的中國植物。它是六年前由植物獵人喬治・福斯特（George Forrest）在中國某山區收集而來。福斯特的收藏品曾存放在愛丁堡，但這仍然無法解釋，為什麼一種習慣生長在雲南蒼山冷冽、常春條件下的山區植物，會突然出現在英格蘭中部的窗台和教會市集桌上？

到了八〇年代，大家紛紛發出疑問，一九八三年《星期日電訊報》便發表了一篇文章（內文還附上植物插圖），詢問是否有人能解釋他們家的這種植物來自何處。有個康瓦爾（Cornish）家族裡名叫賽德博騰（Sidebotoms）的人回答道，他們的女兒二十年前曾在放假時到挪威打工換宿，也在那收到一株鏡面草，這讓眾人把搜尋工作移向了斯堪地納維亞半島。只是鏡面草從未被斯堪地納維亞植物學家登入研究紀錄，他們也從來沒見過它，斯德哥爾摩植物園更沒有關於它的蹤跡。沮喪的瑞典植物學家拉斯・克斯（Lars Kers）博士因此現身在瑞典電視台，要求大家提供有關這種植物的資訊，後來該電視台收到了多達一萬封的回信。

透過篩選這些描述了禮物、親戚及接手植物盆栽等相關內容的信件，有個答案就此浮現，而且是個與植物狩獵或植物學無關的答案。鏡面草其實是在一九四六年隨著一位名叫鄭錫安（Agnar Espegren）的傳教士的行李抵達挪威，而他在兩年前從中國湖南省返國。

鄭錫安及其家人返回挪威的長途旅程中，曾在前往印度前在雲南待了一個星期左右。也正好就是在雲南，鄭錫安撿了一株（或許是從像市場這樣簡單的地方撿到的）鏡面草並把它裝進盒子裡，以利日後的長途旅行。之後鄭錫安一家途經加爾各答，這株植物也隨行，就這樣在兩年後抵達挪威。

很明顯地，鏡面草確實大量繁殖過，至少在七〇年代中期之前，北歐所有鏡面草全都是這株小小進口品種的後代。鏡面草是一種繁殖能力很強的植物，它的匍匐枝（即該植物的微型版本）會先出現於土壤中，等到看起來大到能在花盆中生存時，就能將它們連根拔起。鄭錫安一家必定是幫某些朋友或鄰居做了這件事，接著後繼者也跟著這樣做，一直到最終鏡面草獲得「聚寶盆栽」（Pass-it-on Plant）的綽號為止。

繁衍的步伐在六〇年代抵達了英國，當時賽德博騰家某個女兒從挪威帶了一株鏡面草到康沃爾郡。就這樣，幾十年來歐洲各地的家庭都在學習如何照顧及愛護一種植物學家全然不知其存在

2 拉丁文學名直譯是「椒草模樣的冷水花」。

的植物，還自行為它取名，在沒有任何科學背景的情況下培養出自己的好奇心。

鏡面草從未在斯堪地納維亞半島消失過，最近它又再次強勢回歸。而且在英國，鏡面草更是首批證明大家對植物重新感興趣的不尋常植物之一，尤其是在千禧世代之間。

隨著對北歐極簡室內裝飾風格的迷戀，鏡面草風潮也開始在 Pinterest 及 Instagram 那些令人嚮往的照片中火速發燒，硬幣般的葉片更首次在數位世界亮相。被稱作中國錢幣草或一般簡稱「冷水花屬」鏡面草（Pilea），就跟水竹草（Tradescantia）和龜背芋（Monstera）一樣，都是用學名的縮寫來稱呼，是十分受到千禧世代新園藝師歡迎的品種。至於鏡面草會成為大家心中的夢幻逸品，大概是因為在傳統園藝中心或苗圃特別難買到的緣故。

漸漸地，景觀植物專賣店為了因應大眾對室內植物的新時尚慾望，便在二〇一〇年代中期開始把鏡面草加入庫存中。到了二〇一七年，便不難在傳統園藝中心和花卉市場找到鏡面草了，甚至在 Ikea 家具店也能買到。

不過在買家發現量販處之前，大家會先透過 Etsy 或 eBay 等購物網站，以及 Instagram 的宣傳來交易或出售鏡面草的扦插與匍匐枝。事實上，我就是這樣取得自己的鏡面草；這一株株有趣的小玩意，長期以來一直在對抗它快速增長的名聲。有位住在倫敦南部、名叫傑克的園藝師（之後他成為我的好朋友），透過郵局給我寄來了一株小小的鏡面草匍匐枝。我曾排斥過購買鏡面草，而我可能永遠也不會去商店購買，因為那感覺就不對了，畢竟這種植物的歷史完全是建立在「繼承」之上。換言之，當某株鏡面草於陰涼、明亮的廚房窗台上大量繁殖之際，人們的第一反應便是把一部分的它分享、傳遞給別人，讓別人也能從中受益，其中更帶有一種（有時是字面上的）廚房水槽之美。因此，我悉心培育著自己那株小小的鏡面草，只是兩年來它還是那麼小；當它長得夠大、夠強壯到足以繁殖的程度時，我就會把這株小植物分送給別人。

回家看爸媽這件事，總有個無須言明的慣例，一條簡單但很少改變的公式：也就是擠上離峰時段第一班從尤斯頓站出發的火車。十一月初，車站的人潮還是很多，所以總要夠幸運而且準時才會有座位，只是大部分時候，我都會在離廁所盡可能遠的地板上挪出個空間，用大衣、皮包和週五晚上的疲勞在自己周圍搭個小窩。爸爸會來接我，有時是「我們」，若漢娜也回來的話。他會從他特選的「祕密」停車場出發，避開計程車停靠區（這是少數幾件會真的激怒我爸的事之一），當我們匆匆走出車站，步入潮濕空氣中，他會發訊息告訴我們，他已經到了。米爾頓凱恩斯鎮（Milton Keynes）的棋盤式街道就這樣無縫融入我剛學走路時便知道的鄉村小徑；只消幾星期的差距，就足以讓我留意到灌木叢中的季節變化。此次，它們正顫抖著，樹葉脫落成潮濕的堆積物，鋪圍在路邊石頭上。無論如何都不會摘下招牌的聖誕樹農場，已經亮起了燈。一進門就能聽到媽媽從廚房裡發出的宏亮呼喚，她會在我們放下行李前就圍著圍裙、張開手臂向我們走來。至於爸爸，則負責調配有關琴酒與通寧水的魔法。這些都代表著鄉下週末的開始。

這個慣例持續了兩季以上，回想我上次在這裡時是夏季，但那比較像是避難，不算是看望爸媽。而在過去幾個月裡，我宛如被賜予了某種恩典，讓一切都有所發洩，像是節日與派對，深夜與孤獨，短程出國旅行，以及週日花時間漫步穿越城市並短暫進駐某個新家庭，以至於耽誤了我打電話回老家報平安。我已經有一段時間沒有見到我哥了，他也在那裡，跟他的另一半和他們剛學會走路的兒子一起。我忍不住留意到烤箱裡魚肉餡餅的鹹香味，和其他存在於空氣中的事物——那是一種期待。彷彿做布丁用剩的蛋殼掉落在廚房地板上一般。

這是分手後家人第一次見到我，所以總有些我仍然不知道該回答什麼、有關實際問題的謹慎交談，以及每個人都必須重新適應長期以來養成問候喬許的習慣。或者至少得接受要是他們不小心問了，可能就會得到實際又略顯粗糙的答案，宛如結痂不小心被過快拉下的毛衣勾住那般難受。但回家的旅程總鼓勵著我，去面對自己的變化和現在的不同之處。新眼鏡，長髮，和浮現在我臉龐上的睡眠不足。但我希望能更加快樂，因為我才剛開始感覺快樂一點，事情也正慢慢地安頓下來。有時，我仍感到自己身處緊湊的時間裡，夾在週末被夜晚截斷成無法休息的日子，以及必須到辦公室早早開始工作之間，只不過現在我是帶著強烈的慾望去，而非出於絕望就是了。我已從曾經極為害怕的無常中找到了力量，彷彿我的晝夜規律已隨著我每一個新角色的出現而重新設定，我更學會了以不同面貌與朋友、同事、麥特和家人相處。對家人而言，我一直都是家裡的小孩子。在童年時期，這代表我是那個努力追趕、不斷想跟上兄姊遊戲步伐的小孩子。不過隨著長大，我們的相處模式已經改變，我也開闢、走上了不同的道路。現在，他們有了孩子，有了家庭，有了讓他們成為歸屬的人。相比之下，我是個沒有明確未來的孤獨個體，卻又異常依賴；我是個仍然讓爸媽擔心的人，總告誡我該多休息，少工作，留意自己可能的未來發展。

倫敦太複雜了，太虛情假意了，不可能去過度關注某個人。在這個城市，八面玲瓏很受用，也很常見。幾個月不見面算正常，即使你在這期間生活發生劇變，也沒什麼大不了。但到了鄉村，事物步調都慢了一點。生活節奏會以不同的片段留下軌跡，例如砍伐下來的樹木、環狀公路上新開發的房屋、地區會議通過的決定，都讓市容變得更為華麗。要在幾個小時內把這些片段完全捨棄，是很容易的。拋開眼前那些花俏的市鎮風格，空氣會來得更加清新。大城市裡的傳說會被你曾經的記憶所縮減。我們到最近的小鎮看煙花，站在我十幾歲時曾違法度過週末、喝蘋果酒並親吻男孩的那座公園裡。那些倫敦限定的事，例如郵編、工作、朋友和衣服，在這裡全都變得毫無意義。我早就習慣了在回家後褪去我在城市的那些身分痕跡，而身為一個在鄉村長大的女孩，若為了要否定過去，就穿著昂貴運動鞋走下田野，也實在很荒謬可笑。我會穿上一直放在後門邊那雙防水的手工鞋，帶著聞起來有戶外及櫥櫃味道的新奇羊毛衫，然後在抽屜裡那堆總是有其來歷、故事的手套中，翻找出一雙來用。

就在其他大城市居民談論著小村莊的異常安靜時，我總是沉默不語，早早入睡，讓那些單純灰濛濛的黎明來喚醒我。日子是以三餐及點心做為劃分，再漫不經心地消化掉最近吃下的東西，而不是許許多多的待辦事項或公車時間表。十一月初，陰鬱正悄然降臨。這裡是見證初霜的好地方，空氣中瀰漫著濃郁濕氣，黑暗早早迎面而來，使人得以平靜面對原本明亮清爽的秋季逐漸轉變成灰暗潮濕的事實，這也是往後人生得以開展的必經之路。

我們家不是個會用言語表達關愛的家庭，我們從不習慣告訴對方自己愛他們，最主要還是因為我們從未被如此教導過。直到現在，我們的對話中依然沒有這種句子，而且很可能永遠都不會有。儘管聽起來很是冷漠，但事實上更像是種溫和、深思熟慮的距離，因為在我所成長的家庭裡，大家經常是在高興、而非憤怒的時候才提高音量。我爸常告誡我們不要助長仇恨，尤其是像孩子般耍賴撒野時會有的極端情緒，例如生悶氣或歇斯底里，幾乎不被我家人接受。我想，或許愛也是這樣一種極端的情感，是家庭生活中科學無法解釋的一部分，所以愛在我們家總是保持沉默。這並不是說愛不存在，畢竟其重量非凡，只不過從來沒化作語言。相反地，愛存在我們被叫醒去上學前的那杯淡果汁中，以及等待我們放學回家、灑在仙子蛋糕上的巧克力碎片中。爸媽在我青少年時期給予我輕鬆自在的獨立性，默默鼓勵我說出自己的想法，其實這些全都在傳遞著愛。驕傲和愛很少會以簡單幾個字的形式從我爸媽的嘴裡冒出來，反而像是靜靜待在他們為我們所建立、得以盡情探索的空間裡。我學習效法他們最令我欣賞的特色，像是我媽會用冰箱裡的食材餵飽所有進門的人，而且似乎毫不費力；而我爸最討厭浪費，也總是能用心記住事情發生的確切日期。至於其他我仍在努力跟上的優點，還有爸爸的耐心，以及媽媽無盡的好奇心。

這樣的愛棲息在一袋袋微小卻十分有意義的付出裡，事實也總是證明，幾乎不可能不帶著這些愛回倫敦。幾年前，在爸媽搬離最後一棟住宅時，我也順便把自己的東西都清理掉了，當作一種令人喜悅的成年儀式。即使如此，還是有其他東西跟著我一起來到了倫敦，例如那些我總拉著家人去參加地區盛大汽車展銷會的物品，或是在時代和風尚出現變化前曾受爸媽和祖父母喜愛的亞麻布、陶器及其他不需要的家庭用品；有時則是我媽在慈善商店裡為我找到有折角的實用平裝書，或是我從書架上拿下來並想繼續閱讀的書；抑或是度假時買的地毯，終於結束其在閣樓上的放逐。還有就是食物，像是人造奶油盒裡塞滿了週末沒吃完的蛋糕和點心，以及一包包冷凍燉肉。特別是當我在不同房子居住時，這些都是相當受歡迎的食物。這種禮物能淡化在陌生廚房裡養活自己的那種空乏、孤獨的痛楚。姊姊曾經告訴我，她沒有拿過這種「食品包裹」，但她並不羨慕，也不因此難過。她和那個即將成為她丈夫、少女時代便交往的情人長期生活在一起，看起來總是那麼有條理及充實，如她所說，媽媽可能認為她不需要額外的照顧。即使抗議，我還是會拿到食物，食物會用錫箔紙包好偷偷塞進我的包包裡，直到我到達倫敦後才發現。這可能是因為我年紀最小，也可能是因為他們總認為我的生活一團亂，只有工作、計畫和文字。

就算是為了篝火節的週末到訪也不例外，我總是帶著一個小帆布包回老家，回到倫敦時卻帶著大包小包。食物嗎？是的，但也有其他物品，只是多年來家裡逐漸被精心挑選的物品填滿之後，我已經沒有自己的空間，所以我開始主動迴避客套的禮物。不過，我反而會帶植物回倫敦，例如種在我爸媽花園厚泥土中的聖誕玫瑰（*Hellebore*，屬別：鐵筷子屬；品種：天知道）幼苗，就包在潮濕報紙裡，再裝進紙袋。它們是其他植物的後代，也曾是來自搬到德文郡、我們家朋友的禮物，現在被隨意種在我爸媽花園的花壇裡，漂亮地開著淡粉色、白色和紫色的花。正如我爸所說，聖誕玫瑰是一種雜交植物，很容易就能混生或雜交。這對那些十分重視自己所選擇品種的園藝師來說是種挫折，但對於那些喜歡看到地球上不斷出現令人驚奇物種的人來說卻是種快樂。但是，其結果可能跟彩虹一樣，只有在植物決定開花時，才會出現無法預測的新顏色和特徵。不過呢，這個過程發展得很慢，在幼苗成長至最終開花之前，可能得過上好幾年，期間繼續長得強壯高大，枝繁葉茂。要到順利長成之後，才會在花園裡其他植物都枯萎時，開出毫無拘束、大膽搶眼的花朵來照亮花園。

我還帶了另一種植物回倫敦，一把放在方形塑膠盆裡的柔軟葉子。就在我即將離家之際，爸爸把它交給我，說道：「我們在爺爺的溫室裡發現了這個。我不知道它是什麼，但我想你大概會願意照顧它，看能不能養出什麼來。」爺爺在前年春天去世，留下了一個充滿了六十年生活記憶的房子，以及一座同樣充滿愛的花園與溫室。我爸花了整個夏天分別整理它們，我媽則負責照料香豌豆苗到開花，其他植物就給人收養、種在他們的花園裡。我把爺爺那叮噹響的老式澆花鋼壺帶回陽台，之後它證明比我一直在用的牛奶瓶好用太多。最後，就剩這株植物還沒有地方安置。在我爺爺去世十七個月後，房子被清空，維多利亞式的溫室被推倒很久之後（只因為搬進來的花俏新家庭不需要這種破舊建築），這株小小植物仍活著，所以就被裝在袋子裡，跟著我一起回來了。

那次旅行並沒有滋養出什麼東西，因為那是秋天第一個寒冷的夜晚，隨著黑暗中時間的流逝，急促的冷風從火車軌道上吹來，苗株的泥土已經浸濕了報紙，擴散到紙袋上。事實證明，這些重量對潮濕的報紙來說真的太重了，所以那一整包東西，包括聖誕玫瑰幼苗、神祕植物、包裝好的蛋糕，全都從破掉的底部撒落在車站月台上。最後，我只好把它們撈起來抱著，懷裡滿是碎紙和泥土，再繼續之後的行程——炎熱的火車，悶熱的公車，週日晚上的不耐煩，門上的鑰匙，家。是的，幾天前我又搬回了公寓，並看出有些地方不對勁，裡面的光線不像平時那樣從窗戶透進來。然後，我一走進門，就聞到了濃烈菸味，聽見了奇怪的交談聲，以及見到了客廳門被關上的異樣景象。

我們先前就已經把公寓裡第二間臥室租出去了，畢竟這有助於支付種種帳單，但是之前的室友在我們分手後幾週內就離開了，同時想找新室友也是有力無心，直到最後找來喬許某個童年玩伴，他有能力支付租金，而且不會造成太多的麻煩。然而，他也正在修復心碎，所以在這個我們為了彼此而努力保持自由和中立的空間裡，過著狂歡和濫交的生活。

一推開門，我就發現客廳陷入一片奇怪的漆黑，家具還被重新擺放過，有六個人占據了之前曾擺著咖啡桌、書籍和雜誌的空間，地板上則堆滿了鋁罐和披薩餅盒。就在我的手臂上仍然堆滿植物，身上穿著大衣，眼鏡正冒著霧氣的時候，突然有人開口問我是否想叫戶戶送（Deliveroo）外賣。對我來說，就算這間公寓是個正在變化的空間，它仍然是家，仍然是個苦樂參半的庇護所，尤其是我不得不在別人家空房度過幾個星期之後。我一直在慢慢學習如何消除週日晚上那帶刺的孤獨感，發展新的習慣，比如說給老朋友打電話，並在泡泡澡、看些彩色保健品之前，弄些營養食物來吃。因此，自我從鄉下回來，悄悄地重新回到喧囂的生活之後，即使在感到最漂泊的時刻，也從不在家裡招待客人。就在我一點一點慢慢靠近那像是最適合遠離倫敦的地方之際，我內心的節奏卻在進門那一刻被打亂了。我小心翼翼跨過地毯上橫陳的人體，將抱回家的植物放在陽台門邊，為它們占了空間輕聲道歉。然後我洗了個澡，給麥特發訊息。

他馬上回覆我，並帶了些剩菜、葡萄酒和艾登堡[3]的影集過來。這是我第一次向他發出求助訊息。雖然我們已經在一起一段時間了，但在這之前，我都努力地不讓他觸碰到我的情緒。直到現在，我才發覺對他的感情已經越放越重，就快要無法控制。這讓我很害怕，意識到自己不應該太投入，畢竟時間上感覺不對，發展速度快得驚人，可能的想像又太短促，實在不適合進入一段新關係。更何況，我還有不易解釋的生活方式——一本寫滿了住所不斷變換的日記，一個與我仍有聯繫的前男友，一間我們都不知道該如何處理的公寓，以及在這一切之下與之上，瘋狂又不可預測、來往撲擊的心碎潮浪。

如今我身處的，我所成為的，一切都跟記憶互為對比，也就是那些曾在公寓裡，或是我曾踏過熟悉土地的記憶。例如，樓下要舉辦派對，我的思緒也被帶回到他們的上一場派對中。那時喬

3 大衛・艾登堡（Sir David Frederick Attenborough），英國生物學家，自然歷史學者，也是英國廣播公司自然科學頻道的知名主持人，雙方合作了多部自然歷史紀錄片影集。

許和我站在自家陽台上，表面上看著照亮倫敦天空的煙火，但實際上又慢慢往我們下方的熱鬧有趣處望去。我很想起身去敲門，說我們住在樓上，然後問問看是否可以加入，但當時我無法開口，因為這不是他會想做的事。如今我才發現，自己解脫了，不必再忍耐了。我能為自己的想法採取行動，向著生活盡頭不斷前進，向著那些我曾經緊抓、莫名渴求卻不明所以的地方前進。

然而解脫之餘，罪惡感卻跟著湧現。畢竟，在我自己的生活中找回空間是一回事，但在別人的生活中變得有意義，又是另一回事。在許多方面，麥特體現了這種大膽的全新存在，也就是自由與隨性、為快樂而活的生活。我常覺得必須向他展示自己最好的一面，因為他能獨立生活，把酒放進冰箱、熨燙床單，而且無論是獨處或有我的陪伴，都顯得相當知足。相反地，這些我全都沒有；而自童年以來，每當有無法控制的災難降臨時，我總不免沉浸在恐慌中。我不想讓他見到這些，便經常把自己包裝得光鮮亮麗，把日常碰到的小小悲劇變成無所謂的調侃，更把我從深夜聽來很時髦的派對中獲得的空洞貪歡想辦法填補起來。在大多數情況下，這些確實奏效了。只是我雖然說服了他，卻得讓自己不得不在獨處時跟未解的問題搏鬥。

我被好奇心驅使了將近一週的時間，才終於確認爺爺那神祕植物的真面目。主要是因為，我真的不想在不知道那株植物到底是什麼的情形下，就沒頭沒腦地栽下去照顧；畢竟已有先前的教訓，重蹈覆轍太愚蠢了。更何況，只要用某些應用程式就能找到答案。我在剛開始幾個月從事植栽時，曾花了不少時間使用這些程式，來鑑定我帶回家的不明植物，並成功解決了在 Google 上輸入「灰色＋羽狀葉片植物」（它叫青蒿！）關鍵詞卻查無結果的疑問。應用程式會提供植物學名，以及一些似是而非、有關植物喜歡或不喜歡事物的訣竅，不過這些已經足夠讓我進一步探索，去圖書館或在網路上仔細查詢。我收集資訊的同時，一邊擔心自己對它造成的可能損害，一邊想著要如何哄騙它。在幾個小時內，我就查到溫室裡的這名倖存者是毛報春花（學名為 *Primula x pubescens 'Auricula'*），也就是行家們所說的、花園裡的報春花。我以前從未聽過它，但從 Google 圖片顯示來看，應該沒錯。它們看起來很可愛歡樂，有著不同顏色的花瓣，以及從細長莖上冒出來的中間花冠部分。這種卡通般艷麗的小花就像七〇年代兒童電視頻道上可見、令人想起當時我媽鋼琴樂譜上那些橙色與棕色圖案，更讓人一下子就聯想到卡通《魔法龍帕夫》（*Puff the Magic Dragon*）及《神奇旋轉木馬》（*Magic Roundabout*）裡面的茲伯迪。[4] 我給爸爸發

4 茲伯迪（Zebedee）是《神奇旋轉木馬》裡面的善良巫師，負責管理魔法花園，帶給人們歡樂。他有著鮮豔的紅色大頭，身穿黃色上衣，下半身是彈簧。

了訊息，他告訴我這是他媽媽的最愛。他跟我說，在澆水方面要放鬆點，並拔除那些枯脆的黃葉；若幸運的話，春天就會開花，即便它被爺爺獨自留在溫室裡好幾年。

事後看來，把報春花與英格蘭中部小學生的嬉皮時代聯想在一起，簡直是種褻瀆；因為它們是種具有高貴、深刻歷史的花，長期以來都深深吸引著園藝師和植物學家。就像追蹤人一樣，我們只能透過紀錄來作為判斷依據，但證據顯示，自一四〇〇年以來人們便一直種植報春花。不過，當時種的是比較樸素的耳葉報春花（*Auricula ursi*），俗稱「熊耳草」，通常是黃色，生長在中歐山區的涼爽空氣和砂礫土壤中。它們首次種植的紀錄出現在紐倫堡，之後便順著奧地利、巴伐利亞和瑞士的氣候跟著發展下來。至於毛報春花，也就是我手上這種更漂亮、更像《神奇旋轉木馬》會出現的花，則是耳葉報春花（*Primula auricula*）與多毛報春花（*Primula hirsuta*）（它粉紅色的表妹，更常為人稱作「臭報春花」）之間野生雜交的產物，在十六世紀末、十七世紀初於奧地利發現。一直要到一八六七年，植物學家才透過科學記錄調查工作解開其親緣關係。

現在聽起來很有道理，但親本植株（parent plant）原本是從國外傳進來的，關於它們的故事也跟著流傳下來。有種說法是，這種雜交植物是從奧地利的阿爾卑斯山運送下來，送到哈布斯堡皇帝馬克西米利安二世（Maximilian II）的花園裡，並在那裡被宮廷植物學家查爾斯・艾克魯斯（Charles l'Écluse，別名卡洛魯斯・克魯修斯〔Carolus Clusius〕）特別挑出來進一步培育。另有一說，克魯修斯所收到的植株是來自朋友約翰尼斯・艾霍爾茲（Johannes Aicholtz）的禮物，他是一位熱衷園藝的教授。艾霍爾茲從發源地得到這些植物，也就是茵斯布魯克附近山區的一座城堡花園，那是伯爵夫人陶曼斯朵夫（Trautmannsdorf）避暑之處。

被克魯修斯命名為耳葉報春花和耳葉報春花二世（*Auricula ursi II*）[5]的植物，便是在這裡自然生長。儘管克魯修斯是以研究鬱金香聞名的佛蘭德斯植物學家，他還是設法養大這些植物。之後就隨個人喜好，選擇不同的故事版本；比方說，他把它們帶回去交給萊頓大學，不然就是把它們交給自己在歐洲的學術界朋友，就如同幾世紀後傳入的鏡面草一樣。其實，克魯修斯也是個園藝交換的愛好者，他積極反對植物方面的炫耀型消費，曾在一五九四年沮喪地寫道：「這些銷售買賣全都該死！」

我們還不知道報春花從中歐傳入英國的全部細節，但它是在一五九七年首次以「熊耳草」為名出現在英國的紀錄中，並在約翰・傑拉德（John Gerard）的《草本植物》（*Herball*）這本厚厚的鉅著中，標註了五個不同的品種。長期以來，英國人都認為是躲避宗教迫害的佛蘭德斯紡織工，在十六世紀把熊耳草帶進這個小島上。這是諸多報春花起源故事中一個相當大的神話，既被

5 即毛報春花。

揭穿（植物史學者露絲‧杜斯〔Ruth Duthie〕便駁斥道，這種植物對卑微的人來說太昂貴了，不可能持有），卻又被緊抓著不放。畢竟，浪漫想法往往讓人難以抗拒，例如胡格諾新教徒難民在逃離低地國和法國北部，前往倫敦的斯皮塔佛德（Spitalfield）、諾里奇（Norwich）和坎特伯雷（Canterbury）時，將報春花種子塞進自己的行李內；小小一捆希望和家園物品，能有助他們融入陌生的新生活。雖然沒有任何史料能證明，但這個故事仍一直不斷流傳。根據紀錄顯示，一六三〇年代諾里奇曾舉行了花藝盛宴，所有的花卉種植者及欣賞者都在那裡聚會、品酒、比較並欣賞花卉。

但我知道歷史有多弔詭，有多會閃躲時間。我奶奶的祖先就是胡格諾新教徒，據傳他們在東盎格利亞的沼澤地定居，並將那片濕潤的沼澤地進行排水。我們能透過一五九一年至一六五五年期間曾出現在這個國家的貝哈格人（Behaggs）的簽名和名字來追蹤他們，卻沒有具體證據顯示他們曾受僱在芬斯（Fens），或是後來大家所知的「大平原」（Great Level）上工作。這些資訊都像是沼澤水池一樣要經過篩選過濾，例如一包種子；一份工作合約；以及藉由一次定居與混生而產出的、一個世代相傳的家族故事。

剩下來的都是文件及活生生的事實，兩者都讓報春花愛好者深深著迷。由於它們有雜交混生的傾向，所以報春花的品種數量，就跟它們的歷史一樣難以確定。在十七世紀上半葉，報春花便曾被人瘋狂地雜交配種，所以出現了幾十個不同品種，表現出來的各種條紋、多瓣、顏色和形狀，則在園藝創造力與控制力的瘋狂發揮下快速發展。這些都被記錄在繪圖及畫作中，成為未來報春花種植者癡迷的標的；只是在之後另一波大移民潮中（即十九世紀移植到城市小花園），這種多樣性便明顯減少了。現代的種植者花了數年時間，嘗試復育幾世紀前畫作中所記錄、近乎夢幻的報春花，這就像一場不斷嘗試與失敗、科學與驚喜的遊戲。

有些罕見品種在工業革命期間消失，並不代表報春花已完全不再受歡迎。若要說是的話，就是它們確實能因應各種更大的考驗，並在人們的生活中占據不同的空間。正當老練的工匠被送入工廠，將自己的手藝投入織布機的同時，他們也在花藝協會（Floral Societies）裡盡情沉醉於對花卉的熱愛——尤其是報春花。一八二二年，北方製造業地區每個城鎮和村莊都有這種協會；四年後，全國各地共舉行了五十場報春花展。雖然勞工每週通常只有一天休息日，但他們的房子都有花園。這些花園很小，而且往往陰暗，不過空間都已大到足以喚起園藝師的想像力，尤其在十九世紀，園藝活動更是蓬勃發展。正是在這些充滿煙霧的岩地裡，報春花持續茁壯成長，甚至可能還更喜歡寒冷及較差條件的地方。報春花也出現在D・H・勞倫斯（David Herbert Lawrence）小說中，礦工小屋和工人階級的花園裡。被園藝機構輕蔑地稱作「窮人的花」的它，為艱難的生活帶來了微小的快樂。

即使沒什麼時間和空間，種植者也會對報春花進行改造，例如維多利亞時代後半，便曾出現過許多黑色報春花，據說培育這種花是為了反映當時的流行，也就是受維多利亞女王哀悼一八六一年逝世的丈夫艾伯特的影響。大家總是十分迎合它們對環境的挑剔要求，比如說，報春花不喜歡被放在潮濕土壤中，或曝曬在大量陽光下；它們喜歡陰涼的遮蔽處。對那些花瓣上沾滿稱作「花粉」（Farina，即白色細塵）的展覽品種來說，一滴雨就會毀掉一朵漂亮的花。這些全都促成了十八世紀報春花展示架的發明：盆栽植株會在花架上成列，並得以在不受外界環境因素影響下，展示給所有人看。

如今，還是有很多園藝師精心呵護著報春花，但這種照料方式我無法跟進，畢竟它們本質上是一種蓋滿山區地表、快樂地相互雜交混生、爭奇鬥艷的植物。對我來說，報春花展示架代表了一種過時、過度的園藝形式。不過沒關係，我在陽台上已經有了類似環境：屋頂遮雨，牆壁遮陽，水泥則保持乾燥寒冷。雖然報春花沒有真的在春天開花，但我仍耐心以對。到了仲夏，細莖上的緊實花蕾已開始從葉片中竄出來。最終，它在八月開了花，那宛如杏子、覆盆子和桃子的粉嫩花瓣，令人怦然心動。這朵綜合水果軟糖般的花朵突然就綻放開來，既不合季節規律，也不合自身花期。它是愛的產物，持續散播，並努力活著。

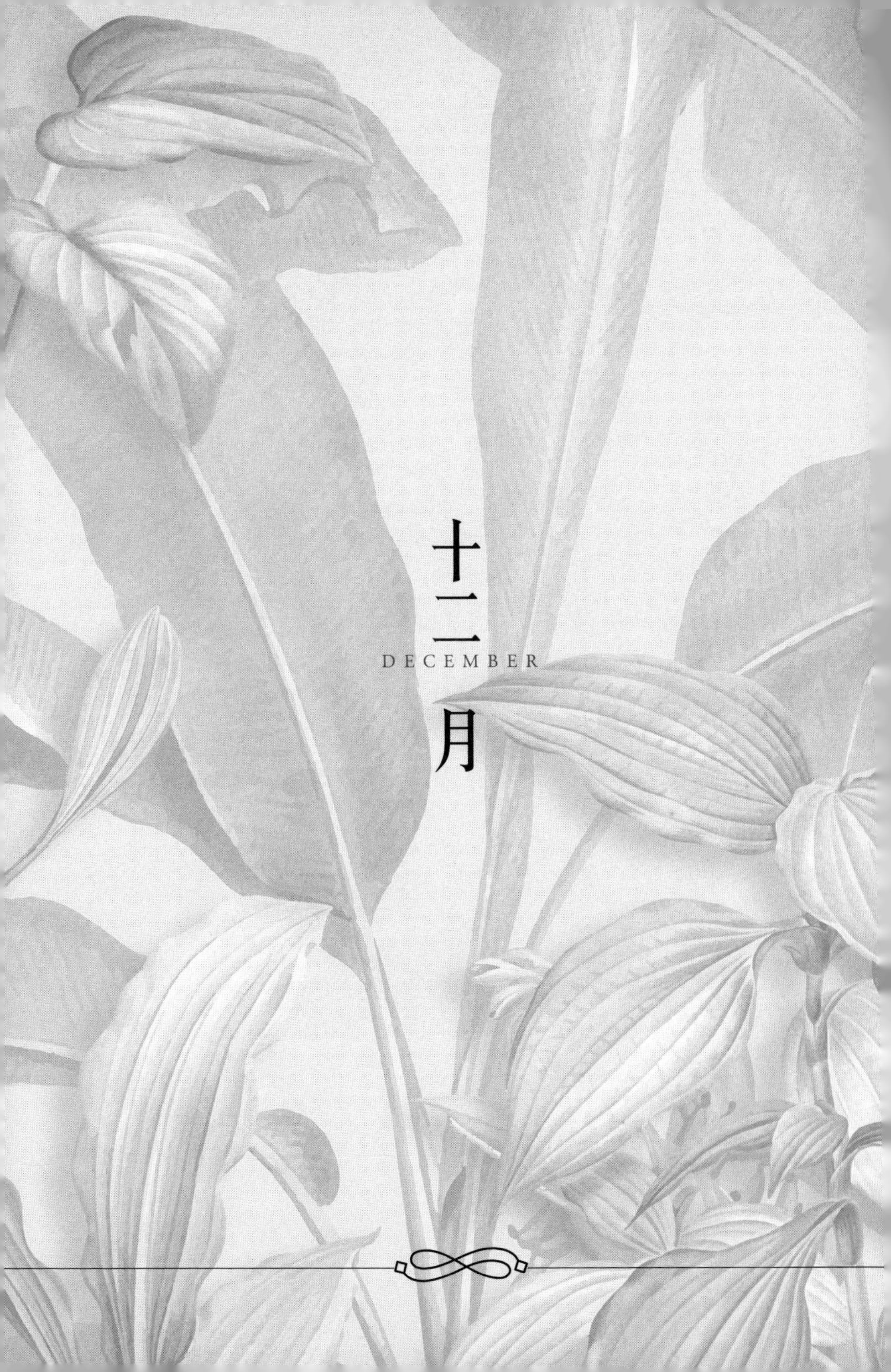

十二月

DECEMBER

他說：「我喜歡你。」

我能感受隨之而來的重量，就像聽見滿載貨物的火車行駛在鐵軌上，發出的轟隆聲響。我也喜歡他，喜歡他眼睫毛的長度，喜歡他從容不迫的態度、信手拈來的幽默和滿溢的體貼；我喜歡他深思時眉頭深鎖、顴骨高凸的模樣；我喜歡電影院裡的光線映出他的側臉；我喜歡我們聊天時總是忘記時間的軌跡，喜歡那無遠弗屆的話題，還有那勝過一切想獲得彼此的好奇心；我喜歡一起床就可以看見他，以及天未亮時他泡給我的茶裡裊裊升起的熱氣。

只是，有那麼一瞬間，這一切仍令我感到震驚害怕。我們對彼此的情感是如此巨大而沉重，就像秋季的濕冷天氣，我告訴我自己和朋友們，也告訴他，這只是暫時玩玩，我不會多加理會。我會實行「抱抱季」那種認真與玩樂參半的方式：每年尾聲時，我們這些害怕做出承諾的世代會一反常態，找個伴抱緊緊，度過更陰暗的月份；春天一到，就分手、關係更新、恢復單身，然後自由。我喜歡把我的生活都分隔開來，將工作、家庭、朋友和家人放進不同的口袋。然而麥特已全部占據其中一個口袋，我試著將這個部分縮小並整齊收納，因為要是它變得重要且有影響力的話，那就會違背了先前我從書和電視節目裡學到的事，就如《享受吧！一個人的旅行》（*Eat, Pray, Love*）及《慾望城市》（*Sex and the City*）裡都不斷強調的，我的生命必須存在著有意義的獨處空間，讓我能放縱自己，經受自己的感覺，把所有剩餘的愛都回流給自己。這些是過去的我一敗塗地的痛點，但我又陷入了某種新的感覺裡；這不是感情，還不算是，只是我依然深陷在那些與前男友之間的問題裡。若是我就這樣開口，說出對麥特感覺有多強烈的話，會讓所有事情變得困難又真實，更說明了我試著想在這件事上打迷糊仗的無力詭計。

十二月第一個週末的待降節（Advent）即將結束，距離日落也過了好幾個小時。最後，我望著他，承接他的目光，緩慢而宛如嘆氣般地說：「你得多給我一些時間。」溫柔且沒有一絲憂傷地，他說：「我知道。」

在新世代之中，我們是第一批即使在二十多歲後依然得分租房子的一代人，畢竟要想在倫敦住上像樣的地方，這是唯一能負擔的方式。隨著年紀漸長，生活日常較為改善，浴室變得不那麼骯髒，我們會請清潔工，再像其他帳單一樣共同分攤費用。雖然有時依然渴望多些空間和隱私，但我們還是得共享房屋，從室友關係中建立起家人般的連結。一旦有了伴侶，便會踏著猶豫的步伐，想換間更好的房子，結果是身邊的人因此變了，就像流行樂團成員陣容一樣。即使我們都知道家是尋找友誼和聊天的場所，但跟別人分租時，我們還是有自己的廚房碗櫥，自己的冰箱層架，浴室架上的毛巾，同時一面暗自懷著對彼此的些許埋怨，一面交際同歡。

當二十五、六歲和喬許一起搬進同間公寓後，我就再也沒跟別人分租了。但是，現在我又搬出來了，搬回分租一間個人房及共用廚房的地方。以前有段時間，我總期待著能得到我一直缺乏的社群意識；那時我以為，這樣就能解決蝕心的寂寞，也就是在我美好的成長過程與疏離的存在感之間浮現的寂寞。我以為只要找到一群室友就能克服：這些人會在我的婚禮上當伴娘，是一起度過假日的好閨密。只是我總把跟好友共享的美妙時刻想得過度完美，我想像大家圍坐在舊餐桌旁，一邊喝紅酒一邊聽音樂，介紹朋友的朋友互相認識。我想要多一點雜亂無章，我渴望著團體，一種從真正喜歡彼此、願意互相陪伴的室友之間培養出的獨特親密感，一種即便在人際關係逐漸疏離的世界裡依然常存的歸屬感。

我在荷馬頓租了間房，離學校朋友安娜的住所僅幾步之遙。門口台階鋪著棋盤狀磁磚，一跨進紅色前門，我的眼鏡突然起了霧；霧氣退去後，我看到一群穿著黑衣的女人在廚房悠閒地忙碌著，煮菜、吃飯、看書和聊天。冰箱和廚房門旁的空間堆了幾台腳踏車，水滴在窗上凝結，牆上殘留了之前管理員曾經的室內設計夢；簡單的砌磚，還有九〇年代早期的橘棕色櫃子，廚房櫃上擺著一大盆鏡面草，頂部冒出了點枝枒。這是一個家，雖然如此不熟悉，卻直覺就是一個家，讓我回想起曾經分租過，以及我朋友們擁有過的那些房子裡的廚房。當他們一邊閒聊、一邊自介時，我感覺我的身體喘了口氣，我確實能在這兒落腳幾個星期；如果需要的話，更久也可以。房間簡單乾淨，一盆絲葦懸吊在書桌上。窗戶旁緊靠著床，空間僅供我一個人睡。這張床整整齊齊地鋪好著，上頭放著一個沒裝水的橡膠水壺。奇怪的是，床頭板上方竟然掛了一張我曾掛在房內同樣的海報；我過去十年居住的房間裡面，有一幅我少女時期從法國藝術雜誌上剪下來的照片和素描拼貼而成的刷白圖。我困惑著這張海報怎麼會在這，但我對它一見如故。真是讓人欣慰；這就對了。

這個房子有座花園，花園的老牆是用跟房子一樣老的紅磚砌成的，用來區隔房子與後巷用；牆中間有道木門，空地中間設了個露台。我最喜歡的是那條潮濕陰暗的夾道，因為不容易被看見，故成為蔓延在老舊木梯上那些蕨類和常春藤的肥沃家園。若在天快亮時還醒著，我會從廚房桌子上往外看去，想像著在過去數十年，那是怎樣的光景：祕密花園裡邋遢的一隅，完善修剪過的草坪旁不受待見的一角。廚房桌上擺著一瓶有顆白色絨球的大理花，桌邊有個能看到花園風景的位子，那是我鍾愛的位置。

我有個新室友也愛植栽，而且非常拿手。有天晚上我回到家，只見後門旁的紙上散落一大堆塊莖；那是被拔起來的大理花，暗黑色泥土覆蓋著大大的淡黃色花球，到處都是怪異的捲鬚，紙上用綠色墨水清楚整齊地標示著：「不好意思，我正在風乾，等下就會拿開了。」幾天後，那些花就全不見了。只是我真的不清楚到了冬天，哪兒才能避開風霜將這些塊莖風乾，等春天來臨再埋入土裡。

我室友說她媽媽非常熱衷植栽，所以她也得到一些媽媽的手藝，而她之所以享受這件事的原因我也很熟悉：即使是在這幽深的十二月，這仍是件沉靜且近乎日常的事務，能讓我們帶著一絲喜悅，暫時逃離嚴謹的都市生活，我也了解到，其實我們之中很多人也會拿起鏟子，將汲取自父母或祖父母的知識悉數投入我們腳踩的泥土上，只為了能感覺更好、更平靜。

無人知曉這些塊莖明年春天是否能重回土裡，因為這間房子正面臨改變，許多的討論仍溫和但持續地敲著房門，和那模糊的未來。租約快到期了，即將有新房客搬入。這些植栽工作也許還會持續下去，但很可能只能擠進週六寒冷早晨的空檔裡。當週末我拖著自己準備上班時，房裡其他的女士們也一樣忙碌，她們大多身兼兩至三份工作，分身於實習、教學、寫作和她們專屬的創意事業。我們會在走廊上碰見，禮貌性地打招呼，但置身於工作、社交和逐漸累積的疲倦感之中，使我們鮮少能有認真的聊天時刻。住在這裡幾週後，我逐漸瞭解到，即使這些人在同一時間出現在廚房裡忙碌，也不代表她們會一起吃飯，她們只是同時使用這塊地方而已；我們WhatsApp 裡的合租群組也僅僅是討論生活事宜，而非情感交流。我們曾有過太多的選擇，選擇一個能穿梭在不同生意派對的工作，也可以選擇在城市裡待一段時間後，再搬到另一個新社區。

就某方面來說，這是一種自由，擺脫永恆的束縛，例如房貸、僅供糊口的工作，或那些我們的父母輩從成年後就被束縛住的生活；然而我們所面臨的現實卻反倒更將我們榨乾，我們總是有種不斷工作卻又盼不到明確回報的感覺，從來就不知道何時該尋找新住所。這讓人根本無從建立起社群意識，因為我們已被生活四處拉扯、頓失方向，無從攀附所謂更加永恆的事物。

我很想走進花園。我發現自己總在煮開水時，透過後門玻璃凝視外頭，並試著找看看鑰匙是否在附近。只是我從沒有勇氣，也沒有時間去問鑰匙在哪；我知道那是別人的地，我不能隨意進去檢視那些茂盛花草，然後默默展開植栽計畫。即便應該一開口就能參與其中，但我最終還是退卻了；我不能加入其他人的生活才幾週時間，便期待他們能全然接納我。其實我們的時間都已被填塞得太滿，只有待在自己所屬的水泥盒子裡，才更容易使生活平衡，然後透過虛擬的自我，在網路世界和工作結交的朋友尋找社群和連結感，再將他們跟家鄉的朋友區分開來。我還是走過街角去安娜家，跟她一起喝幾杯茶吧。

跟麥特巧遇布洛克威爾公園社區溫室管理員的隔天，我就寫了封電子郵件給他們。即使處於十一月的寒流中，我還是在擔任義工的第一天，大門一開的那刻準時出現。我被指派去一大塊長滿野花野草的空地，任務是摘除那裡的魁克麥草（weeding couch，發音為「庫奇」）。由於布洛克威爾公園的溫室採取有機方式栽種，因此要除去這世上最頑固野草的方法，就是連根拔起。我戴上園藝手套，主要是為了保暖用，不過光是能面對這片土地我就很滿足了，更別說還得把這些泛光的白根，還有根鬚旁所長出、看似無害的葉子拔起了。眼前的工作是那麼新奇，直到今天早上前我都沒聽過魁克麥草，但現在我正極力汲取相關資訊，例如那些根莖，還有園藝主管丟來跟氮肥有關的知識。這裡有很多我無法在自家陽台得到的成就感，例如將水生植物裝盆，以及把田旋花移去垃圾車。我離開時滿臉都是肥料，還有喜悅；我的手臂和背部因為第一次使用長把手工具而痠痛，手指因為寒冷和砂礫而刺痛，但我得使我的身體更能夠承受，這不只是一項園藝勞動而已，還帶著更大的目的：照料一塊原本不屬於我的土地。僅僅待在那，我就能從「家」這個概念，從改善那屬於我的小小住所的想法中解脫。其實在我的陽台上種植物倒也沒什麼問題，但要不是看到陽台出現了一絲成功的跡象，我也不會動手開始，所以社區花園反而讓我意識到，園藝不只是後院或自家土地上的工作而已。我從倫敦公園裡找到的自由，從瓦礫堆和鐵軌上看見的頑強生長力量，都能在這裡被發現、妥善照顧，而我也在這塊閒置土地上得到鼓勵。

這些溫室提供了暫緩步伐與躲避的空間。社區公園內有兩座溫室，一座能容納一台雙層公車，另一座則較小，但都帶有愉快的雜貨業氣氛。幼苗裝盆排成列，自製的標籤上寫著不能過度澆水的警告，大型的熱帶植物頂著玻璃天花板。每座溫室都有不同的溫度控制（較矮的溫室較溫暖），儘管大多數的商業活動都在較高的溫室裡進行的，但許多課程也可能在那裡舉辦，小孩子和好奇的當地人也會突然進去瞧瞧，或購買一些植物回家。一年不同的時節裡，葡萄藤覆蓋的天花板下有面金屬台，上面培育著不同品種的幼苗。溫室後方有兩扇門，能通往一個較安靜的小房間，裡頭栽種著天竺葵和多肉植物。小房間充滿了神聖的氛圍，所以恰好適合培育這些特別、不易栽種的植物，還貼著一張手寫的警告標語「僅限週日澆水！」

這裡的溫室雖是八〇年代早期特別訂製的，但這塊土地卻有著悠久的農產品歷史，人們已在這裡耕種了兩百年。紅磚牆內的幾畝地曾是布洛克威爾廳（Brockwell Hall）的廚房花園，這棟優雅的房子位於山頂，俯瞰著花園，這是約翰・布萊茲（John Blades）於一八一二年興建的莊園，他是這座城市的玻璃富商。一七八三年，布萊茲先生在路德蓋特山開了家燈飾店。很快地，他的設計獲得許多人青睞，在他為喬治三世切割玻璃之前，就已將吊燈和玻璃器皿出口給印度的英國貴族。他老年時買了布洛克威爾德公園的這塊土地，這裡曾屬於薩里郡布里克斯頓區，目前則劃為倫敦布里克斯頓區。布萊茲先生要求建築師大衛・瑞德羅朋（David Riddel Roper）在這塊平緩波浪狀的土地上點綴一棟擬希臘式建築，後來布萊茲先生過世了，但這棟建築依然以咖啡廳之姿保存下來。莊園內還設有小屋、道路和圍欄，這些都是布萊茲先生曾經的合作夥伴，約翰・布納羅蒂・帕普沃斯（John Buonarotti Papworth）所設計的。

布萊茲先生的莊園為詩人之隅（Poet's Corner）的居民創造了美好風景。這是一個毗鄰布洛克威爾旁新開發的漂亮時髦社區，在布洛克威爾所有地區蓋好的數十年後，我的曾曾祖父亞佛德・畢翰柯搬進了該區一棟時髦的家庭式房屋，位於莎士比亞路十二號。畢翰柯一家錯過了一八九二年倫敦市議會旁布洛克威爾公園的開幕典禮，因為同年，他們搬回亨廷登郡鄉下，回到了他們祖先最初抵達的濕地。每當我走在公園裡時，我還是會想著赫恩山上的他們：亞佛德、他太太露易莎、他們的孩子、所有的姻親。或許露易莎的姊姊伊莎貝拉曾帶著心上人在這兒散步；伊莎貝拉沒有結婚，但是她依然將情人節收到的卡片收藏在家中。也或許在週日休假時間，畢翰柯家的女傭會待在這片如茵綠地，大口大口吸著新鮮空氣。

為了向大眾開放，公園景觀經過重新規劃，由倫敦市議會公園管理部科長賽克斯畢（J.J. Sexby）所負責，他在公園裡擺滿了維多利亞晚期公共公園設備，挖了座景觀池塘，豎起一個演奏台，大廳周圍鋪滿花床，道路中間擺了一座童話故事裡搬來的奇怪鐘樓，部分的圍牆花園也停止使用，蔬果園被挖起，改種下玫瑰花再鋪設步道。經過賽克斯畢的調整和修剪，一座舊英式圍牆花園逐漸成形，一口井矗立在完美的木造建築中，一棵傾斜的桑樹則留在原地，人們絡繹不絕地到來，帶著疑惑思索其樹齡和意義。一九〇四年的圍牆花園舊照片中，只見落葉過冬的樹下，有群戴帽女子輕巧地撩著及地長裙，這景象跟現在幾乎一模一樣。冬季的週日早晨，當所有生物仍在土裡尋找溫暖時，是這裡最安靜的時刻。

這個花園並非僅供參觀而已，部分蔬果園仍維持產量，蘭貝斯議會（Lambeth Council）也種植了一片花床，用不同顏色點綴著整個行政區。雖然目前社區公園很少有商業活動，但還是販賣些許園區內的農作物，只消幾塊錢，就能買到當天現採的作物——新鮮的蔬菜，或許還有水果。至於對待義工，那就更慷慨了；有次我還換到了滿滿一袋豆芽菜，那是一早趁著寒冷時收割的，熬過一夜的風霜，品嚐起來更加美味。

這座溫室守護了布洛克威爾社區的企業，也帶給布洛克威爾公園名聲。它與先前的溫室座落在同樣地點，只是大家都無法得知在賽可斯畢科長參與之前，這座蔬果園是個怎樣的地方。玻璃藝術家帕普沃斯（Papworth）當時是否也同樣在蔬果園裡，參與興建溫室呢？我們並不知道，這些訊息會不會隨著曾佇立（也或許沒有）的玻璃窗面出現裂縫而碎裂，直到幾十年後被像我一樣的好事者挖掘出來。若不是十八世紀末倫敦市議會將布萊茲先生的莊園改造為公共公園，我也沒機會踏入這塊在城市有限空間裡的開闊綠地。我喜歡這想法，就如同我喜歡我的祖先們探索布洛克威爾公園這個新世界，晚秋時節的我也做了差不多的事。以玻璃發跡的布萊茲先生，用他的土地來種植農作物，送上自己的餐桌。這座看似不存在的脆弱建築，便是為了容納這不應該存在於薩里波浪狀田野上的生活。

現在的我若是不在哈克尼區，就是在麥特家，生活已逐漸穩定下來。週六早晨和週日晚上的相處消除了某些固有的害羞情緒，而彼此的新鮮感則隨著每次的碰面和接觸逐漸褪去。我們正慢慢融入彼此的生活，適應彼此的日常規律，但我也沒有很多固定習慣就是了。雖然適應這些對他來說很容易，但我卻很難適應這種舒適的居家面貌，會讓我想起跟喬許的那些日子。我相信，這樣的感覺也破壞了我和他的相處，我擔心會影響到麥特眼中的我。躺在他的枕頭上時，他催促地說「跟我多說一點妳的事」，這時我望著天花板上的漩渦圖樣，陷入一種狂熱又沉默的思緒。我搜索著生活中的某些片段，我的過去，必須清晰又有想法，可能還必須引起他聆聽的興趣，一定不能破壞了我這數週以來所塑造的形象。

雖然我已經理解生命中有許多事無法恆常不變，但我依然想讓這份迅速萌芽的感情保鮮；我要戒慎恐懼，來讓它長得更好。我要它令人癡迷，我要它模糊不定，我要用玻璃好好包圍它，小心孵化它，讓它微小而活躍。我想跟麥特好好約會，不想在通宵派對後僅睡數個小時再跟他的朋友碰面。我要讓這段感情茁壯到能夠抵禦那些生活中可能摧毀它的因子，最好讓它避開所有可能的破壞。

但是，它長得太快了。跟他在一起時，我的感覺比過去幾年更加敏銳，我可以感覺到開心、慾望、嫉妒和憤怒，所有的事情好像都被放大到極致，在我的骨頭和呼吸中嗡嗡作響。我被迷惑住了，彷彿已無法控制伴隨我長大的軀體和心靈。這就像被夏天困住的那個我又回來了，原先被麻木所掩蓋的怒氣和沮喪再次回歸，只要遇到些許不公平的事就會立即被挑動。我把他偶爾的忽略、不回訊息、忘記我倆曾做過的計畫，都轉換成我不想讓他瞧見的怒氣來源。只是，我會生悶氣、我會焦躁，我會等待這些微小的風暴吹過，然後吞下一切。我想同時被他喜愛卻又保持些距離。我被新戀情沖昏了頭，為了被一個陌生人重新看見，也為了在我覺得被遺忘時能得到被人需要的感覺，更為了能夠成為最完美的那個我，所以我真的無法了解，當一切更為穩定之後，又會發生什麼事。最重要的是，我相信一切甚至會在即將開始前就結束了，然後我會再一次覺得被騙。當我讓自己放鬆安心的那個當下，感情就會從我身邊被搶走，所以有時他稱我為他的女朋友，感覺便猶如一把燒燙的刀刃掠過我的肌膚，只觸及了髮梢，危險驚悚的千鈞一髮。我想跟他在一起，我感覺自己被拉向他身邊，他的家，他的生活；那是很容易被滿足的需求，但我卻用否認來平息這些感覺。

在某個緩慢、典型冬季的週末，我吃了他鍋子裡的菜餚，洗了他水槽裡的碗筷，在他的浴室洗了澡，然後便不自主地陷入無聲之中。並不是麥特做錯什麼，而是這種熟悉感真的嚇到我了。這些最和緩的挑戰，例如在麥特家消磨時間，在他工作時去採買日常用品等等，突然就向我襲來。我知道自己正在扮演某個角色；這有違我的性格，就好像不合適的幾何圖形被拼裝在一起。但我又拒絕把自己塑造成順從樸實的樣子，只為了迎合他約會玩樂和幫他洗碗的角色。憤怒的我張牙舞爪，激動地爭取我日漸增加的獨立。我責怪他的妥協，卻沒發現我的困惑更加傷害人。他為此感到挫折，就好像我把他放上一條他從不知道自己必須走過的鋼索。他試著哄我，向我的理智喊話，也詢問到底出了什麼問題，但我總無法找到合理的理由回答他。

我們訂了前往阿姆斯特丹的廉價航班。這本是件值得開心的事，我卻裝作毫不在意，畢竟我和麥特才認識三個月，竟然能在聖誕節前兩週決定一起旅行幾天。這全是他的主意，我早就被綑綁在冷酷和恐懼之間動彈不得，根本無法提出這樣的想法。他必須去阿姆斯特丹評論一場戲劇，而我小時候去過這座城市後就一直想著要再去。於是，我們展開旅行。我們身上的錢只夠在Airbnb住上幾晚。對他，我會假裝成只是偶然碰見的陌生人。這算是種自由的成熟表現吧。

雖然阿姆斯特丹僅輕輕披著一間花藝遺產的外衣，卻不難感受到它的存在。我們碰巧住在鮮花運河（Bloemgracht），周圍的喬達安街道（Jordaan streets）駝著橫跨運河的人與物，奶油色光芒注入晚秋清晨，將道路映成一座座花園。八角金盤那星耀似的花蕊在深色磚牆下格外醒目，紫色鼠尾草則緊抓著最後一次的綻放時機。門窗上架著藤蔓和樹木枝條，幾週前這兒還一片火紅，但現在已滿滿掛著即將落在彎曲街道的黃葉。花盆裡裝著萎靡的蜀葵，橋上鐵架也掛著盒子，裡面綻放著勇敢的天竺葵，正與旁邊那些腳踏車把手爭奪空間。有些商店前方種著符合時令的植物，珊瑚鐘、常春藤和大戟葉在萬綠叢中爭取丁點空隙。到了十二月中旬，喬達安市成為一座帶有節慶氣氛的森林，民眾將人型大小的聖誕樹用腳踏車運到家家戶戶，樹上掛滿白燈，多有氣氛，如此美麗，用微妙的方式散播著聖誕節的氣息，讓人想起幾十年、甚至幾世紀前的聖誕節。一束用紅絲帶繫著的槲寄生就掛在黑色大門上。

夜幕降臨，隨著每戶掛滿燈泡的聖誕樹更進一步延伸。我們午睡醒來時已是入夜時分，來不及目睹這漆黑的美麗如何來到。如此美麗，緊緊攫住了我。空氣中的水氣已然冷卻，在石階地上滴聚；優雅的燈柱透出閃爍的微光，在運河和人行道上輕盈跳躍。白天的清晰可見，到了晚上則被白霧覆蓋，彷彿在油畫中塗抹著燈光和水波，以褪去現代的束縛，將我們置於時間之外。運河吞沒了聲響，不過也沒太多聲響可吞沒：車輛禁行，只容腳踏車經過。這一切都讓我們放低聲音，更靠近彼此。

這是個浪漫的迷人景緻，兩個人卻因為太緊張而無法袒露內心，至少我的內心是如此的不安寧。在麥特身邊，沒有任何的問題，也沒有任何的答案；但要不是我腦中有那麼多好奇的聲音的話，沒有答案又何妨？跟他在一起，我感覺越來越簡單，越來越安全；我不再擔心在公眾場合與他的手指交扣，或者當我們單獨在一起時，自然地把自己填入他手臂和胸口間的縫隙。這些碰觸創造了一種安全的無聲空間，裡頭蘊育著珍貴情感的重要時刻，但依然暗地滋長著某些事物。儘管這些小片段能讓我稍稍遠離那些大哉問，內心深處它卻依然存在。

我們之間有些無法否認的事實。他出現時會吻我，他會從運河對面一家時尚咖啡廳買早餐，他會一次爬上四層階梯，而我已經開始接受這些，也在調適我們很是迥異的習慣。我的方式總是快速且實際，只是太急性子，而且都是解決問題導向；但他往往踟躕不前，猶豫不決，試著在一天裡填進太多行程，毫不擔心會造成什麼不良後果。那天早上他必須著手開始寫作，雖然我已經當了多年記者，但卻從來沒有坐著看一個人寫作；這份親密感讓我無法忍受，我無法看著他的挫折，我感覺到我的時間被分割。因此，我走了出去，想汲取外頭晴朗的天空讓我呼吸得更順暢。

這股渴望逃離的熟悉感，就如同會推著我從房間走向陽台的那股力量，它會在我陷入深刻寂寞時驅使我去探索倫敦的公園，或是在我感覺無法跟人社交時引導我去社區花園，現在則推著我走上喬達安的街道。

這些街道是如此錯綜複雜，如此令人疑惑。我的方向感很差，陷入了這些無法理解的交錯系統，某一排山牆的房子與另一排為何如此相像。我在這陌生的城市裡迷路了，心裡開始著急起來，因為我把手機和錢包都留在了日租公寓裡，甚至不知道出門時是幾點鐘。我試著走回那個確定時間用的咖啡廳，因為它就在我們住所的對面，也試著尋回那個壞掉的門鈴。我想知道在他忙於工作和截止日期的時候，如果我就這樣坐在寒冷的外頭，要花多久時間他才會發現我不見了。最後，我用咖啡廳的 iPad 透過推特聯絡上他，然後就坐在店內，看著生活從咖啡廳的大窗、腳踏車和生意中流過。我帶著裝了詭計的輕便行李來到阿姆斯特丹，然而現在有些東西慢慢不見了。我並不是那個酷女孩；我容易擔心，也需要計畫，但我卻花了太久時間假扮成那個不是我的人。而現在，一部分的我暴露在荷蘭寒冷的新鮮空氣裡，暴露在刺痛中。

幾年前我養成了一個旅行習慣，就是去看看城市裡的植物園。首先，是在哥德堡令人驚艷廣闊的植物園漫步；根詩大學植物園雖然一週只在可愛的平日開放兩小時，但非常值得一遊。宛如城堡的柏林植物園也是我旅行時一定要去的地方，只是那邊不是太熱就是太遠，而我們總愛藏匿在城市的舒適處。這趟阿姆斯特丹之旅讓我有機會去參觀一座更加神話般的植物園，它曾是許多故事和電影的主題：在小說《萬物的簽名》（*The Signature of All Things*）中，伊莉莎白・吉爾伯特（Elizabeth Gilbert）[1]就改寫了歷史，讓一位女性來掌管這座植物園。它不是最古老的（最古老的植物園是由義大利人在十六世紀中葉所建造；荷蘭最古老的植物園則是由報春花之友卡洛魯斯・克盧修斯於萊頓所建造），也不是最美麗的，但我總覺得它是接觸這座城市歷史的試金石。

阿姆斯特丹植物園（Hortus Botanicus）是阿姆斯特丹市議會於一六三八年所建造，跟同時代其他植物園的用途相似，是提供醫生和藥劑師培育及研究藥草的地方。在阿姆斯特丹，這座植物園曾是治療市民疾病的希望所在。後來植物園也開始種植觀賞植物，這得歸功於植物園的長官約翰尼斯・斯尼彭達爾（Johannes Snippendaal），他將植物園內的植物增加了一倍，並做了細緻分類，只是名稱不那麼科學。幾百年後斯尼彭達爾所編輯的目錄依然留存，他的手稿也經過數位化，體現在植物園大樓外的花圃上。只是，有關他的歷史並不完整，一六五六年之後他更從阿姆斯特丹植物園的資料中消失，原因不詳。

阿姆斯特丹植物園裡的大多數植物，都是從種子和盆栽培育而來，它們當初搭著東印度公司的船隻漂洋過海，抵達阿姆斯特丹附近的繁華港口。這些船隻為這座城市帶來了商機和鬱金香，財富和奴隸。咖啡種子（由葉門的東印度公司員工偷來）於一六八〇年代後期從爪哇運至阿姆斯特丹植物園，在溫室裡備受呵護；北方的歐洲城市所擬造的熱帶潮濕煙霧，讓它們持續開花結果。之後，路易十四於一七一四年得到了幼苗，栽種在他的花園裡；落入法國之手的咖啡被帶往他們在加勒比海的殖民地，再到巴西，進而造就了十八世紀早期歐洲咖啡文化的迅速傳播。然而早在這前幾年，受好奇心驅使的植物園員工們就把這些咖啡豆烘培後煮成咖啡來喝了。這種飲品為城市注入了能量，從時髦極簡抽象派藝術家的工作室，到占據各街角、木牆鑲板已被幾十年來的香菸燻色的布朗咖啡廳（bruine kroeg）皆可見。某天傍晚，我和麥特也前往一間接受陌生客的咖啡廳，坐在角落的桌子跟當地人一起共飲。那裡的時間彷彿已然靜止。

在發現咖啡豆用途後的數十年間，阿姆斯特丹植物園不斷地栽種咖啡樹。這座興建於一九一二年的棕櫚屋，外觀有著高聳、蒸汽龐克風的黃磚和大樑。這是阿姆斯特丹為了留下時任植物園

1 她也是暢銷小說《享受吧！一個人的旅行》的作者。

的教授雨果・德佛里斯（Hugo de Vries）所蓋的，當時的他正接到紐約的工作邀約。一九八〇年代後期，植物園曾瀕臨破產，但私人團體介入接管資產；之後，重新開幕的阿姆斯特丹植物園睽違數百年，再次由市議會負責營運。一九九三年，植物園在寒冷的運河邊蓋了新的溫室，並在那起伏透明的屋簷下創造了三個不同的世界——亞熱帶、沙漠及熱帶。

這裡也是我和麥特今天旅行的終站。十二月中的下午，我們坐在長椅上，透過水氣凝結、被肥沃空氣孕育成的苔蘚蔓延的斑駁玻璃望著藍天，討論著這個區域是屬於南非還是澳洲；周遭圍繞著需在乾燥天氣保留水分的針葉植物，柳葉白千層柔軟的垂枝，以及樹蕨優雅的莖幹。我們走上螺旋樓梯，看見一條走道，那裡可以俯瞰樹梢，細細玩味這地方奇異的邊界：控制與自然、真實與虛構之間的邊界。一叢結實的鐵線蕨愉悅地依偎在風管上，水管裡流出涓涓水流，一件園藝工的風衣吊在鐵欄杆上，被鐵蘭的捲鬚輕觸著。我盡力從拉丁學名中辨認出我所知道的植物，但麥特卻堅持嘗試用挾帶糟糕口音的荷蘭語唸出發音。還有一種叫「昨天・今天・明天」的植物；會保留這樣的英文綽號，是因為大鴛鴦茉莉的花從盛開到凋謝，會不斷改變顏色。

冬季的植物園通常空無一人，運河的鴨子占據了外頭鋪滿落葉的地方，雪花蓮、番紅花、風信子，還有杜鵑花含苞的花蕾，都暗示著春天即將到來。我們信步走向棕櫚屋，那兒種滿了許多植物，它們在溫室裡度過了較暖和的月份。這是一個逾百年的臨時叢林，其中一棟翼樓裡的樹櫃，擺滿著布滿灰塵的十七世紀古物，反而與周圍這些活生生的植物互為對照。雖然還是比熱帶溫室的空氣乾燥些，但這裡的空氣仍潮濕沉重，裡頭的植物好似被困在時間之內。木桶附近種了一棵生長整齊的伍德蘇鐵。它在一八五五年被帶進阿姆斯特丹，然而上頭標籤寫著「滅絕」兩字：這是一顆雄性蘇鐵，雖然阿姆斯特丹植物園也曾嘗試從根蘗繁殖，但截至目前為止依然未能生出雌性蘇鐵。它就像一頭孤單的綠色恐龍。

早在一六八〇年，荷蘭人就蓋了第一批原始溫室，而這個概念也被英國貴族和園藝師採用。例如女王瑪麗二世就在漢普頓宮裡面興建溫室，而五十年內某對夫婦也在雀兒喜藥草園（Chelsea Physic Garden）蓋了溫室。與之前骯髒的橘園相比，這些溫室主要是為了栽種異國的水果，譬如鳳梨，還有從殖民地運過來的熱帶水果。此外，這些溫室也象徵著財富。從十八世紀進入十九世紀，人們用更多的玻璃來裝飾溫室（第一次的世代交替讓這些溫室更像鑲著許多窗戶的小屋），溫室更成為典型的地位象徵。根據一八三七年的《園藝師雜誌》記載，當時全英國的溫室出現了兩派人馬激烈競爭，一派主張以金屬來打造溫室，另一派則主張用木材；不過它們都裝潢得看似通風，卻顯得虛幻。

到了維多利亞女王登基時，僅一家製造商就蓋了兩百間溫室，之後的「溫室狂熱」在富裕階級中蔓延，富豪們競相裝潢浮誇虛華的溫室。伴隨著栽種植物而來的，則是更多的派對。北辛頓的格蘭奇莊園（The Grange）就展現出一八二四年溫室流行的高峰：它有著彎曲的屋頂，柱子上盤繞著爬藤植物，最終這裡還是成了宴會廳。到了一八四〇年代，新建鐵路串起分割的英國，還有對溫室懲罰性稅收的終止，這些都鼓勵了中產階級在自己的花園裡創造一個微小又豐饒的世界。

第一次世界大戰帶來的損失，為這個國家的豪華溫室風潮劃下了句點。園藝師在戰場上死去，維護這方奢侈透明世界的資金漸趨短缺。這些溫室因此被植物所接管，玻璃外殼在堅韌適應力強的藤類植物突圍下一一碎裂。有些植物因九〇年代的再生任務而獲救，例如阿斯柯格（Ascog）的蕨類植物，但其他在希爾頓廳那些怪異的圓頂溫室，就只剩下骨架依然存在：一半被大自然回收，另一半則做為人們一時野心的遺跡。

千禧世代重新喚回了維多利亞時期對溫室的迷戀，但並非真的去實際重造，而是透過智慧型手機狹窄的螢幕來獲得。透過手機，可以擁有全世界的玻璃屋和凝聚的綠意盎然：邱園棕櫚屋令人暈眩的曲線；愛丁堡植物園裡纏繞著螺旋樓梯的藤蔓；被巴比肯溫室（Barbican Conservatory）混凝土殘忍的重量壓得無法茁壯的龜背芋，該溫室建造的目的是為了遮蓋連結大樓劇院間的巨大飛軸（通風井）；吹過新加坡空中花園綠叢間的飄渺雲朵；還有雀兒喜藥草園狹窄悶熱的熱帶長廊。

除了向大眾開放的溫室外，還有一些比較無法接近的溫室，宛如十九世紀的稀有蕨類；它們難以捉摸的特性更令人嚮往。南倫敦植物機構的小溫室因甚少開放而受人喜愛；而約克郡的羅賓漢灣有位名叫理察的著名長者，他擁有無人能及、滿間的仙人掌，路邊有著「仙人掌販賣中」的手寫標示，溫室內則擺著「所有出售植物所獲資金將用於協助第三世界兒童」的字樣。

雖然這些地方在現實生活中經常被忽視，但透過數位化呈現，倒是激起了千禧世代對旅行和脫離生活的慾望；畢竟他們生活中最穩定的，可能僅僅是一張兩年的電信合約。而我，就跟同年紀的人們一樣，我渴望一個專屬於我的地方：無論是我有時幻想的夢幻圍牆花園，或者僅是一個能居住超過幾週的簡樸處所。然而，擁有一個永久住所已然成為謬誤，是一個無法依靠的念頭，而擁有一座花園更是無法想像的特權；這無疑將溫室抬高至異常奢侈的地位，長久以來也困住了那些退休人士、鄉村居民，或者只想要一個安靜地方的人們。不可否認，Instagram 上的溫室令人著迷：Haarkon 平台上的攝影師們發表他們在全世界奇遇冒險所尋找到的美麗溫室照片，累積了數十萬粉絲，並透過標注將這些照片集中在一起，例如 #我溫室裡有這些東西、#溫室獵人。RO-Co 工作室創辦人卡洛・蘭登（Caro Langton）和羅斯・雷（Rose Ray），則藉由他們植物之家的照片在網上獲得成功；植物之家這個名字是來自漢普斯特德一間破舊的馬車房，這座溫室正如一間工作室的大小。另外，我還拜訪過位於棕櫚泉的摩頓植物園（Moorten Botanical Garden and Cactarium），前身是管理人克拉克．摩頓（Clark Moorten）的父親於一九三〇年代創立的仙人掌博物館。克拉克認為他簡陋的溫室（與其說溫室，更像是用發皺塑膠覆蓋住的煤倉）是Instagram上全球最知名的溫室。一群化著妝、穿著土耳其式長衫、拿著單眼相機的年輕女孩站在他身後，她們的魅力與數十年來為了掩蓋搖搖欲墜的舞台而生長的仙人掌形成強烈的對比。

我從小對溫室的那種感覺，不會是它們如今受歡迎的原因。那種從植栽中獲得的身體釋放來自於很多地方，爺爺的溫室就是其中之一。這是一種同時存在室內和室外、令人暈頭轉向的疑惑，從大自然中幻化的魔法，更是製造魔咒時微小的勝利和失敗。失去的時間和呵護的片刻，細小的種子、托盤、花盆，和碩大的野心（在薩賽克斯郡和雷丁郡種葡萄和熱帶植物），這所有的撞擊，創造出這塊空間的特別之處；那一丁點的靜謐休憩之地，亦是能夠盡情享受全然愉悅和植栽挑戰之處。

爺爺家側面有一部分是玻璃，溫室被釘在他所謂的洗滌間上，但前門周圍卻是鑲著複雜木板的前廊。我從來沒注意到每當我們去爺爺家時，兩個門都是開著的，我們總是衝去敲前門；過了一會兒，爺爺就會拖著腳步出現在大廳。許多年後在網路上找房時，我驚訝地在一張房屋仲介的照片中看到了爺爺的房子。透過玻璃照進的光線是綠色的，把從前花園的玉蘭樹和叢生雜草照得油油發亮。維多利亞式的優雅前廊是用來吸引新的匿名房東，但我卻感覺像是第一次看到這般景色似的。

在搬家離開後僅僅幾個月時間，我就為了大學專題去尋找爺爺的溫室，試著滿足那份尋找自己起源的衝動。那時的我不到二十歲，這個地方在爺爺走後十年已變得雜亂不堪，但即使在成堆的塑膠花盆和肥料袋上爬來爬去，都能給予我一種全身的喘息，一種占據一個專心成長的空間而來的釋放。爺爺走後一週，我回到那間溫室，聞著撒落泥土的氣味，心神不寧，而無法注意到植物依然在生長。

確實，事物依然在增長。如同我們一樣，植物活著就是不斷生長——即使日子不好過，有許多的束縛；即使遭遇不測，以及那些令人精疲力盡的作繭自縛。

遠離倫敦，到另一個城市迷人的異地泡沫中，此地時間的流動就像騎在溼滑鵝卵石上的腳踏車，一溜煙就走遠，那些我一直在我與麥特之間施加的壓力也得到了緩解。這場表演緩了下來，我無法連續三天都扮演完美的自己；那個女人已然改變，變得會為了等待十一點的晚餐而生氣，變得能夠表達自己的心意。

在這座城市裡，我們並沒有任何熟悉的地方，也沒有為別人或跟別人一起形成的畫面。我們只有去尋找，去建立屬於我們的新天地。在數十名陌生人之間，我能撥出一部分時間陪在麥特身邊，並蛻去從倫敦帶來的複雜外殼。我們終於可以給彼此空間與時間。如此無拘無束，就像密封的封口皺起，讓一絲外頭的空氣得以流進；如此令人渴求的氧氣，能掃去恐懼的迷霧，讓我們彼此都能跨過界線，大口呼吸。

我們在冬日裡飛越倫敦上空，陽光是難得一見的清新。先映入眼簾的是泰晤士河防洪閘，正午時分映照下很是明亮，但隨後即是灰撲撲的城市，一團淡褐色和紅色吞噬著綠灰色的艾塞克斯郡，泰晤士河就像條鉛色的銀蛇穿越一切。越靠近機場，我們也逐漸降落：看見金絲雀碼頭的陳舊堤岸，千禧巨蛋向上的湯匙，老皇家海軍學院把格林威治標示得像個娃娃屋；沿著德普特福德俯瞰當地的超市，還有連綿起伏的狗窩山（Dog Kennel Hill）；然後是拉斯金公園（Ruskin Park），還有一整區勾劃著清楚輪廓的公寓，嚴格來說仍是我的住處。我心中升起一絲沒來由的悲傷，因為我不知道該如何去消化這個地標新的一面。確實是我的，但不太踏實，也越來越不傷感；那原是一個我為了保護自己而必須努力不去愛的地方。我很快就把失焦的重點拉回原來軌道，也就是與新情人度假回來、卻因為在飛機上見到前任所在之處而驚訝。我把這感覺靜靜嚥下，繼續目視一切。我們被碎片大廈頂透出的微光所驚艷；多麼高聳，感覺幾乎可以碰觸到機翼。這是另一座溫室，另一棟容納著巧思、幻想和地位的建築。

Wham! 的《去年聖誕節》（Last Christmas）曲調，宣告聖誕節的來臨。吃完聖誕夜晚餐後，載著我的優步車裡播放著這首歌，穿過城鎮送我回家。倫敦空無一人，一年一度的返鄉朝聖之旅在幾小時前塵埃落定了，但我不用出城。今年漢娜要在劉易舍姆的新家舉辦聖誕宴會，帶著買來的一隻鵝和六週大的寶寶。隔天聖誕節我醒來，望著破舊枕頭套上昏暗的燈光，這座城市已然沉靜下來。我騎著腳踏車越過城牆，穿梭在倫敦東南邊最偏遠、一排排梯形房屋之間，氣喘吁吁地騎著，期間還經過了一個被抓入警車車內滿臉不悅的男人，趕著抵達了她家前門。我將車子隨意靠在走道欄杆上，在這天連小偷都不會偷東西的。宴會在歡呼聲、紅酒和皮克斯電影中展開，連派對帽子都四散一地。聖誕節隔天節禮日（Boxing Day）一早，我在沙發上醒來，卻得知喬治·麥可（George Michael）過世了。

這則新聞突然襲來，即使我白天的工作就是報導流行明星相關新聞，而我也已經習慣突然接到噩耗，從最初的震驚、悲劇性的傾瀉、到了解如何有意義地去度過一切，最後用一種方式來總結生命這件事，但他的新聞使我異常悲傷。他的生命怎麼就這樣熄滅了；明明幾個小時前，我才剛聽到他的聲音而已。這天我騎著腳踏車穿過獨樹丘（One Tree Hill）回家，這兒是公園的小山丘，四周都是房子，搭公車很難到達，但你可以在這邊捕捉整座城市的面貌，比起很多知名景點都來得好。這兒比櫻草丘（Primrose Hill）更遠一些，也更少人；在這兒，你可以看著這些房子逐漸擴大，接著升起兩座塔樓，直到融入一個緊密的灰色繩結，用宛如明信片般的風景點綴著。這兒的景色和那棟公寓是一樣的，可能更差一些。我常常想，當人們提到佩卡姆區的時髦頂樓酒吧或是隔壁的夜店花園，驚艷於他們所看到的景色時，我卻能在舒服的家裡享受自己專屬的景色，為什麼要離開？為什麼要選擇紙醉金迷？

我選擇待在這裡，從一個新的地方，看著這熟悉的風景。我從公園的長椅上望著這方景色，仔細感受它：微風輕拂我的皮膚，一家子遛著狗經過，而我被放在景色中，暫用著它。當陽光變成餘燼，寒風冷冽地滲入骨髓，我的耳機裡響起了《無心的呢喃》（Careless Whisper）這首歌。我看著呼吸化作雲霧，節禮日這天，我一個人在這山頂上聽著逝者歌聲，全身因悲傷隱隱作痛，只想獨自一人在深深的孤單感中徘徊。聖誕節的氣氛已然減到最小程度，變得短暫又突兀。我無法融入傳統，也與節慶活動格格不入。直到天色慢慢變黑我才回家。隔天，我回到辦公室，陶醉在寂靜與孤獨中；當其他同事都出去旅行或者回到家人身邊，在家裡沙發上吃著花街巧克力時，我獨自工作，有種怪誕的自由感。我痴痴地聽著《信念》（Faith），迎接下一周的到來。2

聖誕節已從眼前褪去；我用工作來避開、推開節日，決心要在這座城市還沒恢復往常那般喧囂時，重返我的日常生活。自青春期以來，這是我第一次把新年假期的加班費當作一種救贖，讓十二月的最後幾天變得重要且有意義，而非只是將錢花在那從來就不符期待的事物上。

我和麥特還去了倫敦西北邊的派對，在一個新成名的明星和她富有老公的排屋裡，房子裡的人都是電視上看過的。這是跨年夜的前夜派對，也是長假的開端，我希望能用最後的瘋狂清洗來揮別前一年。這也是我們交往後第一次兩人一起出席的場合，然而大多數時間我都感到很不自在，我不知道麥特會介紹誰給我，只知道不管怎樣都會很奇怪。他碰到一些朋友和同事，然後在那敘舊，他們的名字在我腦中嗡嗡作響，而我也弄錯了著裝要求；在禮服和毛大衣夾擊下，實在太過邋遢。雖然人們都非常友善，越晚越是如此，但我還是迷失其中，不知該換上哪張表情，轉換哪種性格才好。

隨著午夜降臨，來到一年的最後一天，我們發現自己身處在擁擠且汗水淋漓的客廳裡。就在喝著氣泡酒、抽起菸後不久，他開始跳起一種奇異笨拙的舞步，我則放鬆、舒服地沉浸在這輕鬆

2 喬治・麥可是 Wham! 的團員之一；而《無心的呢喃》跟《信念》都是喬治・麥可的歌曲。

的氣氛中，四周漂浮著我們營造出來的歡樂泡沫。我們陶醉在音樂裡，玩著牌、哈哈大笑，就好像我被點亮似的，疲倦和匱乏感一掃而空。當我們到達華倫街車站時，月台上只剩我們兩個，一定差不多凌晨四點了。我靠在鑲著磁磚的拱門旁，他站在對面，用一種自信且頑皮的語氣，彷彿他早知道答案似的問我愛他嗎。「有時候，」我這樣回答他，「有時候，我覺得我愛你。」這是真的。最近幾週內，我一直想脫口說出這句話。當我們抱著彼此，當我輕撥他的頭髮，當他默默做些貼心的事，像是買我愛吃、有點孩子氣的玉米穀片，而他一點都不在意時，我感覺新的愛意在心裡滋長。

我說出來了，話語縈繞在燈管直直迸出的光線下；如此珍貴，沒有任何包裝，那麼的初生稚嫩，我被這份愛所困惑。這是如何孕育出來的？這是從何處開始的？但愛確實存在，而他也愛我。

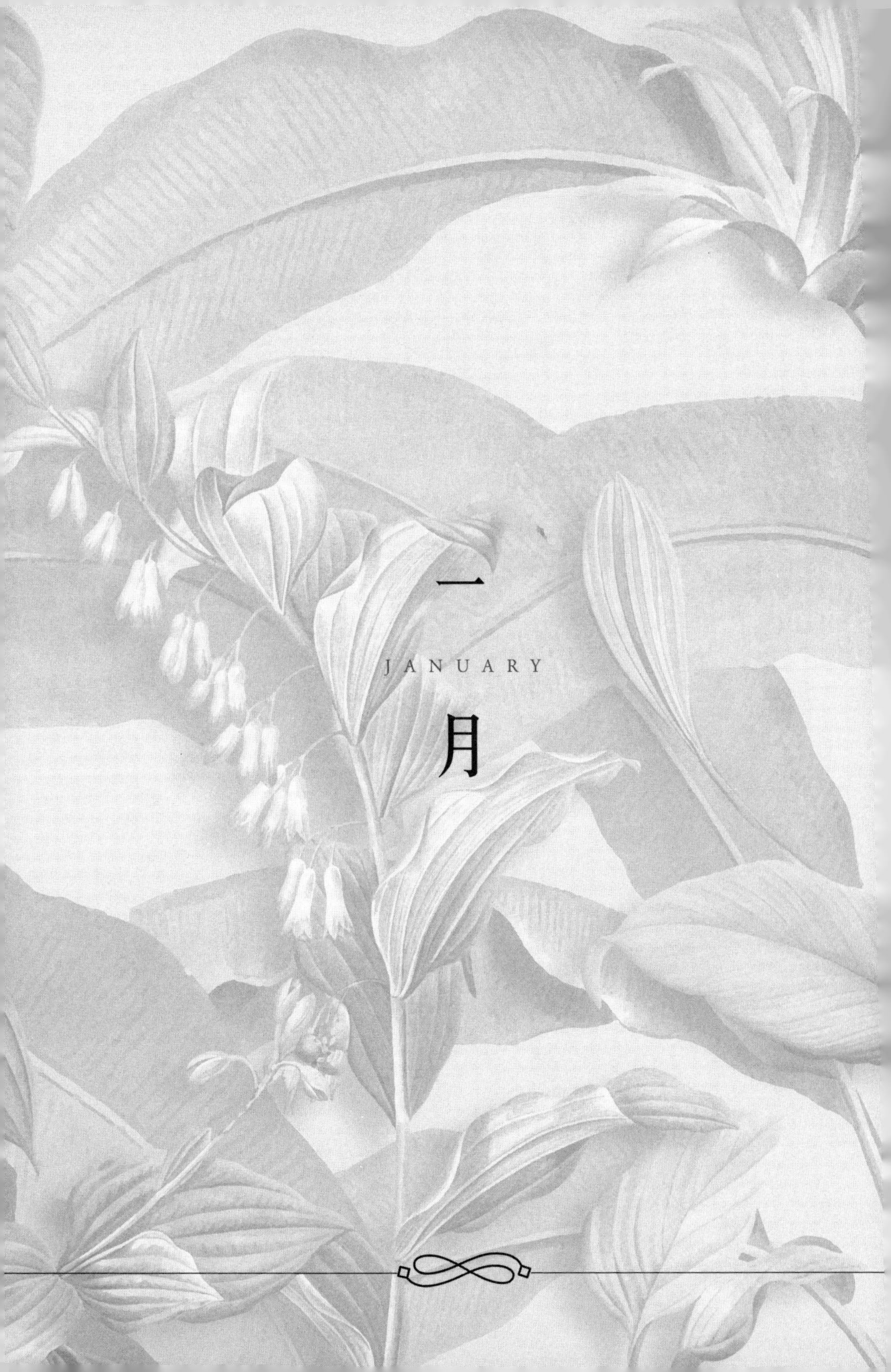

一月

JANUARY

我細細凝視著較短的白晝。長白晝總以耀目的黎明熱烈地迎接或欺騙我們，讓我們以為傍晚時分仍屬於白天，但短白晝並沒有這種讓人錯認的感覺；它們慢慢醒來，然後溫順地再次睡去，把我們趕回房子和酒吧，結束散步和戶外活動。在日照較短、幾乎見不到光的日子，我更喜歡在一大早還很安靜的時候開始工作，坐在辦公室裡，看著即將出現的黎明。有時午餐剛過，甚至還在享用午餐時，夕陽就開始了。就這樣又度過了一天，前方是漫漫長夜，地上濕漉漉的樹葉宛如一片片橙色燈火。

冬至（即白晝最短的一天）是一年中最嚴寒黑暗的日子，也是我會開始倒數計時的日子，因為這是一整年的轉折點，等過了十二月二十一日（或左右，有時是二十二日凌晨），白晝將會每天變長幾分鐘。一月的下午仍然沉悶，二月仍然單調，不過白晝會慢慢變長。即使天氣不正常、不合時節，例如十月出現異常高溫或春天氣溫突然驟降，我們還是期待每天都能有更多的日照時間，直到六月二十一日，日照又開始變短為止。

我所期待的正是對未來的希望。這就是為什麼我會在冬至發現快樂，而其他人卻只見到拉長陰鬱的痛苦；這也是為什麼我認為夏至帶著淡淡憂鬱，因為我總把它看作是進入黑暗的開始及大自然必要的隱退，而不是仲夏狂歡夜。我知道，夏至接下來的三個月雖然溫暖，但日照也將不斷減少，所以要我把它看作是夏季開始的象徵，感覺真的很奇怪。

有關園藝方面的時間旅行，也就是想像未來幾個月的景色，提供了某種撫慰。這感覺如同魔術，並隨著知識和經驗的累積而越來越好。換句話說，要是你對植物有足夠的了解，就能在隆冬時節站在花園裡，想像著自己能看到將來的一片翠葉與繁花、初綻蓓蕾與秋染楓紅。這是一種清醒的幻覺，建立在預期、科學和堅定的信仰上，當生命的大哉問累積到高聳入雲時，就非常需要這種幻覺。

我一直是個會把夢想寄望在不久將來的人，著迷於事情即將與如何發生的奧祕之處，以及若這些事情最終真的發生，我是否還會記得先前的不安。童年時的我會隱約感到沮喪，因為每次試著去做些什麼或描繪些什麼，最後出現的卻從來都不像我腦子裡所想的那樣，此後生活中的很多事物也都是如此。事情總事與願違，所以也沒真的得到預期的滿足過。

然而，在園藝方面，這種情況並沒有發生，至少對我來說是如此。即使是得以預見的事情，例如一年生天竺葵長出宛如水滴的豐滿花苞，以及確確實實地從頂端冒芽竄出冰冷泥土的綠色球莖，都比想像中更加美妙；更不用說某天一回到家，發現已經隱約忘記的東西長出了半英寸，從來都是令人驚喜。這是令人歡欣鼓舞，也是只屬於個人的時刻，一種難以捕捉的感受。那份輕盈、那種簡單的快樂，是多麼地與生俱來，只在暗地裡、而且往往獨自發生，這樣的感受是越來越罕見了。這是一份靜謐而專屬的幸福，在工作、家庭、甚至在愛情中都很難找到。

而當它們未能順利成長，例如球莖失去了方向，灌木不開花，碰撞出意料之外的顏色，或者只是沒有足夠陽光，長不出強健有力的嫩芽，這種種失望就成了挑戰，宛如一個待解的謎團。我會試著弄清楚施加在這些植物的水分或養分是否充足，放得太多或太少，然後把它記在腦子裡，並在隔年調整作法，隨著時間期盼看到更好的結果。

對我來說，這種作法象徵著耐心。只是我實在沒有太多耐心，我所有的耐心全是透過園藝得來的；我之所以能如此迅速投入陽台上的活動，部分原因在於這是唯一能使我的心平靜下來的方法。有些人聲稱運動讓他們更加放寬心，比如跑步、游泳或爬山，有助於使他們心平氣和地面對遠方的目標；但對某些人來說，釋放壓力則是來自於專注意念或冥想。隨著生活變得更加忙碌，我們也開發了許多方法來逃避那些驅趕著人們的科技和生活步調，但我從來沒有在這些方法上感受過自己從園藝過程中所獲得的那份平靜。園藝分散了我的焦慮、不安及憂愁，同時能放慢步調。我跟隨著必須完成的季節任務做事，對於其中有些成果不會在幾週內（或者根本不會）出現的事實，也學會更輕鬆地看待；畢竟，生活中許多事物都會有自己的出路。

不過，還是有些能使植物生長得更快的祕訣，例如大家花了幾世代時間發展出「強迫」球莖生長的方法。首先，在秋天把種好的球莖長時間放在寒冷黑暗的地方，讓它們以為冬天已經到來，接著把它們帶到溫暖、陽光充足的窗台上，在真正的春天到來前三個月，先用一個假春天誘發其生長。如此一來，風信子、白水仙或朱頂蘭就會在聖誕節期間開花，即使外頭路面結著霜，室內花朵也能開得爭奇鬥艷。但是，就算是這種令人愉快的活動，也需要幾星期時間才能完成，比如我那顆受強迫的球莖就很少會在十二月二十五日開花；畢竟在每年那個時候，我有太多瑣事要忙了，例如安排裝飾、掛飾及亮著溫暖光芒的彩色小燈。不過，我倒希望它們能在一月的寒冷中散發令人陶醉的香氣（因為風信子和白水仙有著十分濃郁的芳香）；那時樹木都已被拆卸，新年新目標更侵擾著我們一遇節日就癱軟的身體。

耐心是種善良溫柔的東西，很需要悉心培養，並在命定之時到來。那年的一月就如同襯著公寓窗台凝結的水滴而綻放的白水仙花苞一樣。待放的蜷曲花瓣推擠著淡綠色薄紗，直到在那漫長夜裡，它們開始綻出星狀、珍貴又完美的花狀。在幾個難得的日子裡，黎明和黃昏都能見到它生長的跡象，明亮的珊瑚條紋留下了淡粉雲彩和無盡的水蒸氣紋路。空氣中縈繞著雲朵般的呼吸，在圍巾和眼鏡之間呼呼作響。但最初兩個星期多半是沉重陰暗又潮濕、毛毛細雨沁涼入骨。正午往往是最明亮的時刻，但就像霧中的船一閃而過，幾乎沒有人注意到。

我曾暗地計劃，要切斷仍聯繫著我和喬許的房屋契約；他會接手整間公寓，而我去其他地方重新開始。我已經接受這個想法，只是細節仍需時間梳理。控制與心痛爭先恐後地占去我的注意力；我強迫自己與他保持距離，努力避免再次陷入我們彼此間熟悉的互動模式，也就是用我們共同的語言所建立的模式。同時，我仍然為愛上別人感到內疚，很是沉重；我覺得這是自己不配擁有的幸福。

這種幸福會在星期天夜晚宛如庸俗的愛情喜劇一樣展開，音響裡播放著比莉・哈樂黛（Billie Holiday）的歌，空氣中瀰漫著烤麵包的香味。當我們跳舞時，他的鼻子會貼在我鼻樑與額頭之間的弧線，頭碰著頭，笑得不亦樂乎，這一切俗氣的快樂既甜蜜又肉麻，但我又不想停止在客廳地板上繞著那些小圈圈。相較之下，麥特卻很輕易就讓我進入了他的生活，把我介紹給他的朋友和家人，帶我去那些有助於了解他是誰的地方。不過，我還是很緊張，不太願意讓他見到真實、不加修飾的我。

我們處理事情的方式是如此不同。去我爸媽家旅行度假根本是不可能的事，但他的爸媽就住在倫敦，而且經常舉辦家庭午餐。由於返鄉交通牽涉到火車時刻表和例行公事，所以我們都是先達成某種概念上的協議，並在隨興穿過克拉珀姆公地（The Common）之後，到他那裡去。其實我對這區並不熟悉，通常只在倫敦南部和東部各地活動。而在那個輕快、無雨的日子裡，這片土地竟能有如此原始的感覺，莫名地不受干擾。即使少了陽光照射，那裡還是有著成片赭色薄霧、鑲著金邊的高大蕨類植物，長了鏞一般的羽狀葉子變得鬆脆，一旁厭倦了冬季的小草則在微風中保持沉默。麥特和我走在泥濘小路上，四處閃躲水坑，結實的膠鞋踏著濕泥土壤，這時他聊起有關他與公地的歷史，他就在附近長大。這是個適合騎腳踏車及在聖誕節散步的空間，對他來說，這裡就像我對自己從小長大的鄉村那些連接田野的人行道一樣熟悉。分手之後，他就是在這裡散步、跑步，在開闊的新鮮空氣中理清思緒，讓大自然賦予他思考的空間。起初是一種需求，後來隨著疼痛的緩解，跑步變成了截然不同的東西，宛如是一項新的挑戰，一次出擊的時機，一劑類似腦內啡的注射。

當我們走到一半時，他向我投來調皮的目光，「我們從後面過去好嗎？」他說，我們可以從人行道上抄近路溜進他爸媽的後花園。說真的，這個想法簡直荒唐可笑，根本是小孩子才有的突發奇想，因為我們本來就是穿戴整齊受邀去吃午飯，並不是想進行什麼偷襲。但這就是麥特打動我的地方，跟他在一起會上癮的原因；不管我多麼想控制一切，把我的感覺分離出來，展現出得體的樣子，他卻總是如此隨心所欲。他否定了我所試著建立的任何界線，並向我展示了存在於界線之外的自由。

對一個總是蠢蠢欲動的人來說，一月是個令人沮喪的月份。現在，我卻已經近乎依賴這種成長的振奮，依賴在城市裡偷渡自然界的微小碎片，以利展開一整年的黑暗與休眠，彷彿像是得了幽閉恐懼症。當我的朋友們紛紛開始提升自我挑戰，像是「無雨的一月」、健身計畫和雄心勃勃的目標等等，我卻想不出除了「能感覺好點」之外，我還會想要什麼。短暫又寒冷的日子，使我們宛如進入了螢幕休眠狀態，這實在太讓我傷腦筋了。

住在公寓裡，就代表我會與陽台再次重逢；我很想照顧它，看看自己不在的時候，能有哪些植物活下來。很多植物都會在十二月枯萎，但我在秋天所作的努力，也就是我種下的球莖、窗台上的仙客來和三色堇本應持續下去，本應忙著準備達到最佳狀態。

只是我很難在白天抽空去那裡。就算我去了，能維護照料的地方也不多。對大型花園來說，一月正是管理的時間：要刷洗花盆、打掃溫室、磨利工具及修剪果樹。但在我的水泥盒子裡，並沒有出現這些待辦事項。我沒有土地要挖，沒有聖誕松樹要覆土，沒有蘋果樹要修剪，更沒有多餘的花盆可刷洗，因為裡頭裝滿了我已經忘記叫什麼的球莖。我努力抓緊時間作些有意義的勞動；渴望園藝活動能帶來冥想般的平靜，但是卻沒有什麼能真正滿足我躍躍欲試的拇指。

在陽台之外，大自然都處於一種冬眠狀態。多年生植物已經枯萎，許多愛整潔的園藝師也已經把乾枯的植物砍到地上；即將回歸的植物正躲藏起來，在地面變硬的同時收集能量。而且，照理說，每年的這個時候，也都是那些順應自然的人休息的時刻，只是我還沒有學會如何達到這境界。我無法放鬆。日記裡鬆散的記事總令我感到恐慌，幾週前所點起創造舒適氛圍的閃爍燭光，則隱約使我惱怒。我已經厭倦窩在毯子裡，更因為長時間躺在床上，讓我的腰開始悶痛；我覺得自己已經準備好去散步了，我的腿渴望伸展。老是糾結於過去和未來，現在反而讓我莫名狂熱起來，渴望以更快的速度前進，渴望有成就感，渴望做些事情。早在黎明來臨前，我的大腦就會以快速旋轉的步伐、無法控制的想法，把我給吵醒。

我一直不知道這種動力打哪裡來，好似內心總是有顆快轉的馬達。這是來自於我的基因？還是我所屬世代的產物？我是個焦躁的人，就像我爸媽在努力從事工作的同時，總是想著要創造些東西，來把我們照顧好。我爸會修理，會思考，會製作和修補東西；我媽則一直在縫紉、烘烤、製作和變出東西，同時還要不斷地處理家務和教師工作。我是在磚頭、灰塵和計畫中長大的孩子；我會在星期六早上來到廚房，發現他們其中一人正在做布丁，同時預訂假期，並聽到車庫門傳出微弱砰砰聲，另一個人正在輕快地忙碌著。用鉛筆寫下的待辦事項，上頭有很多註記，被掛在鉤子上、釘在整齊堆疊的紙上。所謂的「迴紋針」，有時彷彿就是這個家的指導核心，是讓我們在各種抽象制度中保持忙碌的神諭。

但即便沒有如此原則，忙碌似乎仍是我們這世代的常態。從唸大學時便開始了，因為銀行門口大排長龍，當時新聞都在報導全球金融危機；此外，一股無形壓力悄悄進入校園，從申請大學時就得仔細挑選並寫上課外閱讀與喜好項目。大學時時刻刻都帶給人一種競爭激烈的感覺，必須具備足夠資訊及自學能力，才能打敗另一位飽讀詩書、自信滿滿的十八歲青年，以便獲得寥寥幾個羅素大學集團的名額。我們在很年輕時就知道，工作是好事，不工作是壞事。工作不是購買舒適的手段，而是一種召喚，一種我們必須無止盡工作的命運。職業必須是我們個性的延伸，否則我們就算是失敗了。

大學成了一件越來越昂貴、可供買賣的事物。我們所學的課程並非是為了拓展我們的大腦，而是希望能在受經濟災難與消費債務影響導致萎縮的可怕市場中，得以開始某項誘人職業的一種必需品。大一結束後那個長達三個月的夏天，並非像廣告上所說，能懶洋洋地在東歐流浪，而是必須在討人厭的零售打工輪班，以及在雜誌和報社辦公室之間奔波，供人差遣。這為我的成年生活定下了忙碌的基調，彷彿手邊的工作總是不夠，必須加上些其他東西來激發自己的熱情。要不然，又能怎樣呢？隨著海平面上升和貧富差距的擴大，若不去做些對自己來說有價值的事，那麼做的意義何在？我們也開始汲汲營營於就業之外的許多事情，例如興趣與喜好。即使有了放鬆、隨意做些有趣事情的機會，那也成了一項該好好完成的計畫，被記錄在社交媒體上，並期待能在網路世界被看見。

當我還是個少女時，我只想成為一名音樂記者。我翻閱《新音樂快報》（*New Musical*

Express，簡稱 NME），沉浸在每一頁的字裡行間，彷彿它們會在某個幻想中成年時的我帶來自由：那時我將住在倫敦，去看演出，採訪音樂家。如今，我確實完成了夢想，也達成了目標，但在這個夢想成為現實將近整整十年之後，我意識到自己的夢想已然變質了；聽音樂、挖掘新樂團等那些當初勾起我雄心壯志的東西，竟然變相成為另一種占據我剩餘時間的工作。年輕時在書本、電影和藝術展覽中找到的靈感，變成了我必須在待辦事項上打勾的東西，同時還要假裝了解、給予點評。我在自己評論的展覽上會觀察人群，對他們的樂在其中既羨慕又不屑，因為我已經體會不到所謂去觀看、親臨現場的快樂是什麼；畢竟，單純當一個擁有狂熱觀點的粉絲，是不需要去總結及追捧些什麼的。於是我變得暴躁又失落，為了自己看得到卻吃不到的事實而忿忿不平。

放慢腳步是大多數人在某些時刻會渴望的事，但「慢活」這個詞在千禧世代開始誕生後幾年才成為品牌。一九八六年，義大利社運人士卡洛・佩特里尼（Carlo Petrini）因羅馬某家麥當勞開業而被激怒，便發起了慢食運動以示抗議，從那時起，各種「慢事物」都出現了，像是金錢、育兒、時尚、旅遊、園藝、電視。他們之中許多人仍保持著類似原則，也就是對行動的自覺，對過程的注重，以及對大規模量產、非永續性事物的抵制。慢事物注定要征服「沒空」這個頭號敵人，即一天中永遠沒有足夠的時間來完成所有事情的感受。

在我們這個世代，慢事物漸漸成為 Instagram 的標註及 Pinterest 的搜尋關鍵詞。至少從配圖上來看，「#慢活」指的是在一本昂貴的雜誌旁邊，把咖啡奶泡擠成心形，從上往下拍；慢火細燉指的是在爐子上放了幾個小時的燉菜，上傳到網頁供人欣賞；慢速旅行則是拍攝一些不是旅遊景點的東西，並解釋為什麼這些事物使你的假期更美好。我們在越來越渴望眾人注目的螢幕陪伴下成長，成年生活更成了一種不斷滾動的飽和狀態。我們的工作，我們的家，我們如何度過時間，都成了網路上的素材；若是錯失把度假放上 Instagram 的機會，又怎能算是度假呢？

因此，我們開始追求不再依賴科技的生活體驗方式。我們的青春期是在九〇年代閃亮、華麗的富足中所度過，到處可見音樂影片中的「金光閃閃」；足球運動員的妻子拿著名貴皮包，以及我們崇拜的偶像名人穿著天鵝絨運動服，價格相當於普通人一個禮拜的薪水。價值皆以金錢衡量，在那些能夠擁有它的人身上寫得清清楚楚。但是，我們一畢業便進入經濟衰退（至少在我看來是如此），都讓這些形象成為空洞的假象：我們面臨著羸弱的就業前景、創紀錄的低利率和住房危機。當然，我們最終還是渴望能有所成就，而不只是滿足當下。

我倒是花了一段時間才敢承認自己喜歡園藝。因為這個詞讓我覺得很老土，有點詞不達意，無法完整傳達我面對土壤和使用鏟子時，所感受到的簡單快樂，以及無拘無束的平靜。我有很長一段時間沒有跟朋友或同事談論這個話題，我想他們不會真的感興趣，畢竟這不是大家期待從一個生活在倫敦、二十五歲的藝術記者身上會聽到的話題。那有什麼可討論的呢？我認識的大多數人都沒有花園；就算有花園，也都把它們說成是一種不太方便的負擔，或者只是聚會場所。更重要的是，我覺得自己沒有能力表達出花園對我的意義：我缺乏談論它們的語言和信心，無法表達自己的擔憂，或愉悅地說出我的成就感。

這是我相當不擅長的一項愛好。我還在為一年生植物與多年生植物之間的區別而苦惱，我並不特別了解季節性或多年生植物在休止期和凋落期的內在需求。我來自一個以諄諄教誨及雄心壯志為榮的學校，要說出自己正笨拙地探究一些根本不了解的東西，實在很尷尬。總之，要是這話題真的出現了，也不知道該怎麼回話，因為沒什麼共同點，也很難找到另一個二十幾歲、同樣喜歡園藝的人。

但這種情況改變了。就在五年內，我的朋友、朋友的朋友、同事和陌生的網友，幾乎和我同年齡的人們，都開始來和我談論植物。他們有和我一樣的擔憂，也有同樣的願望，就是把綠色植物帶入他們的生活，學習如何照顧它們，並確保它們不會死亡。我經常建議他們要多點耐心，並強調他們那些「不再全新的植物」，根本就沒有什麼問題。不然的話，他們往往都會過度澆水。即使我累積的時間與經驗有限，我也獲得了一些園藝哲學。比如說，若是給植物適當的陽光、水和機會，就有可能起死回生。另外，有點褐色的葉尖也不代表即將要死亡，而是中央暖氣開得太高。一般來說，最好的辦法便是等待和觀察，並在這個過程中，看著它踏著自身芬芳的獨立步伐前行而心生愉悅。

無論是室內熱帶植物，還是栽種食用植物，甚至是種在窗框裡的風潮，我們這世代對植栽樂趣的轉向，都與室內流行植物的流行趨勢相輔相成。如同北歐女裝品牌 & Other Stories 在攝政街開了家眾人期待已久的分店時，貨架便都是用肉葉草屬多肉植物和琴葉榕來區分。這些植物營造出一種令人嚮往的氛圍：在某個時空環境，即使在零售空間宛如懲罰的燈光下，生命依然能茁壯成長。東倫敦設計品牌哈克尼故居（House of Hackney）早在幾年前就確定了這個基調：該品牌在二〇一一年推出時，茂密葉子為主的棕櫚葉圖樣，立即就成為品牌的非官方商標與魅力所在。哈克尼故居將其形象定調為羅迪吉斯（Loddiges）植物園，那是一座維多利亞時代的異國植物園，並在一八二〇年代打造出世界上最大的溫室，把外來植物（包括蘭花及棕櫚樹）完整地引入歐洲。儘管羅迪吉斯植物園現在只剩下哈克尼市政廳外的兩棵棕櫚樹，但兩個世紀前的植物園就在這裡，而附近還出現了一連串的設計師植物商店，再次把熱帶植物帶給居住在該區、渴望植栽綠意的千禧世代。

其實，對於安定的渴望並非是什麼新鮮事，我們只不過是餵養此種渴望的最新世代。每當我走過在亞蓋爾街底那間黑白相間、仿都鐸式的利柏提百貨公司（Liberty Department）時，都會不由自主地看一眼裝飾在門口的蕨類。它們算是相對較新的植物，幾年前才開始出現：攜帶著三明治的上班族及匆忙遊客把踩在腳下的人行道弄得亂七八糟，一旁於斑馬線上等待的無盡黑色計程車隊，川流跨過這抹超現實的綠意。對我來說，這些蕨類的出現，正象徵了植物回歸主流的時刻；它們從乏味轉變成時尚，從殊難想像轉變成酷炫玩意，再轉變成理想生活的象徵，就如同利柏提百貨公司內價值九十英鎊的蠟燭庫存般。這也讓我想到，我們是如何激起另一場藝術與工藝運動[1]（Arts and Crafts movement，別稱為第二波潮流）；就在一個世紀後，被類似的願望所驅使，主張人們放慢腳步，挺身反對使我們成為迄今為止工作最過度、聲音最焦慮的世代之一的科技。

跟席爾斯（Heal's）家具店（即另一家在二〇一〇年代中期開始銷售陶罐和其他植物的倫敦商店）一樣，利柏提百貨公司是一家維多利亞時代的百貨公司，十分支持藝術與工藝運動的工匠作品。這個龐大的集團涵蓋了建築、設計、園藝、藝術和手工藝等領域，而且都一致追求簡單生產、缺乏美感的機械化產品，也排斥過度裝飾的維多利亞風格，故強調傳統手工藝的價值與創造力，設計上則減少裝飾，並採用大量花卉草木元素。部分理念在後來的現代主義發揚光大。

1 發生於一八八〇年代至一九二〇年代的英國。維多利亞時代後期的藝術家與工匠開始抵制工業革命後大量生產、缺乏美感的機械化產品，也排斥過度裝飾的維多利亞風格，故強調傳統手工藝的價值與創造力，設計上則減少裝飾，並採用大量花卉草木元素。部分理念在後來的現代主義發揚光大。

活，以及在自然中尋找靈感。經歷工業革命的裝飾風潮與煙霧污染後，藝術與工藝運動希望能回歸手工製作、強調物品實用性及貼近自然的腳步，找到一種更充實的生活方式——基本上就是工業化前的時代。運動倡議者還有其他更激進的想法，例如在創造及消費經過深思熟慮設計的物品時，男人和女人一樣重要；而各種專家間的界線也同樣變得模糊，因此畫家也能成為園藝師（看看葛楚德・傑克爾就知道了）。只要在建築、手工藝或運用雙手與身體所能完成之事物等方面都能有所投入，就算符合條件了。

這種藝術與工藝的反叛，呈現在利柏提百貨公司的木製骨架上（本身取材自船隻骨架）。一八八四年，愛德華・威廉・戈德溫（Edward William Godwin）曾推出了該店的服裝部。這是亞瑟・拉森比・利柏提（Arthur Lasenby Liberty）同名事業的理想延伸，企圖打破界線來推動變革，有點類似現在的設計師概念店。因此，這不僅僅是個賣衣服的地方，而是要教育顧客有關創作事物的新方法，同時為「業餘愛好者、藝術家及舞台」提供「最美麗的現代服裝類型」。戈德溫希望摒棄維多利亞時代緊身胸衣和沉悶套裝的侷限，故引進寬鬆、色彩鮮豔的設計，並以大量花卉草木圖案為靈感。另外，藝術與工藝運動的長期提倡者威廉・莫里斯（William Morris）也是裡面最具影響力的成員之一，他曾與戈德溫及利柏提合作販售他設計的作品，作品特色便是結合花瓣及葉片，顏色大膽亮麗，並將這些圖案費力地以手工呈現於織品及紙張上。將近一百五十年之後，我們家仍懸掛著他設計作品的機器製版本。他擁護大自然與生俱來的吸引力，饒富趣味地表示地毯式花圃（把繽紛的花卉集中種植，創造出方便俯視人造形狀與圖案的習慣）是一種「人類思想的反常現象」。雖然不加修整花園、使其看來自然叢生的作法長期以來一直為人詬病，但這批新興設計師想扭轉這種觀念。在彼特・奧道夫和亨克・格利森用死後與生前都同樣迷人的植物填滿花園之前，藝術與工藝運動的成員們也在他們創新式老宅的周圍土地種下了多年生植物，藉此創造出得以擁抱大自然的漂亮花園漫步區，而且葉片比搶眼的花卉更受推崇。一八六七年，一位名叫威廉・羅賓遜（William Robinson）的二十九歲勇敢園藝師更開啟了一場小小的革命——在巴特西公園裡種滿樹蕨。他也建議把柔軟的蒲葦、放射狀的絲蘭和宛如精緻箭矛的竹子用於國內花園，而這些花園過去總是塞滿了過於講究的花卉。

這些沮喪又十分理想主義的維多利亞時代擁護者，有著許多讓人備感親切的想法。我們或許少有花園得以種植，但我們同樣能重歸那更簡單、更樂觀的時代。隨著中世紀設計風格再次成為時尚，面對 Ikea 的便利，我們反而對英國高級傢俱 G-Plan 餐具廚櫃充滿渴望，把嘎吱作響的仿大理石飲料餐車及強調實用性的低矮沙發，都帶進自己的家。這些都是一九五〇、六〇年代的標誌，是充滿希望前景及太空競賽的樂觀主義時代產物。最重要的是，那是一個網路還未出現的時代。

隨著工藝品大量增加，這個詞也已經成為細心與專注的同義詞，在我們成長時期那嗜錢如命的十年裡，這個詞聽起來也變得更加抽象。「工藝啤酒」宛如野火延燒一般流行起來，陶瓷和木工待在室內時尚領域多年後，又回到了流行之中。正如藝術與工藝運動的倡導者鼓勵初學者參與製作東西，家庭藝術與工業協會（Home Arts and Industries Association）等組織也是為了這個目的而存在。陶器和花藝工坊歡迎來自其他行業的專業人士參加課程，也鼓勵千禧世代在白天工作之餘去追求創造性，找尋樂趣，遠離日常的疲憊。千禧世代會用他們的雙手製作些東西，做為遠離工作的解脫之道；畢竟，工作除了透支時間、會議和電子郵件之外，也沒別的了。

接著，這也造就出了「斜槓族」（slashie）與「副業」現象。或許，除了朝九晚五的工作外，大家對追求熱忱理想的接受度越來越高，而這也挑戰了一生忠於一種職業的傳統觀念。更甚者，我們這世代已經受夠了被「理想工作」的概念所束縛；因為在職涯前十年都在努力實現這項目標，直到現在才有餘裕多方嘗試，而且有時候還可能堅持下去。只是通常來說，我們所從事的額外工作，多半是在電腦螢幕以外的地方製作或完成的，例如開一間臨時餐廳，或是只用點時間和創造力打造出一些實質成果。反正大膽跨出去、用力挖掘探索，就對了。

當熱情化為職業，往往會超越每週四十小時的規定工時。舉凡ＤＪ／模特兒／網紅，就常常成為受人調侃的千禧世代刻板形象。但也有些人斜槓兩種以上的工作，而他們保守的同事卻沒有意識到，例如公關兼慈善工作者，或是活動組織者兼陶藝師。所謂跨越傳統框架並發揮創意，這就是藝術與工藝運動所適用的，邊界模糊的當代再想像（contemporary re-imagining）概念。

小小的障礙便是，當我們追求著截然不同、更有創意、更具工匠精神的目標時，多半都必須同時兼顧日常工作。當時，藝術與工藝運動參與者曾在科茲窩（Cotswolds）成立過短暫的團體機構；現在，若是我們夠幸運，就有可能住在蘇活農舍（Soho Farmhouse）。但我們這世代也正在尋找倫敦以外的新居住地，這也是馬蓋特區（Margate）會小小回溫的背後原因之一，只不過「放慢腳步」的概念仍舊證明難以達成，在某些方面也不太受歡迎，畢竟我們還是希望手機點擊一下就能招到計程車，或網路購物能在一週內送到等等。儘管如此，那些兼職的工藝師們依然會把努力完成的作品上傳到Instagram（#創作者就是要創作）。然而莫里斯公司（Morris & Co）就沒那麼順利了，因為他們的手工藝品非常昂貴，陷入了只集中在奢侈品消費市場客群的困境，只能努力求生存。

由於我很沒耐心，因此總是設法要在令人幽閉煩躁又開心不起來的一月裡，尋找放慢腳步的小方法。從月中週末開始，出現了幾週來第一次蔚藍舒爽的天空，所以我把自己裹在好幾層可愛、可靠但完全不好看的保暖衣和羊毛衫裡，感覺那雙老舊步行靴的沉重鞋底正輕輕拉扯著我的小腿，然後跳上腳踏車，騎下山坡，越過布洛克威爾公園高處，來到社區花園。然而就在我抵達溫室時，居然開始下起雨來，到場的其他志工也不多，代表我得接下兩大箱裝著鬱金香球莖紙箱的任務。帶頭的園藝師告訴我，該開始種這些球莖了，因為「遲點種總比不種的好」。這讓我放心了些，因為大家都應該在第一次結霜、地面變硬之前種下鬱金香，而我總試著在篝火節之前就把它們都種下去。不過，這是一場邏輯與園藝法則之間的良性競賽，像是在說與其全都浪費掉，不如帶著一點希望把東西種進去。

有些球莖已經發芽了，在尚未種進土裡前，就急著準備開花。我開始努力工作，先用叉子測試土壤中是否有隱藏的水泥石塊，然後在樹下及沿著邊界上挖出淺溝。在有過把半打球莖同時擠進某個容器的經驗後，再去進行把幾百個球莖隨意分散開來種的感覺，反而覺得華麗得好笑，就像是把五彩繽紛的紙屑撒進養鴨池一般。我把冰冷的泥土推回，覆蓋在球莖上；球莖底部是平的，小小根部緊貼著泥土，尖尖的部分則在上面。我會輕輕拍一下，再用水管把它們淋濕。我的靈活度會受到兩雙手套（一雙是毛線手套，另一雙是借來的園藝專用手套）以及凍到流鼻水所影響，顯然是我太習慣待在室內了；相較之下，帶頭的園藝師則是雙手赤裸，一副好端端的樣子，還能在下午茶時間把手伸進冰冷的水桶裡沖洗。

我總認為球莖是種神祕煉金術。形狀宛如洋蔥、棕色又脆脆的玩意，看似描圖紙的外皮很可能致使人類手部發炎，卻又如此精巧別緻，以至於在運抵目的地之前，總會先被扔在紙袋（最）

底部。不過，無所謂。它們其實並不需要這種半透明的外皮，因為它們的花瓣、花蕊、花粉及喜悅都蜷縮在手心般大小的願景裡。有些花，例如番紅花、葡萄風信子、雪花蓮和矮鳶尾花，都是很小的東西，更像是一瓣大蒜，而非整顆、八瓣大蒜緊握在同個圓圈裡。不過，也有球莖長得龐大又笨重，例如熊蔥、鬱金香、朱頂蘭等。有些長得不得不啟人疑竇，比如說有著交頭接耳的外觀；某些水仙品種的球莖很大，卻能開出最細緻的小花及長矛般的綠葉；也有品種輕得虛無飄渺，輕到像是除了空氣外，幾乎無法生出任何東西。

栽種想必也是種數學問題。只不過我種花草就跟煮飯一樣，總是憑著味覺、觸覺、嗅覺和聽覺，幾乎不做任何測量，只相信自己的直覺。我在媽媽的指導下學會煮飯，她的冰箱裡總是有奶油及培根，冰冷的儲藏室則裝滿了東西，得以在老舊、不聽話的亞加牌爐具上召喚出一餐，爐具溫度隨天氣而變化（一個刮著大風的冬天晚上就能把火都吹熄）。食譜常讓我感到困惑，所以最終選擇忽略，改用其他方式，在園藝方面也是如此。當然也有凡事講究精確的人，那些恪守規矩、有著標準精美花園的主人就是如此。但我永遠無法打造出那種花園，因為我天生笨拙，有點凌亂反而更加快樂。因此，我只會遵循園藝邏輯方面的大致輪廓，像是種植球莖的深度是高度的三倍，而在狹窄的組合盆栽裡，距離能靠得多近就多近，但彼此不能有觸碰，因為要是有顆球莖生病，其他球莖就會因為沒有土壤的屏障而受到污染。

太多的水反而會使球莖腐爛，而且也不需要太多肥料。最好是在砂礫較多的土壤中，才能有助排水。我曾讓那些根部只包裹著礫石的白水仙開花，因為球莖就跟雞蛋一樣，是個能量自給自足的完整包裝，即使在最黑暗、寒冷的日子裡，僅靠陽光就能看到生命力展現在它們身上。放任它們適度枯萎，也就是見到綠葉發黃後再修剪掉，一般來說，就會在第二年長回來，只是也許不那麼有活力，或許更柔和優雅，但也或許因此變得更好。另外，不需要太多季節性的園藝活動；在你幾乎快遺忘它們的存在時，就會因為發現那株叛逆、顏色不對的鬱金香感到驚訝及輕微惱怒，畢竟你以為自己早在前一個夏天，就把它們連根拔起了。真的，球莖最需要的還是時間，因為它們會把自己打理好，潛伏於土壤中，強行在其他東西周圍長出嫩芽，即使是那些顛倒著種進去的，也能應付自如，遊走四方，完成生存歸宿的終身任務，並往上方有著清新、寒冷空氣的方向直衝生長。若能給它們幾個星期（球莖較大的話，就需要幾個月）的時間，加上徐徐體貼的耐心，它們就能有所回報。

隨著時間過去，我也變得會在一月份尋找春天的跡象。那是一種更貼近實際大自然的時間規律，例如見到繡球花莖上長出發亮、小小的栗色葉片，花朵則縮減成垂著頭的乾枯花瓣；莢　花為無葉的街道注入了甜美緋紅；倫敦街道兩旁的梧桐樹上掛著堅硬、帶刺的絨球；常綠灌木十大功勞（Mahonias）用檸檬黃的尖穗截斷了成片陰鬱綠意，而憔悴的路邊草地則開出了雪花蓮——

先是一兩朵，然後是一小群，直到整個路段都被塗上白色小圓點。雖然一月很少有植物還開花，但也有很多正準備開花，陽台花盆裡結凍的土壤也開始慢慢被綠芽叨擾，這是球莖深入土壤的跡象。白天越來越長，日落暖成某種閃亮的金色事物，到晚餐前會持續很長一段時間。

在這些黑暗時刻裡，園藝師們基本上會待在室內。當維護與整理工作都做完了，一月就是思考與規劃的時刻。一般行事較有組織的家庭會先收到種子目錄，大家迫不及待地翻閱，宛如在深冬時節傷感地看著自己暑假的照片。一般來說，會先反覆討論色調，再撕下頁面上的品種，然後一邊喝著葡萄酒，一邊在廚房桌上重新挑選與安排。至於那些整個抽屜都裝滿種子的人，則會開始分類，看看要種些什麼好。他們會在溫暖的室內，把夢想中的花園完整想像出來，先記取去年失誤、修正錯誤，接著再構思並籌劃新計畫。當其他人的新年新希望是不再去酒吧、打算好好大汗淋漓的跑步時，園藝家們則發誓今年要把某些事做得更好，因為彌補去年錯誤的機會可是每十二個月才會有一次。

那時我還沒看過太多種子目錄，因為需要先加入郵件列表，而無論是透過向專業苗圃園訂購（這是經歷過只在超市挑選植物，以及在當地苗圃園衝動購買階段後進步而來的結果），還是有計畫的訂閱，我都沒有。但我確實會在臆想中種東西，透過閱讀滿是室內植栽照片的書籍，去感受事物茁壯成長並重新綠意盎然的未來，我的靈魂因此像是被某種寬慰所覆蓋著。我擬出清單，制定計畫和方案，在陽台上用時間旅行的方式度過了一個春夏，甚至不確定我會不會在那裡照料一切，但這個過程總使我安心，讓我能平靜地接受事實，也就是我即將離開公寓及陽台（我經常把以下這件事當作最壞的結果），把我的東西全搬出去，獨自一人，只留下回憶和離別。正因為這一切即將到來，我也意識到，儘管心裡全然不快，這仍是一種必要的中斷。我實在流浪太久，陷入內疚的愁雲慘霧、失落和不確定的困頓中，所以即使最後在砰然倒塌下結束，也是種解脫、寬慰。宛如大地下的球莖，休眠中的多年生植物，我所處的停滯狀態正朝著某種結論方向發展；只不過這種理解會如何依序展開，以及之後可能會發生什麼事，全都還模糊不清。

喬許終究會得到那間公寓，但在我找到長住居處前，我還是能在公寓裡待上幾個月，我仍有機會在陽台上度過最後幾季。雖然我知道時間已經不多，也不知道下個階段會有著什麼樣的種植空間，我還是決定要在這片天空下、在那個水泥盒子裡來一次最後的歡呼，所以我開始播種花草，我想把生命植入那個空間，不管時間多麼短暫，只是單純想看看會長出些什麼。在林地裡舉杯共歡；了解休眠的必要性；在城市綠肺裡尋找清新空氣；解開植物們的小祕密，以及尋找牆壁及溫室的庇護——以遊客的身分接觸大自然幾個月後，我想更充分參與其中，去培養植栽花卉，藉此茁壯成長。

儘管還有很多的未知數，所以這件事遠遠不如即時的滿足，但我需要主動出擊，用平凡的綠色植栽來克服眼前的艱難時刻。因為，我還是想參與照顧、培育和餵養這個空間的過程，即使我不知道，自己是否能親眼看到它最終的開花結果。不過，沒關係，對於我所制定的每個計畫，所種植的每株幼苗，我都會想像其在未來幾個月長成的模樣，就算時間遠在我無法預知的現實之外。在一切都被公開展示的熙攘世界裡，總會存在著幾分鐘只屬於我的祥和寧靜。

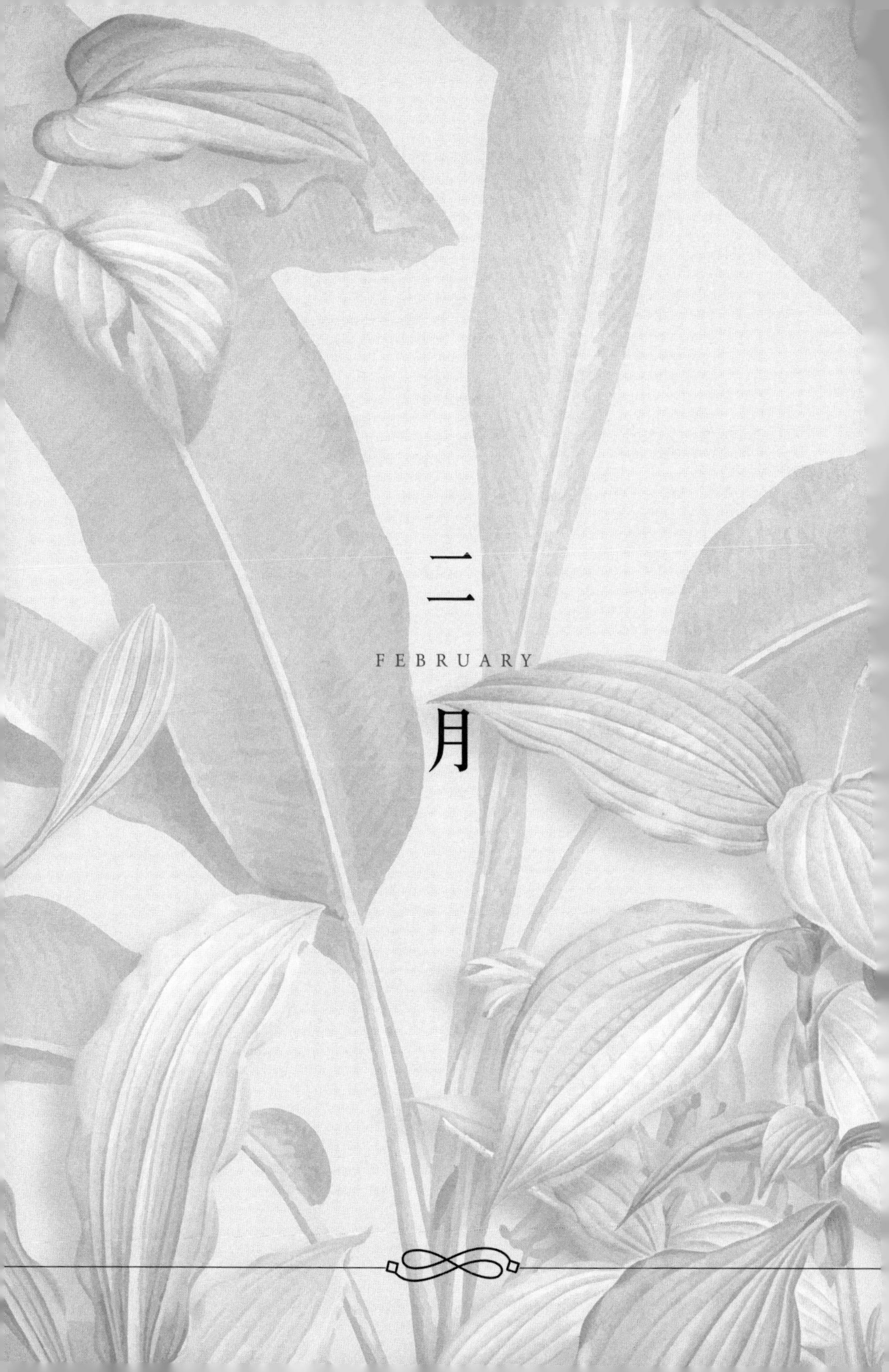

二月

FEBRUARY

我興奮地拉開腳踏車車棚的門，聽著潮濕的木製邊框在柏油路上發出熟悉的刮擦聲，多待了幾分鐘為車胎打氣，讓它變得飽滿有力，才能在稍後從山坡上飛馳而下，任由呼吸在我的眼鏡上留下蒸汽。

多年來，騎腳踏車一直是我探索時間、精進思緒的泉源，但有這台腳踏車也意味著，要想存放東西在臨時住處裡有多麼棘手。隨著不斷確定自己真正想要的物品，我也越來越懂得斷捨離；就好比一輛老舊、生鏽、配有自殺式剎車手把，堪稱環保上路標準配備的腳踏車，就不得不在深冬時節安放在車棚裡，放到輪胎的氣都洩光，宛如癱軟橡膠。而且，我還得改用其他方式通勤，更凸顯出那幾週黑暗日子裡沒腳踏車騎的痛苦。

但是，一坐回腳踏車上，我便又踏上了轉瞬即逝、熟悉的遁世之道。我行經的路線很短，就是沿著坎伯韋爾區及沃克斯豪爾橋的主要幹道騎幾英里去上班，下了山坡到社區花園，再穿過公園到布里克斯頓區，在那裡把腳踏車鎖在麥特公寓外的欄杆。我在倫敦前幾年的生活，經常把騎車的時間分成好幾段：上班一小時，回來一小時，沿著城市東緣去拜訪哈克尼區的朋友，然後再前往座落在城市心臟地帶的辦公室。

雖然我不再需要跨越這樣的距離了（現在買得起火車票，也不願意再讓汗水和街道污垢沾染衣物），但雙腳左右踩踏、車輪壓在瀝青路上的機械式步伐，仍能為我帶來只有在植栽時才能覓得的清晰思路及空間。這兩種活動都有類似要求，也就是把注意力集中在眼前迷人的任務上，並把簡單目標和生理機能結合起來。停駐在廢氣和紅燈中的我，頭腦反而變得清醒又充實，滿盈著文字、靈感、新想法與白日夢。再過二十分鐘，我就會帶著一顆雀躍的心抵達目的地，皮膚下滾動的血液也更加奔騰。從二十二歲開始就一直是如此，那時的我既膽怯又膽大，彷彿只要有食物和空氣就能生存。一支邱比特之箭就這樣穿越了那道阻擋在我和倫敦之間、令人生畏的牆壁，讓我進入倫敦的祕密所在，就像取得這座城市的股份似的，使我透過季節變化（像是風如何移動雨，以及太陽升起的更迭變化等）來解讀它。就算倫敦是這樣一座有錢人專屬的城市，倒也為窮人提供了許多東西；只要他們有好奇心，有兩個輪子，就能在此擁有某種一切操之在我的自由。

只要一不受限於特定時間及目的地，我就會讓好奇心帶領我進入迂迴的未知街道，悠哉漫步，遊覽全然陌生的房屋和店面，同時放心地知曉自己終會找到回家的路。到了二十五歲左右，我已經沒有這種探索習慣了，因為我的日程總是異常忙碌，塞滿了酒宴、會議和聚會；其實這些都會被取消、重新安排，然後在一片道歉聲中再次被取消。一般而言，在被塞得頭昏腦脹及缺少時間的情況下，我們多半會先安靜度日，希望行程表上的人比我們早一步放棄計畫，這樣我們就不會成為背棄承諾的人。這是種令人不安的平衡，因為我們太過疲憊焦慮，無法積極投入社交，但又必須跟上朋友的交際腳步和社會的外在要求，所以我們總把自己的生活塞到爆炸。漸漸地，我越來越覺得我有回家的必要；我想在那裡整理、煮飯並等待喬許，讓夜晚在我們面前延伸，被電視或其他螢幕所吞沒。

現在，這些壓力轉移到了其他地方，畢竟回家也沒人了，我的計畫因此化身成其他事物。我變得更加需要好奇心，需要更多地方讓我放空閒逛，純粹為了倫敦這座城市再次探索倫敦。就在二月的某個晴朗下午，我在例行通勤路線上轉了個彎，進入了鮑寧頓廣場（Bonnington Square），這裡有著一整列維多利亞式連棟排屋，靜悄悄地躲在沃克斯豪爾車站後面。

騎腳踏車很方便探索，不僅幾乎不受汽車干擾，還能隨時發掘許多低調的奇觀，例如鮑寧頓廣場周圍的排屋便是城市園藝的天堂：那兒長得就是一副大家都不顧鄰居想法、特地花時間和力氣綠化人行道與門廊的光景。

我被迷得神魂顛倒。在大家一般視為人行道或停放汽車的地方，居然有著宛如叢林般的寬敞花壇。巨大的樹蕨倚靠在路邊護石上，下方有一片嫩綠新芽，顯然之後就會開出水仙花來。有著漂亮木窗及磚砌拱門的維多利亞式排屋就正對著小植物園後門，這座植物園的熱帶樹林及杜鵑花並排在毛茸茸的柏木旁。有棵梓木占據了房屋一角，其脫落的豆莢如同酥脆的茄子皮一樣散落在人行道上。扇形的棕櫚樹在藍天下形成鋸齒狀的剪影，葉蔭下綻放著原子彈頭般花朵的八角金盤。高大草叢從鋪路石的縫隙中發散出來，模樣煞是迷人，只是受天氣影響而變得蒼白脆弱。

在這些寬闊花壇之外，還有一些由盆罐、盒子、垃圾桶、鋁鍋及澆花壺所組成的花壇。而沿階草的深綠劍形葉片之所以沒有受到冬天的影響，很可能是因為這個地方已經用磚頭及樹皮自行形成了微氣候。我還看到淡綠色圍牆裡的小無花果樹長出葉子，還立了一個長期被忽視的警告「英國保健署物流財產」。有株一葉蘭從鋼製垃圾桶裡冒出頭，還有一株愛冒險的水竹草盡情放任紫紅淡綠相間的葉子從塑膠窗框裡傾瀉出來，竹節蓼（是一種來勢洶洶的紐澳鈕扣藤品種）更大量生長到足以把任何可能的居住容器都掩蓋住，一片矮小的三角紫葉酢漿草海中抽出一枝球莖嫩芽，這種酢漿草顯然能在附近人行道的所有裂縫中生長。不過，偶爾還是會突然冒出一陣田園式怪象把眼前這幅熱帶風情打斷，例如伸出粉色舌尖般多皺花瓣的豐滿山茶花苞，恰好填滿花盆的黃色報春花，或是覆蓋著無名球莖嫩芽的水泥花盆，上面貼了個小標籤：「香提兒與詹姆士，婚禮油桃，一九九三年。」

即使沒有草坪、沒有花壇、沒有栽種計畫或適宜土壤，但對我來說，這些就算是花園了。它們的存在本身便是一種美。即便是未經訓練的眼睛去觀察它們，也會意識到這些小森林、這一層層的生命階段展現，都來自於不經意的種植意圖。因為這些樹木既是種嘗試，也是種樂觀態度，其壽命往往比它們的周圍房屋還要長久；若不是被幾百種形形色色的人居住過，鮑寧頓廣場也不會持續存在。它們原本會像周圍堆滿吊車的建地一樣，將會蓋滿等待海外買家的華麗公寓，或是下班後便要出城回家的通勤族辦公大樓。然而，這些排屋卻因為善意和生存需求被保存了下來；而這區居民對街道所提出的薄弱主張中，園藝便是不可或缺的一環。

回顧七〇年代末鮑寧頓廣場周圍百餘棟房屋，當時的面貌多是一片荒涼又黯淡。只見窗戶用磚封死，大門緊閉，屋內的地板在生鏽管道上慢慢腐爛，殘存斑剝的壁紙掉落，露出灰泥牆及那些棄屋者曾有過的生活。為了尋找可以居住的地方及得以保存的事物，年輕人會騎著腳踏車，在倫敦日益複雜及老舊失修的街道上四處尋找空房子。最終，就像我一樣，來到鮑寧頓廣場。有個新來的甚至形容這裡像個堡壘。

人們紛紛闖進，從後方破窗而入，或用撬棍撬開前門。對有些人來說，這是種跟時間賽跑的壓力，只要他們越快闖入並換鎖，就能越快完成時效、合法擁有占有該屋的所有權。[1]但是對有些人來說，無論花費多少時間，打開自己家前門還是一種具有儀式感的象徵行為。有位女性曾用一根撬棍，用盡洪荒之力打開了大門，她後來回憶道：「每拉起一顆釘子，都像是離我的家更近了一步。」這是個充滿意義和重要性的實際行動，是種源於棲息的需求，也是在不穩定且變化多端的時代中，對於恆久的渴望。

這個社區迅速發展起來，吸引了來自世界各地的人們，以便安居倫敦。周圍開始鋪設水管，安裝電線、窗框和家具，甚至吊燈都從垃圾堆裡被搜了出來，用來布置新居。而且，植物也進來了。看一下當時的照片及影片，就會發現蜘蛛蘭、蝴蝶蘭、肯亞棕櫚樹及天竺葵在窗台上，在臨時廚房的角落裡現蹤。打開窗戶，就代表空間向窗外的公園開放。屋頂變成了花園，鬱金香在天空下翩翩起舞，人行道上的空隙被綠色植物填滿，彷彿在人們還沒有整理好水管或電線之前，便已經為綠色植物預留了空間。

當花園設計師丹・皮爾森（Dan Pearson）在九〇年代初來到廣場時，他的屋頂花園曾傲視著一片荒地，那裡曾有七棟房屋在閃電戰中被炸毀。有棵孤獨的核桃樹，是一九八三年該廣場第一批占屋者所種下的，周圍全是田旋花和大葉醉魚草，以及七〇年代市議會一度好意安裝的遊樂設施遺址，並在庭院向外處隔著一道鐵絲網。

這片土地一直被人遺忘，直到一九九〇年，某建築商向議會申請在這裡存放設備，提醒了他們此地的存在。渴望挑戰開發計畫的伊凡・英格利希（Evan English）成立了鮑寧頓廣場花園協會，並獲得了最後一筆公共綠化用的補助款。皮爾森曾在二〇〇八年的一篇文章中回憶道：

> 鐵絲網被換成了欄杆，柏油路和水泥地被換成了草皮，在老房子的地下室裡鋪上表土，以打造一系列的升高花床。

1 為英美法特有的占屋者權利（squatters' right）。

當地居民會幫助種植，並舉辦慶祝派對。他們透過街頭市集收入挹注撥款基金，藉此購買更多植物及長椅。皮爾森這樣說：

這個花園為居民創造了一種新的自豪感……在廣場的生活已截然不同。適合野餐的草地每個週末都很熱鬧。我們看到那些從未離家遠行的人，把公園當成他們家園的延伸。

這個花園被命名為「歡樂園」，算是對幾步之遙、十七世紀沃克斯豪爾歡樂園的致敬，同時也呼應設立目的。隔年，「天堂計畫」便開始實施，並撥款種植猶大樹及含羞草。二十五年後，等我再來看這座花園時，這些人行道就會變成一座叢林。皮爾森寫道：

爬藤植物（走）到了所有想綠化其建築者的牆上。人們很快就開始在自己房子前面的人行道上種植。窗台上出現了草本植物和鮮花，老舊電報桿被牽牛花和藤蔓植物占據，同時也出現了屋頂花園，所以我在自己的綠色小窩裡便不再感到孤單。

儘管有著不可計量的價值，但歡樂園和天堂計畫不只是照亮了廣場居民的日子而已。這二者更有助於合法化占屋者的反叛性：隨著九〇年代的發展，占屋區居民組成了合作社和住房協會，更成功遊說理事會，以該地形塑出的精神來拯救自己的社區。

這些排屋還擁有另一座令人自豪的社區花園。在皮爾森搬進來之前，哈雷福特路社區花園（Harleyford Road Community Garden）就已經建好了。當地居民在一九八四年設計並種植了這片拆除喬治亞式房屋後所留下的土地，並保留了曾佇立在庭院花園的部分梧桐樹。而這就是我的發現。據說在歡樂園和哈雷福特路社區花園之間有條祕密通道，但我就只是穿過了夾在兩棟房之間一條看似神奇的小道。該小道通往一座鵝卵石鋪成的圓形天井，兩旁有四棵小樹，但沒有樹葉，所以我無法辨認樹種。外面有座花壇，上面點綴著瑞雪，滲進了冬季花園裡一片泥濘、綠褐色的寧靜。

這裡有一種中介的感覺，彷彿是個被城市圍困的青翠之地。花園兩側是坎伯韋爾區、奧沃區和沃克斯豪爾區之間繁忙的主幹道，我多數時候都沿著這條路騎車。警報器呼嘯而過，只見磚牆和腳下礎石長著綠色苔蘚，這裡的空氣更純淨，環境更安靜。紫色番紅花鋪滿了一隅，那兒的長椅空著，等待著更溫暖的天氣。石板路漸漸變窄，誘使人們冒險進入被樹籬和柵欄隔開的其他幽靜角落。除了我，那裡沒有其他人，因為多數人平日下午都在工作。我在那裡站了一會兒，覺得自己既像被邀請又像是入侵，在感激這塊城市綠地口袋名單存在之餘，也為自己以前從沒來過而感到困惑。其實，在知道此地的歷史之前，我就意識到這裡是出於玩樂、原始衝動所創造出來的空間，亦是為其本身所造、既和平又美麗的事物。這裡不是公共花園，不是為了證明附近有什麼高樓豪華公寓；這裡只是去善用瓦礫碎石，為蓬勃發展的社區安裝一顆綠肺，讓市中心有個安靜、自然和學習的空間。這裡是倫敦高聳城牆下，另一種受控制的自由。

那是個繾綣的冬日，每次只有那麼幾分鐘，空氣中回蕩著春天的低喃。午後時分，太陽已經降得很低，但還需要些時間沒入地平線。就在寒氣沁入指節之際，原本的湛藍天空逐漸和緩深邃。雨滴從不見雲的天際落下，路燈似乎亮得比平常早。奇怪的是水仙花綻放依舊，但雪花已開始慢慢飄落，這是即將更冷、更黑暗的徵兆。渴望生命的球莖綠芽突破土壤，光禿禿的樹枝抵擋著強風，顯然在經歷了一月那幾週的衰退之後，全新的月份便帶著令人顫抖、無法預知的能量到來了。明智的作法反而是縱情享受當下的天氣，因為它很快又會改變。

我重新下定決心，要在所剩無幾的時間裡，在陽台上開闢花園，希望二月也能成果豐盛。十月種下的白色仙客來仍努力不懈，在毯狀、枯脆的常春藤所處的水泥盒子裡顯得很是明亮，但為了填滿整個空間，我又加了不少從哥倫比亞路市場買來的珍品，像是陸蓮花及色澤華麗濃豔的風信子，後者正值花期，花冠緊挨著葉莖。我還在其他花槽裡種了些白色風信子球莖，它們正準備從銀色蒿草霧氣中冒出；只見光滑的圓形綠芽輕輕地推開表面土壤，距離開花卻還有好幾個星期，而我的耐心早已耗盡了。

風信子有種迎風吹拂的感覺，也許正如其名——海雅欣・巴克特（Hyacinth Bucket），她是九〇年代情境喜劇《虛飾外表》（*Keeping Up Appearances*）中討人厭的明星；而風信子也有香味，一種令人迷醉、馥香滿室的氣息，如同巴克特一樣，帶著某種刻意而為的味道。有些人把它描述成甜香，但卻比糖蜜更膩、更具穿透力，那令人頭暈目眩的氣味更近於獸性。風信子的影響力及存在感，比夢想更強烈，更接近慾望，猶如同樣在冬季盛開的瑞香花；那是一種即使在最黯淡、最陰鬱的日子裡，也能在陣陣冷風中聞到的味道。

喬許和我在三年前搬進公寓時，曾收到白色風信子做為喬遷禮。它們是大家為了聖誕節刻意添入的球莖，但就如同其他刻意加進聖誕節的球莖，若要說有什麼吸引力的話，那便是隨著派對的消逝及隆冬的長存而增加。我一直認為，像這樣一種適合冬季荒蕪景觀的植物，是奇怪的浮華現象：彷彿衣著光鮮的都會人士從鄉下聚會回家的路上迷失了方向，一直沒能回到城裡。

我把它們放在新家的廚房窗台上。在那些黑暗的傍晚，它們就站在窗前，抵擋著窗外的冷凝水滴。

那時公寓很熱，因為暖氣一直開著，都算進服務費裡，由過時的建築管理部門強制執行，而組成風信子的小小海星狀花朵有著方便抓握的花莖，它們曾如此飽滿與歡愉，卻很快就枯黃脆化。我不知道它們的凋謝是過程之一，就像任何其他開花植物一樣，無常總是不可避免。我為此煩惱，認真地給它們澆水，希望它們能復甦。最後，我媽告訴我，這是正常的，它們已經開完花了，我應該把它們放在外面，可能會再次開花。我媽會知道這些，是因為她受不了風信子的香味；任何送給她的風信子，都會被迅速移到她廚房窗外的專用花壇。最後，它們變成了一場騷動：由淡紫色、粉紅色和白色組成的輝煌大雜燴。所有受迫的球莖都想成為季節性的輕佻裝飾，如此才有機會被挪到寬敞戶外野放，迎接松鼠和冰霜。

我沒把枯萎球莖放在窗台花盆裡，因為那時還沒開啟從事陽台植栽的冒險。我把裝著它們的裝飾花籃放在陽台某個角落，不加理會，之後便逐漸被水果箱、盆栽、土壤和實驗給蓋住，棕色葉子也被遮蔽、變得乾燥。一年後，當白晝仍然短暫、天空依然晴朗的時候，我發現它發了芽。我甚至已經忘記了那裡長了什麼，也或許一開始就不知道它的名字，但我還是把它挪到陽光下，所以又開花了——白色的花開在稍嫌嬌弱、沒什麼活力的莖上，但還是足以讓我在通風不良時打開窗，導致那種令人厭惡的香味飄進屋內。這也算是一股小小的復甦吧。

安娜和海瑟幾乎每星期都來找我。室友則越來越常外出，跟新女友一起，或在酒吧裡；有時在家，但都在自己房內，用電視聲音做為掩護。我們三個人則沉浸於一種美好的熟悉感，喝著茶，擠在一張 Ikea 小沙發上，把腳塞進一條人造材質、陳舊的毯子裡，依偎在彼此純粹的放鬆中。我知道這很難得，也很美好；這是我們共度時光的方式，完全不同於我們這個年齡層的社交方式，不同於我們面對很多根本不算是朋友的朋友的社交方式。我們不靠雞尾酒或華麗炫目的酒吧交際，自拍更是無法想像的事。我們只有一條不言而喻的規則，也就是不談工作；職涯話題在這個少女般、類青春期的空間裡，並無容身之處。某個星期五晚上，在她們都回家之後，我獨自待在她們待過的地方，聽著我們在大學時期演奏的一首老歌。我是如此清楚意識到自己即將失去這種閨密時光，也意識到未來即將發生變化，畢竟安娜已經訂婚，幾個月內就會結婚；海瑟則習慣展望未來，認定將有種安定的牽引力量，隨著她即將屆滿的三十歲而到來；而我知道，我們很快就要長大，這正是我所害怕的。

這股恐懼並非順其自然而來，而是在必須同時處理太多事的感受中，以一種艱難、沮喪的憤怒方式浮現。麥特和我被困在一場有關形式及控制的角力中，我們對於舒適的定義或家庭生活的每次調整，都像個警告訊號突然出現在我眼前。隨著我們在沙發上花的時間越來越多，比如說，抓住最後訂餐機會點了壽司等等，我開始相信，這種安適感會像我和喬許在一起時那樣使我們窒息。麥特在我的生活中是如此討喜、有趣，我越來越依賴他帶給我的力量。只是，似乎在這股力量轉變成某種更好辨識、更正常的事物之際，我就得面臨被迫抽身的苦楚。他總是歡迎我到他的公寓去，但我卻總是煩惱，為什麼當我在那裡時，洗碗或晾衣服對他來說都那麼輕鬆自在，而我卻焦慮不安，把他沒直接與我相處的每一分鐘，都當成是他對我不感興趣的暗示？我感到自己被遺棄，更害怕他對我厭煩，會像以前我曾遭遇過的那樣拋棄我，所以我常一邊發脾氣，一邊努力想把原因說清楚，但最後往往都甩門離去。雖然他為此困惑，可是我真的無法好好解釋，也無法告訴他，其實是我擔心他搞錯了，我並不是他想要的那種人。

逃避總是比較容易。我不安地躺在麥特的床上，聽著他輕聲敲擊塑膠鍵盤的打字節奏穿牆而來，越聽越心煩，同時試著想弄清楚，為什麼會覺得自己被拒絕了？我甚至都還搞不懂自己想要什麼。有天早上，我把自己的壞脾氣發在布里克斯頓區涼爽的髒空氣上，在人行道上狂奔，直到抵達布洛克威爾公園，並發覺我的橡膠步行靴在上午的通勤人海中很是突兀。只是我好像註定要去社區溫室，因為在那些紅磚牆裡，就像找到了避難所，一個屬於工業與平靜的隱蔽處，一個除了眼前任務外、其他都不重要的地方。這裡曾有過一段實際的季節變遷，像是把邏輯、種植法、科學、運氣與時間都結合起來，希望從塵土及大自然的混亂中創造出美麗又整齊的東西。我不過是當中最微不足道的一部分，既算不上是個普通志工，也不是個知識豐富的人。我只是喜歡這樣未臻完善的狀態，單純把時間和精力都投注在一塊無人知曉或不甚了解的土地，希望盡點棉薄之力，讓這塊地變得更好。

每年這個時候，園藝活動總是勞動多於照料，尤其是在一個新計畫不斷進行的偌大空間裡。所以那天早上，我和另外一人各自拿到一支鐵鏟和一台手推車，任務則是剷平一大塊爛泥，以便為造訪花園的兒童建造一座戶外遊戲區。這項活動並不特別吸引人，卻因其本身的單純目的而令人滿足。社區花園的土壤也很黏，就如同倫敦大部分地區，但幸好經過一夜的結霜作用（也就是當溫度上升到冰點以上，土壤中的水分會解凍，致使黏土軟化並凝結在一起），對於正著手去除黏土的鐵鏟刀面來說，會形成一種黏膠似的阻力，這無疑是幫了我們大忙。只是地面既冰冷又堅固，必須先用鐵耙將土耙鬆，才能用鏟子挖起來。我在使用這些工具時還是很笨拙，雖然能彎腰、起身，然後用力去推，但小腿還是會撞到手推車，指尖也開始在寒冷中對粗糙的木柄發出抗議。

我們邊挖邊聊，也就是凱特、花園主任、我及另一位志工（一位和我年齡相仿的女性，她減少自己的辦公時間，在星期五來從事園藝）。我不禁感受到一股姊妹情誼：三個走在不同人生道路上的女性、在某個上午團結在一起，把大型金屬器具插進土地，用我們的身體做出對女性性別角色期待的叛變。就在「我該成為什麼人，以及我原本該如何感受」都令我感到受限之際，能在自我的指引及動機下去耕耘大地，確實是一件感覺很好、很正確的事。挖掘的機械式動作化成節奏，讓我們的話題能不斷延伸，涉及寫作、女性及文字。我們比較了朵麗絲・萊辛（Doris Lessing）及珍・莫里斯（Jan Morris）的筆記，討論了性別及表達方式，而這些全都在鋼鐵輕擊土壤的鏗鏘聲響中進行。當我們穿梭在盤根錯節的厚實樹根中，並取出土壤內的大塊碎石時，凱特向我們說起了花園的歷史。在我們腳下這片土地上，用工具敲打的廢棄堆中，也就是那些崩壞的紅磚碎片，那些被歲月磨耗、風光一時的陶瓷磚塊，都有故事。受到柴契爾執政時期資金裁減的影響，蘭貝斯委員會（Lambeth Council）不得不在一九八〇年代中期停止這塊地的栽種計畫，並隨之關閉，這裡就被棄置至今，成為置身公園中央、一座非正式的垃圾場。隨後垃圾與大自然更開啟了一場無聲的戰鬥，只要有人堆起垃圾，就會有另外一股力量試著討回土地。但認真說起來，等同於整整一英畝的野外空間就這樣被遺棄了。

不過，人們在不斷堆積的垃圾下方看到了發展潛力。根據這段口述歷史，占屋者是第一批開墾這片空間的人，他們開始進行美化，清除垃圾，整理土地，就如同鮑寧頓廣場的那些人一樣。到了九〇年代，一群被稱作「綠探險」（Green Adventure）的游擊式園藝師（Guerilla gardener）[2]培養起這片空間，立志將這裡恢復成富饒之地，之後他們更種植果樹，打造了一座果園，計劃將整個地區改造成得以滋養附近居民的場所。

隨著時間經過，這股反叛的力量也開始合法化。正如鮑寧頓廣場居民好一段時間後才意識到的，只有與主管機關合作，這片空間才得以永續及受到保護。因此，公益機構的雛形便出現了，亦即布洛克威爾公園社區溫室，一九九七年九月更名為布洛克威爾公園社區環境中心，並制定相關商業計畫，包括成本、緣由、時間表，以及綠探險的主旨聲明。這份聲明就算已經過了二十年，其目的依然為人稱著：

讓城市居民（尤其是我們這些在社會和經濟上處於弱勢的人）得以創造、參與實際的社區計畫，並促進永續發展，最終讓我們得以具備為自己、社區及後代改善生活品質的能力。

2 未經允許在私人或公共土地上逕行種植，其目的是為了改善環境或生產蔬菜花卉供人使用或欣賞的人。

這份手繪計畫書也繪出了令我深深著迷的花園，有著堆肥和活動小溫室、池塘及染料花園。我發現，這些溫室早就被人取了綽號，較大的溫室叫「星星」，小的溫室叫「陽光」。在這份計畫書中，我還見到了雄心壯志的實現，也就是修復破敗的維多利亞風格危牆，把廢棄堆改造成舒適的房間，讓志工們都能聚在這裡喝茶、吃蛋糕，建立起一片以本地植物為主、得以捕捉並切割光線的林地。

這不是件容易的事，畢竟我所理解早期綠探險家們所談的環境，遠不如烏托邦那樣理想（甚至只能說是平庸），根本比不上將維多利亞風格圍牆內的廢棄場夢想成充滿活力、深受大家喜愛的社區花園的那些人。有些志工加入了兒童遊戲區計畫開始前非常重要的垃圾清理工作，但一牽扯到小孩便難免綁手綁腳。因此，祕密策畫、戲劇性及吵鬧紛爭，甚至真真假假的謠言，都盡數沉入記憶及敘事的泥沼中；另外，也有人提及「微小的混亂階段」，說的是丟失的鑰匙及冗長的財務會議。不過呢，有時事情就是這樣。今日的我們收穫了成果。我的身體耕耘著經過篩選、拯救和爭取的土壤，為了讓下一代能在大自然中玩耍而鬮路，就像最初的綠探險願景一樣。

幾小時後，脫光衣服的我站在廚房裡，發現大腿上有一塊蜜柑大小的淤青，這是笨拙的我整理土地、使用木耙及推車時留下的痕跡。整平土地後，我騎著腳踏車回到山坡上，拖著疲憊不堪的身體走進公寓，在走廊上就脫下了沾滿泥巴、沙子、土壤和汗水的衣服，把它們全丟進洗衣機裡。低溫穿透我刺痛的皮膚，進入我發燙的肌肉。一旁有半塊華麗的綠色瓷磚，那是我在挖土整地時，從垃圾桶裡救出來的寶物；在我裝進口袋前，它就已經先被時光及砂石給磨圓了。這塊磁磚色澤翠綠，每個角落都有漂亮的凸起葉片，似乎是來自某座維多利亞風格的壁爐，在水龍頭下洗淨後，仍保有一絲原本的釉彩。我用手指撫摸著磁磚，想知道它是如何出現在我的廚房裡，出現在我的手中，是誰在什麼時候丟棄了它，又是誰在何處驕傲地把它裝貼上去。我先前的暴躁已然消弭，被寒冷、機械式動作及我所經驗的物事給沖散了。我的身體疼痛，但腦袋靈活地轉著，不再激動困頓，而是平靜澄澈。

之所以去挖掘那片土壤及其附隨歷史，是為了證明殘破土地所能產生的事物。不過，更重要的還是意識到，想要改善那些早就放任自生自滅、慘遭遺棄的事物，從來就不是件簡單的事。這裡本就沒有任何規則可言，所以為了使鮑寧頓廣場變美，就必須有著無比的勇氣，用遊走法律邊緣的方式來開墾。換言之，布洛克威爾公園的垃圾場是仰賴大家非法翻過危牆，進行清理，才能逐漸變成社區花園。雖然形式及過程難免有爭論，但每一步都是在膽量、信念和決心之下一一完成，再加上時間、合作和純粹的付出，才打造出眼前妥善美好的一切。可以說，這些瑣事、餘波、會議及丟失的鑰匙，最終都被折疊成一段歷史，在無形中化作生長成形的植物。

麥特本來要在印度待一個月，好幾年都沒什麼休假的勤奮工作後，終於能撥點時間來享受冒險。出發前一晚，他因期待而興奮不已，畢竟他從沒經歷過長時間的異國旅行，一般就是做做白日夢或神遊四方。因此，打包行李、準備行程及迎面而來的新鮮感，難免把他弄得手忙腳亂。雖然我被拉來幫忙，但我卻對他失去耐心，覺得在他去印度之前，我們該把相處時間花在更有意義的事物上。所以最後，我向他鬧彆扭，氣沖沖地去泡澡。對於他把所有事都留到最後一刻才處理，我還是氣得半死，也把他對我的依賴看作是種自私心態，而非是尋找支持或愛的需求。過了一會兒，他打開門，踏進了水裡。以往他侵入被我當作暫時避難所的空間時，我都會推開他，但在浴缸裡泡澡，恐怕就很難辦到了。因此，慢慢地，我們展開了對話，思路也比以往更深刻。我害怕自己在他面前變得自在舒適，而且我確信一旦自己失去魅力，他遲早會厭煩。我告訴他，我們想要的可能不同，我已經受不了太過習慣彼此，以至於被視而不見，畢竟我還有其他更好的事可做。聽我說完後，他卻說自己不這麼看，我只是成為他生命中的一部分，而他喜歡如此。漸漸地，我們靠得更近了，肢體交纏在一起。我們發誓要用更多的耐心與體諒，讓一切變得更好。

如果我想跟麥特，跟我倆共同占據、溫和的新空間和平相處，我就必須揭開自己的過往，尊重它的存在，正如同我所保存那些來自花園土壤、年代較久遠的碎片。然而，就目前而言，我還是無法思考我們的未來，我仍然惴惴不安，畢竟我曾付出全部的自我，卻又眼睜睜任其消失不見。只不過這次，我已經不再是那個我，交往對象也不同人，而我倆的一切都在眼前順利滋長。

儘管我憤怒、沮喪又大驚小怪，但我們都沒離開彼此。若我不願鬆綁自己的過去，多點空間及認可，去接受這些過去都已成往事（而且大部分都快樂、勇敢及運作良好），就不可能在其上方奠定任何新的基礎。

也許我不斷在大自然中尋找慰藉，不斷發現自己被那些不受磚頭及人行道影響生長的東西所吸引，原因之一，便是大自然的計畫並非顯而易見。這是種經過歲月考驗的老舊事物，被層層裹在光線、土壤及礦物中，也是種在我們為其他計畫庸庸碌碌之際，同時有所發展的事物。

我從觀察植物成長所領悟到最難得的經驗之一，便是萬物皆有定時。一顆迅速發芽的種子，很可能會依包裝上的說明，以雙倍速度在幾週內開花，因為陽光、溫度、濕度及土壤都在無聲的安排中激盪，決定植物該在何時啟動生長機制。然而變數更是無所不在：有些種子能抵禦霜凍，卻被蚜蟲給咬壞，有些則得等到夏季節約時分才會開花，而澆水過量又被遺忘在暗處的風信子，卻在一年後照樣開出潔白花朵。正是這些小小謎團促使園藝師持續投入園藝活動，因為大家都知道，就算球莖會長出花蕾，之後長成花苞綻放，還是有很多細微的差異需要努力。在每一個不同處，都會有需要解決的挑戰，或是該等待到隔年的喜悅。有時，最微小的事物正蘊含著最龐大的野心。因此，之前我所完成的一連串步驟也代表了，即使在寒冷的幾週前才從社區花園泥土中拔出茅草，野花種子也會在那幾週內接著落腳。正如同倫敦的土壤在空襲中被轟炸，高線公園也遭到棄置，恰恰給了鄉下來的植物一些城市的空間；又或者，對居住場所的單純需求，讓人們打造出了幾十年後鮑寧頓廣場的都市叢林。舊事物並不總是需要被改造，而是需要有人欣賞及滋養。若我們能容得下過往的種種，那些事物就有機會因為停留時間夠久，而得以成長發展。

游擊式園藝就是這樣開始的。幾個世紀以來，一直都有人這樣做，不過首次正式記載是在一六四九年。當時有位飢餓的紡織商傑拉德・溫斯坦利（Gerrard Winstanley），被禁止在公用土地上種植這般不合邏輯的規定所激怒，因此他寫了本小冊子，譴責「本來可以盛產玉米的土地，卻只成了雜草叢生的荒地」，之後更召集了一群稱作「挖掘者」的男男女女，在一個星期內清除了薩里郡聖喬治山的大片土地，騰出種植歐洲蘿蔔、胡蘿蔔、豆子和大麥的空間。

與此同時，每一棟在紐約的房子都有塊花園和畜牧場，因為當時城市剛剛興起，大家都自己種東西來吃。然而到了一九七三年，曼哈頓及布魯克林已經成為一座充滿毒蟲、犯罪與貪腐風氣的都市叢林。此時，「游擊式園藝」一詞的發明人，也就是顴骨貌似調色刀、受過哥倫比亞大學教育的油畫家莉茲・克莉斯蒂（Liz Christy）開始注意到，在她居住的曼哈頓下東區垃圾堆裡，番茄種子正逐漸生長成株。她認為其他東西也應該能生長，便和幾個朋友跑到住家附近的空地大樹下撒了幾把種子，像是用「種子炸彈」武裝自己，並用堆肥、種子和水製成的天然手榴彈扔向籬笆及荒地，希望在這片廢墟中能冒出得以開花結果的東西。

克莉斯蒂住家社區的垃圾場，之後變成了鮑里休士頓社區農場花園（Bowery Houston Community Farm and Garden），也是紐約市第一座農場花園。在種植作物都能正常生長之前，她跟綠色游擊隊（當時也曾考慮叫「激進根莖隊」，但我覺得後者沒那麼順口）花了一年時間把垃圾從地下全清出來，然後再經過鋪土、當地警察局的馬糞及苗圃的捐贈，才得以開始綠化這塊地。

可惜的是，一九八五年克莉斯蒂不幸英年早逝，年僅三十九歲的她被癌症奪去了性命。不過，先前她埋下的種子炸彈，早已爆炸成一場城市園藝革命。克莉斯蒂透過她的《動手自己種》（*Grow Your Own*）廣播節目傳播社區花園的訊息，並成為市議會公共空間綠化計畫的首屆主任。克莉斯蒂卓越的洞察力，讓她得以看見七百座社區花園在紐約市蓬勃發展的潛力。逝世二十年後，她的花園（如今叫莉茲克莉斯蒂花園）取得了跟中央公園同樣的官方認可。人潮較多的那側便是鮑里街，那兒有幅寧靜畫面——幾把依偎在竹葉中的藍色塑膠椅——彷彿像在暗示著曾是垃圾堆遺跡的過往。

麥特總在我入睡後發訊息過來，這樣我醒來就能看見色彩繽紛、散發著異國情調的亮麗金盞花及鮮嫩欲滴的巴豆的照片。一想到他在進行這場偉大探險時，會因為看到這些植物而想起我，就令我神魂顛倒。我也把這種暫時的遠距離看作是場科學試驗，是物理條件與化學作用的結合；要是他身上沒了這股全新的熟悉感，那會出現什麼樣的退卻？

我從夏天開始就仰賴著各種支持，來抵禦我最大的恐懼：孤獨。閨密、轉瞬即逝的夢中情人、匆忙來去的新朋友及失而復得的老朋友，他們都以同樣的熱忱向我靠過來；家人、短期的新室友，當然還有麥特——這些人全都讓我感到自己被愛、被珍視，使我能重新振作起來。我忙著跟他們往來，以避免面對喬許離開後所留下的空洞深淵；儘管過去幾個月裡沒有幾次真正的獨處機會，但我也變得更善於獨處了。

不過，我現在就在獨處。在星期天晚上和平日早晨，那些為了去融入另一個人的習慣而變得游移不定、自由彈性的時間裡。自從確定會在今年底某個時間點離開這間公寓後，我就開始認真考慮在自己的空間裡獨自生活。儘管知道自己最終會住在離城市較遠、較小、較不漂亮的地方，但我會開始把擁有一個屬於自己的地方這件事，視為是值得開心的畢業典禮。麥特不在的這段期間，我播放著這曲孤獨，提醒自己能擁有這種感受是多麼幸運。這是更為成熟的我，也就是多年前終於學會騎腳踏車自由來去的我，接受了這樣一個新奇的「家」的概念，試著圍堵與控制某種比我自己更狂野、更巨大的事物，某種可能將我吞噬的事物——若我不加設防，就這樣輕易展露本性的話。我試著不讓自己被那些幽暗、寂靜的夜晚吞噬，而是勇於去擁抱它們，即使只是努力做做樣子。彷彿是試著掌握那深刻的孤獨之際，又盲目地把手伸過去，企圖想觸摸邊界一般。

麥特出發一週後，二月的天氣轉為狂暴。整整五天，多莉絲風暴（Storm Doris）蹂躪了整個英國。以往，隔離在城市水泥碉堡中的我們，無法完全感受到這種災難性的衝擊，只能從照片中看著數公尺高的海浪和倒塌樹木，看著倫敦周邊通勤帶的火車全面停駛的消息，而我們蜷縮在室內和地底，在大自然肆虐下持續自己的生活。然而，多莉絲風暴卻不是這樣。天空介於銀灰及粉紅色之間，呈現某種瘋狂、陰森的顏色，深不可測的蓬鬆白雲隨著陣風到來而翻湧盤旋。我回到家，發現陽台門及臥室窗戶都被吹得折開，一陣強勢的清新直衝入室，貫穿了整間公寓的中央走廊。風灌了進來，所有的門都砰砰作響，把裡裡外外的障礙都推到兩旁。我不知道是沒關好門閂，還是單純因為大自然的力量太強大，總之氣流說明了，這股力量是無法掌控的。我們這些凡人不得不停下來見證一切，並放棄過去曾自以為擁有的那點控制權。

這讓我想起了自己在和喬許共有的家度過的第一個夜晚。那時風也很大，狂風呼嘯更勝於大雨不斷。我躺在我倆放在地板、充當各種家具的床墊上，看著克里特爾風格的鑄鐵窗框被吹響，陣風鑽進屋內，撩動好幾週都未能掛上的窗簾，心裡惶惶不安。當時我多麼希望這些奇怪聲響、徐徐啼哭及金屬撞擊聲都能安靜下來並消失不見。風從我們靠著的那扇門縫吹入，使我覺得自己就快被掃入風中，一種莫名的責任感油然而生。這些聲音是如此令人心生畏懼。我擔心這件新生、成長的東西，這間我們簽了名買下的昂貴公寓，就要被大自然的暴風擊碎。我想阻止它們，將它們排除在外。畢竟，這從來都不是計畫中的一部分。

但是，如今的這一切也都不是計畫中的一部分。我獨自躺著，仔細聆聽。窗戶聲響不再困擾著我。幾個月前，我曾用橡皮筋把最吵的那扇窗給捆起來，但我也知道會發生什麼事，大概就是陣風會刮進來，風速約每小時四十五英里，還不到全國其他地方的一半，所以玻璃依然會健在，而且就算真有什麼問題，我也會修好它。我頂著風把陽台門推開，門外卡了根乾枯竹枝，就像電風扇上黏了張紙條般嘈雜。我不再感到害怕，這間公寓也已不再那麼珍貴，畢竟我們早就打破了公寓曾為我們守護的未來。

這裡已經不再是我倆關係的基礎了。如今我已明白，即使偉大計畫會中斷、脫序或改變，但真的沒關係，有時事情就是無法順利進行或完成。在經歷了幾週的動盪和反覆無常後，我終於能在此刻冷風吹拂過臉頰之際，第一次有恍然大悟、平靜接受這一切的感覺。倒不是說我知道未來會如何發展，畢竟我實在不知道之後自己會住在哪裡，也不知道要怎樣負擔得起，更不知道什麼時候會發生。只不過，老是一直擔心大風或其他數百萬件我無力改變或控制的事物，未免也太蠢了。最後我聽著風嘯聲及窗戶聲響入睡；反正已經豁出去了，其他的就順其自然吧。

我當然知道那些植物會受摧折，只是拂曉遲早會如一場表演般到來，飽和的寶藍色天幕點綴著燈光，城市早就被清洗得乾乾淨淨。乾枯到被濕土壓得喘不過氣來、過了冬的天竺葵，最先在大風中脫盆而出，一塊塊球根與土壤留在陽台角落，塑膠花盆則成堆地排在另一側花盆後面，畫面看起來比實際情況更戲劇性。不過呢，把它們放回花盆裡，灌點水，拍拍土，倒也還能再多看一季。至於珊瑚鐘，已經被蹂躪得差不多了，葉子變得紛亂，呈現紫褐色及粉橘色，帶著冬季緩慢的日落餘暉，顯然已在暴風雨中萎去，或被連根拔起。雖然我曾責怪自己，為什麼沒把花槽搬下來放到陽台地板，就免受如此慘烈的滅頂之罪，但其實這些都是小小的損失而已，真的！我沒有會翻倒或被劈裂的溫室，也沒有那種精心鋪上小蠶豆、最後卻整座全被掏空的花壇。然而，即使是那些不幸失去所愛的園藝師們，想必也總會在一片狼藉中，發揮正向積極的一面；他們大概還會認為，重新翻動過的土地為自己省下了好幾個小時的除草工作，反正他們早就想換掉這座溫室了。這些經驗豐富的植栽者接納了大自然的意見，意識到真正主宰一切的力量，並在頓悟中找到真正該做的事。反正只要妥善處理殘留下來的事物就對了。

儘管風信子被攔腰折斷，卻還是努力待在陽台上。我切下尚留一絲生機的命脈，把它們帶進屋裡，塞進果醬罐，放在臥室窗台。風信子的花朵烏黑得像水坑裡的油漬，在隔天清爽的午後光線中獲得了全新丰采。我為這幅景象及氣味所驚艷，為它們和我都從風暴中倖存下來感到慶幸，也為救了它們而欣喜。

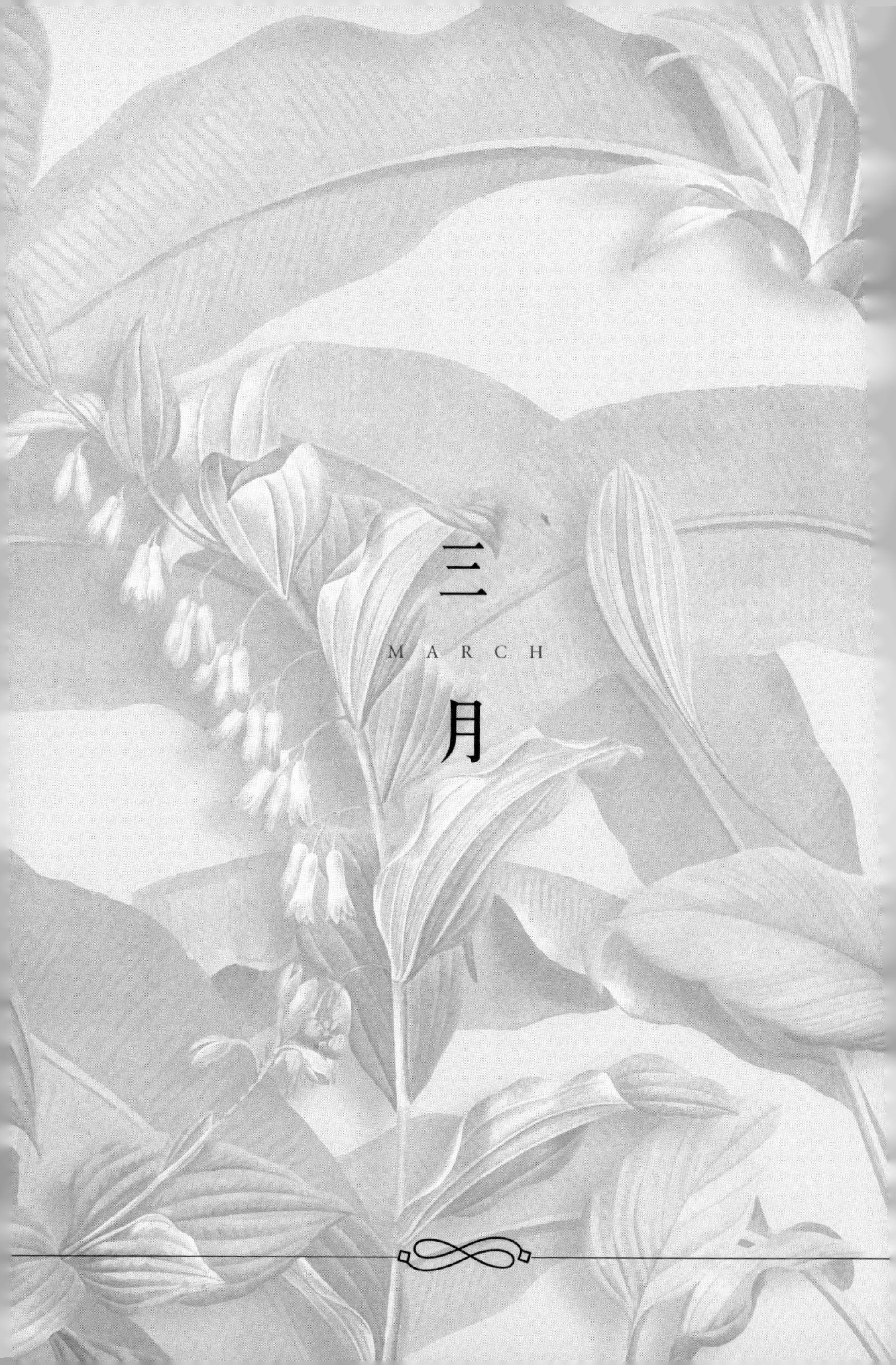

三

MARCH

月

幼苗總在窗台上互相爭奪空間，因為這裡是完美的發芽地點，既能從鐵框大窗獲得充足的光線，又能從下方的散熱器擷取溫暖。至於窗台本身是用紅色瓷磚鋪成的，所以無需擔心潮濕土壤會讓木材變形或損壞油漆。最重要的是窗戶就在桌子旁，緊挨著陽台窗門，方便我看著它們長大。因此，在光線充足的清晨吃早餐或晚上寫作時，我會監測這些幼苗的生長進展，看著一彎嫩芽破土而出，推擠著下方種子，同時迸出第一片葉子。隨著日子一天天經過，它們會逐漸活絡起來，枝莖也會變粗。在一整天放晴後回到家，會發現它們急切地靠向窗戶，於是我把托盤、花盆和派對塑膠杯轉過來（我已經把剩下的塑膠花盆都用完了，這些花盆在其他季節總會把陽台各角落弄得亂七八糟），這樣它們就會在第二天往另一個方向傾斜，希望這樣能長得筆直些。我在幾週前便已播下種子，至於何時才是播種的最佳時機，只能說園藝師之間總有種莫名其妙的恐慌與競爭；敏銳的人會在十一月把香豌豆裝入盆栽土中（很可能先在濕紙巾及特百惠塑膠容器中泡幾個晚上），也有人沒費什麼周章就在五月直接種到土裡；有人則在白晝還很短、很暗的時候就播種。也有不少人認為，不需要為那些突然冒出、缺乏光照的小傢伙準備太多，畢竟你也能在兩個月後再播種，最後這些植物也會很快趕上進度。當然，也有些人乾脆跳過整個過程，在六月直接插上漂亮、健康的幼苗。而大多數人都會結合上述這三種方法。

不過，我在一月時總是躁動不安，而且，之所以會在深冬時節播種，都是因為我懶得參閱種子目錄，又想直接開始種點什麼。這點跟冬日裡懶洋洋的植物還滿像的。例如，在很大程度上屬於室內植栽的番茄和辣椒，就非常適合在年初種植。有了它們，再加上一些香豌豆，現在全長成了一座小型幼苗叢林，正好方便我在早餐時間觀察生長進度。

我從街角商店拿了個水果箱，小心翼翼地把這些幼苗排在裡面，底部紙板因潮濕而加深顏色，發皺的瓦楞紙邊透出滿叢綠意搖曳。我實在不放心把它們交給房客，所以在我離開公寓這兩個星期，我想把這些幼苗交給樓下鄰居照顧。這次並不是為了另一個家或另一個人的床位而離開；我要去度假，到日本偏鄉野地待上兩週。這是場雄心勃勃的探險，也是我不想再次經歷的探險。這幾年我省吃儉用，跟喬許一起去了幾趟日本，因為他喜歡那裡的新奇與文化，而我一直是他的快樂旅伴。時間一久，我也喜歡上那裡大自然的運作方式，好奇它們是如何融入人類精心打造的基礎設施中，這有助於我理解他對那裡的喜愛。不過，即便這地方再怎麼吸引人或廣袤未知，對我來說，真的也沒必要再度造訪。千禧世代的旅行方式宛如傳染病似的完成主義，好像只要在某個國家停留過一點時間，就認為旅行已完成，可以打勾了，所以大家無法理解我跟喬許為何要不斷造訪日本。不過，其實幾個月前我們訂好機票時，我也無法理解，畢竟拉丁美洲或非洲也是我這小小英國旅人尚未解鎖的地區。我經常旅行，但也會儲蓄以備不時之需，如同探索世界是大家期許千禧世代該完成的另一件事。總之，我們還是訂了去東京的機票。這是種希望讓事情變得更好的努力，讓我們得以期待更好的將來。只不過，我們還是失望了；曾緊緊栓著夢想未來的螺絲釘，最終還是鬆脫了。現在，決定不錯過航班的我，獨自一人搭上飛機。

其實我對未來是恐慌的。理論上自助旅行是種志向，象徵著千禧世代終極的自由——也就是遠離同事及親友，重新整理自己，認識他人，跨出舒適圈，去體驗被限制住的「真實」體驗。可以想像那樣一幅秉持背包客自由精神、滿臉生氣勃勃的畫面。然而，我都沒有被這些東西給說服。我還是為要獨自花上兩週與自己為伍的想法暗自恐懼。說真的，我不記得上次自己一個人待一整天是什麼時候，更不用說兩星期了。我開始瘋狂計劃，向那些經常自助旅行的朋友尋求建議（只是，在旅館公共區域閒逛或預訂烹飪課程，聽起來都比不上獨處來得吸引人），並試著跟那些會在差不多時間抵達附近、久未聯絡的朋友牽上線。我在偏遠地區的旅社預訂了繁瑣的行程，並規劃詳細，企圖用書面的井然有序來平息自己的焦慮。同時，我在朋友和家人面前假裝興奮，迫不及待想離開倫敦休息一下。只是當航班臨近之際，心裡還是有股不安襲上。

希斯洛機場到成田機場的直飛航班大約是十三個小時。我旁邊的座位原本應該坐著大方伸展著手腳的喬許，現在卻空無一人。雖然大部分時間我都在睡覺，在意外寬敞的機艙空間裡昏昏欲睡，只是一醒來，我就會拿出列印好的行程表，宛如讀聖經一般，在飛機上一遍又一遍地讀著，同時想像都還沒有見到的車站。

然而，就在班機接近成田機場時，我突然不緊張了。我向窗外望去，看見從機翼後方升起的山峰，不自覺就想對任何人都說聲「哇」。地面上出現許多住宅景觀，平坦的灰褐格狀田地也隨著飛機下降變得越來越大，還有奇特的磚瓦屋頂及無葉的枯樹。我感到自己的血管微微顫動，興奮地抓著扶手，打開了好大過於壞的期待心情開關。我想起了自己前來此處的原因：不是因為方便，也不是不想白白浪費機票，而是因為待在一個全新的地方，看著世界另一端的各種細節，總能讓我感到飄飄然。而我有兩週的時間來尋找這種感覺。

離開倫敦格林威治時間，以及通勤、辦公與就寢時間等種種約束後，我成了個只需對自己負責的人。長期以來，我總渴望能有更多時間跟喬許在一起；然而，分手後第一個週末，我離開公寓，突然就多出了很多時間；這令我近乎窒息，直到之後再次適應，得以去做些園藝活或瞎忙。我已經用遍種種生活日常，例如計畫、書籍、友誼及植物等等，去填滿上一段感情所留下的空洞。同時，我也變得更善於提升效率，儘管起初是為了活下去，後來則是習慣所致。只是當我碰上沒理由或沒必要忙碌的時候，例如夾在日記裡的某個夜晚，一整天下來的唯一空閒時光，我就會煩躁不已。因為，在不斷想著敦促自己去做更多事、擁有並成就更多的過程中，我已經無法放鬆了；老是覺得一有空閒就是浪費時間，彷彿總是有下一部 Netflix 影集要看，有篇當代思潮的文章要讀，或者有張專輯要聽。

我的旅程從金澤開始，這是一座靠近日本本州北部海岸的中部小城市，既沒有我賴以逃避安靜時光的慰藉，還帶給了我意外的孤獨，因為朋友們都不在這裡，我脫離了辦公室，身處跟所有人的社交媒體都不同的時區，更遠離了我的植物。在這裡我就是個普通人，帶了四本書及略顯不足的決心想來寫作。我或許曾在啟程前發表了想慢活一下的偉大聲明，只是對於如何慢活又沒啥想法，所以最後我也就沒放慢腳步了。

降落後，我搭新幹線到金澤，洗完澡後又步入黑暗中，在街道漫步。我爬上一棟公寓的外部樓梯，俯瞰整座城華燈初上，遠處隱約可見夕陽餘暉。我帶著渴慕的心情撞見了這座城市著名的庭園——玉泉園。這兒燈火通明，華而不實。日本人去金澤是為了看庭園，而我騎腳踏車去那裡，卻發現看著其他人（用自拍杆和穿著華麗服飾）享受庭園，比起園藝本身更加有趣。日式庭園圍繞著控制及焦點而發展，畢竟在這個國家，面對大自然不時透過地震及海嘯展現力量，園藝的目的就是追求完美。我看著一小群宛如軍隊的女人蹲在地上，用手除去苔庭上冒出的雜草，思索著自己到底錯過了什麼。這一切感覺是如此靜態，我卻什麼都體會不到。那天下午稍晚，我騎車沿著河邊的鵝卵石步道（在日本，在人行道上騎車遠不如在英國那麼違法），接著轉進木造老城區之外的山丘。在這裡，一切更加桀驁不馴，更具本地氣息。沉重的腳踏車在陡峭狹窄的道路上踉蹌難行，我把車停在某支燈柱旁，改用步行前進。穿過街道時，野竹葉在我身邊推擠來去。

隨著坡度上升，我開始氣喘吁吁。天氣還很涼爽，一年才剛開始，大部分樹木都光禿禿的。不過，已經能看到許多新生氣息，包括某個老人正在溫室屋頂上修修補補。在他身下，植物的生長擠滿了玻璃窗，宛如一座充滿霧氣及綠意的方盒。

第二天早上醒來，有股勝利的預感在心中萌生。前往高野山的跨國旅行在此刻，就如同平攤在我面前的一床棉被，彷彿輕輕鬆鬆就能克服，不再是一週前看似不可能任務的科幻情節。搭電車從金澤到大阪約三小時，沿途會在本州南岸的彎道上穿過寬闊的河流及山脈，南海特快電車先從大阪的工業重鎮出發，之後平穩爬坡上升。房屋開始縮小，屋頂越來越斜，也越來越多磚瓦，每條沿著懸崖隧道、來自盡頭的光線，總能帶來更多迷人的景致。當我們經過小小的木造車站時，穿戴著肩章及帽子的孤獨站長，會揮舞戴著白手套的手，路邊正照料著田地和溫室的年長園藝師們則抬起頭望著火車，彷彿火車每天只經過幾次。然後，就是一整片森林，還有纜車經過的陡坡旁染上塵雪的竹子與若隱若現的雪松。下車之後，冰冷的空氣迎面而來，我先是搭上公車，再按照電子郵件發送過來的手繪地圖，沿著一條小路找到了金剛三昧院，我會在那裡度過兩晚。

前一天晚上，僧侶們發來電子郵件，告訴我寺院不會提供任何晚餐。簡短的訊息寫道「沒有食材了」，然後就是句點。有家咖啡館還在營業，那時我一邊吃飯，一邊望著眼前古老的時光暗湧。下午五點，是高野山淡季關閉的時間。這裡與其說是村莊，不如說是宗教聚落。幾個世紀以來，在紀伊山脈八座山峰之間的盆地裡，建造了將近一百二十座寺廟。一般到了夏季溫暖時節，高野山就會吸引成千上萬的遊客。但現在是三月初，正如我住處門口那幾雙鞋所顯示的，我是寥寥幾個遊客之一。

我在隔壁小市場買了些零食，因為擔心晚上會餓肚子（聽說要等第二天早課誦經後才會有食物），之後我向西，走向漸漸黯淡的光線，經過幾間矗立於參天雪松林間的寺廟，這些寺廟氣派中帶著一分空靈。它們大得幾乎跟神祇一般，令那個在台階上祈禱的男人顯得渺小，暮色正好成為他棕色長袍的保護色。

在即將到來的黃昏，灰色林地及棕色寺廟相互陪襯，成為白色御神籤的背景，這些白色紙條乘載著未來的機運，被綁在樹枝上或金屬線上。因為沒有風吹拂，數以百計的小紙條便靜靜地躺著。我從未綁過御神籤，但這是日本各地常見的景象，尤其是佛寺和神社。你可以跟附近攤販購買它們，或直接把錢放進老實付款箱。隨機選擇的紙片上寫著祝福、厄運或機運，內容從婚姻到疾病都有，彷彿所有日常期盼都在這些小小信物上得到了滿足，從商業及市場投機的陳腔濫調，到渴慕或等待伊人的靈光詩意皆有。綁上御神籤，就是沉溺於生活的小幸運。依照傳統，將御神籤綁在附近的樹上能轉運，以便實現或避開小紙片的預言，一般都把好的綁在松樹上，壞的綁在杉樹（雪松）上，因為這兩個詞在日語有雙重含義，「松樹」（Matsu）音同「等待」，而「雪松」（Sugi）音同「經過」。這樣一來，便有了等待好運，壞運過去的意思。最終，所有的命運都會化成煙霧和灰燼，神社或寺廟會在祈禱時燒掉它們，以淨化紙上的意念。

即使不甚了解御神籤的微言大義，而且對許多人來說，這只是種好玩的迷信，如同幸運餅乾或星座一樣，但光是看到它們被綁在樹上，我就會有種美妙的感覺。一般來說，都是輕巧低矮的樹枝承載著重責大任，一張小紙片，只要有人讀過，便能連結至他們的生活，附加在大自然上，見證並給予聲援。等待或過去，松樹或雪松，對於仰賴大自然來協助命運的去向，這點倒是不約而同。在參天大樹包圍下，這些小小命運承載著許多人的意念。

不過，我還是追著夕陽，穿過小鎮盡頭寂寥而巨大的高野山大門，越過一道較小、較蒼白的朱色拱門後，踏上搖搖欲墜的台階，直到我的運動鞋遇上柔軟苔蘚、融雪浸泡過的蕨類，遠方一片霞紅披掛天際。不知何故，這種靜態觀察總像是刻意表演，我實在無法從中體會到什麼，也無法欣賞我正身處的一切。反之，我變得焦躁不安，沿著小鎮的主道往回走，發現自己被這一切孤獨氛圍給嚇壞了，不只沒有平靜，反而感到陰森。澄澈天空、松樹剪影及蔓延的電話線相互交錯，都令人窒息，彷彿我是意外闖入廢棄片場的臨時演員。

見到有家咖啡館兼水晶店的燈亮著，我不加思索推開門，因此喚來了店主。我點了杯茶，並一反常態地加了糖。我一邊浸泡在這股難受的孤獨及滿是無聊厭倦的羞恥之中，一邊把茶喝下肚。無論我曾如何想像在這個松葉所覆蓋、鴉雀無聲的小鎮會發現什麼，小說《享受吧！一個人的旅行》所宣揚的古老見解，或者人們從休學空檔、到異國度長假中體會到變幻莫測的「靈性」，都沒有停留在我杯底泡軟的甜茶包上。於是我就這樣付了錢離開，回到寺院房間，只見床墊都已經鋪在榻榻米上了。淋浴的水溫很快就變涼，我被帶領著探索迷宮般的黑暗走廊裡，然後在我以為是洗手間的地方見到了私人溫泉。我把自己泡進熱氣騰騰的水裡，希望睡意來襲，以便抵禦剩餘的清醒夜晚。

人們之所以會到高野山寺院投宿，是因為這裡的寺院比飯店或旅館要多。不過，還有另一種誘因，那就是想參加寺院僧侶的儀式，這些儀式會在黎明後不久開始，接著持續一整天。我也參加了。經過整夜的睡睡醒醒，做了充滿森林氣息的夢的一夜，我在六點半醒來，迅速穿上了實用舒適的外衣。我從旅行開始便帶著幾件衣物，每日都以不同方式穿搭。整座金剛三昧院很冷冽，一夜之間下起了雪，推開通往寺廟庭園旁邊門廊的單薄門板，就會有一股冷得令人窒息的氣流竄入。我開始了一天無所事事的觀禮活動，看著四個和尚進行我無法理解的儀式，與其說是冥想，我的思緒反而飄蕩在永遠無法解開的謎題中。他們的誦經聲既陌生又熟悉，四人反覆循環的低吟聲更令我想起了舞曲。幾個小時後，我置身在另一場儀式中，在另一座更宏偉的寺廟裡，那是個空氣中瀰漫著濃郁香火，如同鉛塊般沉重、非常昏暗又肅穆的地方。此時響起的誦經聲聽起來比之前更加純淨，我的思緒飄揚其中，失去了掌握時間的能力，只知道自己穿上襪子的雙腳，在地板上逐漸痲木。

那座寺廟位於奧之院，該處因其墓地規模之大而聞名日本，這裡有超過二十萬座墳墓，跟寺廟一同成為高野山的聖地。我在以往的日本旅遊中參觀過公墓，一直認為這裡令人好奇。當然，這裡很安靜，充滿一種對往生者的眷戀，有別於我們在英國的經驗。我喜歡看到往生者的喜好（書、卡拉OK麥克風）被刻在墓碑上，以及用咖啡罐和糖果做為祭品來表達追思。奧之院還有個經年累月和大自然的附加優勢，也就是一片滿布墓地的森林。另外有個更公開的區域，用於紀念日產、松下和麒麟（即啤酒和茶葉製造商）等大約三百位員工的企業「墳墓」。無數碑石就這樣座落在雪松、冷杉、紅松、南方鐵杉、日本傘松，和以醉人大地氣味聞名的日本扁柏下方。

這片森林在十九世紀初被默許為保育區域，當時甚至頒布一項禁令，禁止將這六種樹木用於建寺以外的其他用途。儘管很難想像一個如此神聖的地方，還能見到虔誠信仰之外的東西，但高野山確實曾經歷了各種形式的破壞，從戰爭到火災皆有。而每次洪水過後，選擇在這裡定居以尋求平靜的人們就會清理廢墟，重新開始。也就是說，這裡很多寺廟並不如外表看來那般古老。周圍的森林不僅比它們更古老，而且是人為刻意的種植。算是再創造的一種方式。

墓地裡有條路徑清晰的小道，狀如樹木，具有許多分支，一開始還算一目瞭然，但它的清晰也只到進入林地前為止。這裡沒有禁止進入的感覺，似乎只要我夠安靜、謹慎和尊重，便能隨心所欲到想去的地方徘徊走動。於是我開始爬上山坡，或踏上某些久經磨損的台階，探訪那些深邃樹林所包圍的更小、更隱蔽的墳墓。腳下掉落的針葉樹枝、蕨類和苔蘚的柔軟，都隨著每一次的步伐更加凹陷。有時，這些小徑會把我帶到超現實、出乎意料之處，例如一座冬季過後的鑲黃灌木林，或是一片寬闊、微風拂過的平原，彷彿我在幾秒鐘前根本就不曾駐足於林地的痛楚之中。

專注於這種不言而喻、近乎原始的探險活動中，有助於我脫離慌張失措的無聊及孤獨，進入一種更安定、沉思的狀態。即使我在當下確實陷入迷惘（可能待了幾小時，也可能只繞了一圈，持續個幾秒鐘，這很難說），也不可能沒注意到時間的流逝，但大自然正在我面前創造了一段生動的歷史。在更遠、更人煙罕至之處，墓碑石在一片青苔下與森林融為一體；我想知道是誰埋下了這些碑石，他們的後人是否還活著，又是誰在哀悼那些標記已無法辨識的人。接著，我又往前走了幾百公尺，見到傳統上由五塊石頭堆成的佛教標誌，在灌木叢下方自成一格的擺設。

通常，成片的綠灰色景致會突然被一抹赤色給打斷，有些是飽和鮮亮的紅，但更多時候是褪色蒙塵的粉紅或淡橙；那些是地藏菩薩的衣服，我印象中從未見過的破舊。地藏是日本信奉的佛教神祇，祂保護弱勢，也保護女性及旅人，特別是那些死得比父母早的孩子，無論產出與否。根據日本佛教信仰，那些在童年，甚至出生前就死亡的人注定要進入煉獄，因為他們沒有足夠時間在短暫生命中累積善因，但有著長長法袍的地藏，能將這些嬰靈偷渡至極樂世界。對於悲傷的父母，因流產、夭折或墮胎失去孩子的女性來說，祂是個令人信賴的慈悲行者。墓園裡的菩薩像很是顯眼，雕像眾多，但都很小，而且往往具有凡人形象，像是和尚、僧侶或看似平靜的嬰孩模樣。不過，最具特色的還是菩薩像所穿的紅色圍兜、帽子和開襟針織衫或夾克。為祂穿上這些衣物的人們，都是為了哀悼還沒大到能擁有自己墳墓的孩子。

菩薩像或許能提供最清晰的線索，甚至翻譯有關那些在墓地受人悼念的亡者生活。即使對這一切了解不多，關於刻在石頭上的日文、遠處的鑼鼓和念誦回聲，但在這個空間裡，有一種我在其他地方難以覓得的平靜，觸動內心深處。這股氛圍與寺廟庭園裡的制式古板、井然有序不同，後者總有著梳理過的石頭和修剪過的樹木。此時的天氣也顯得空靈，只見皚皚白雪從晴朗天空中落下，再從稍作搖曳的樹冠上飄落。之後，貌似被陽光焚燒穿透的層層雲朵浮現，灑下的樹葉疏影在我眼前地面上閃閃舞動。沉重的記憶與失落難以抹滅，它們似乎將空氣凝縮成某種東西，壓住我的肺腑，超出了心理感受，成為實際的生理反應。不過，這也算是種解脫。經過好幾天的等待，那所謂重力、覺醒、蛻變的感受，不知何故，就這樣到來了。這場不安又沉悶的自助旅行，終於為我帶來某種意義，如同一件稍大的外套披上肩頭，將我包裹其中。而現實中的我被包裹在以往從遠處才能望見的飄忽疾雪之中，就像是某種新展望。

下午回來時，我發現自己的房間很暖和，床也鋪好了，昨晚喝光了的小保溫瓶被拿走，留下了一罐裝著茶、更大的保溫瓶。外頭又開始下起雪，我在房間門廊裡一張柳編板凳上，坐看雪花飄落在庭園石頭上。前一天晚上，我滿腦子想的大多是逃之夭夭，放棄在寺廟及高野山獨處，跳上第一輛纜車，然後是第一輛山區電車，回到大阪那座充滿生命力的城市，以及我一直很喜歡的麵糊狀佳餚。高野山實在太安靜了，總讓人覺得有種被虛無的一切包圍出來的幽閉恐懼。但此時，坐在我先前關上門的小小和室裡，我才注意到自己給自己的那份奢侈，就是處於這有點無聊的狀態。我之所以能適應周圍環境，欣賞其不凡，清楚聽著腦中的聲音，都是因為身邊沒有其他說話對象、沒有網路，只有刻劃在風景中的神祕儀式與壯闊感受。

那晚，我又受到吸引，再次回到了墓地。降雪不斷，多得足以覆蓋步道，每走一步都在腳底發出微弱聲響。雪花在黑暗中更顯得變化多端，與其說是氣象，不如說是魔法，彷彿只有在寺廟關上厚重木門後，在知道大多數人都躲起來的情況下，才安全降落。隨著夜幕降臨，路燈都已亮起，燈罩裡的燈泡照著昏黃道路，我的路線比起幾小時前在這裡亂竄的探險活動更加保守，但我總覺得墓地還是發生了變化，即使是重走最近的那幾步路，我也認為自己到了一個截然不同的地方。雕像佇立在屬於它們的黑夜中，頭上和鼻子上的雪都為祂們帶來全新的神祕感。就連我也變了，如同眼前風景，變得更加平靜，變得不再那麼想掌控一切，也不再那麼堅守計畫，而是隨意漫步起來。我不再躁動不安，不再追求改變與挑戰。相反地，我開始接納事物的原來面貌。

我從這座山脈轉移到另一座山脈——岐阜，寄宿在一座如惠比特犬般細長、名叫馬籠宿的村莊。這裡緊貼著山坡，很快就不見飽經風霜的房子，只留下大片嚴峻荒蕪的美景。厚重的塊狀雲層徘徊於峰間，籠罩著周圍的雪松與竹林。偶爾釋放出一整天下來最後一絲光線，映照在幾經摧殘的平坦乾黃草地上，在寒冬無情風嘯下更顯脆弱不堪。不過，村莊上游有著井然有序的菜園。柔嫩綠芽從整齊劃一的黑色塑膠布中冒出，甘藍菜驕傲地端坐著，或許是知道昨晚的降雪會讓它們更加美味。竹杖排列成整齊溝壑，稻草人的紅色斗篷隨風飄揚，這兒有著劃成小塊出租的土地，金屬框架上蓋著綠網，預告著之後天氣漸暖、今年稍晚就會到來的作物。我在小山丘頂的公墓裡，努力著想辨識那些隨時會開花的肥大球莖。

從旅社對面餐廳裡的交談中，顯示我得一個人在這裡住上兩晚。其實大多數人只會在馬籠宿停留幾小時，並在清晨離開，前往中山道（一條有著四百年歷史、前封建時代的道路），然後寄宿在妻籠宿，也就是下一座沿途風景更美的村莊。孤立無援的感覺又開始向我襲來，同時意識到自己把時間用錯地方。只是晚飯後，我又進入了現在所依賴的日常習慣，先深深泡浸溫泉中，用浴衣（一種大多數旅館會提供的輕便、長及腳踝的和服）裹起自己，然後在地板鋪好的床墊上好好坐著翻書。我已經在日式傳統房屋裡待了一個星期，也已經適應了內部寒氣，輕微顫動的拉門，以及那裡吸引人們靜默沉思的方式。我已經開始擺脫城市生活的象徵，幾乎沒有打開行李箱往下翻找超過兩英吋，每天都高興地穿上同樣的衣服。我不再化妝，也綁起頭髮，甚至照不照鏡子都不再是問題，畢竟這裡沒幾個人能見到我。

與其說我是獨自思考，不如說是獨自一人，被迫面對自己，身邊沒有其他人得以使我分心，因此能全心投入在自己嚮往的事，而非只是該做的事。我被逼著去注意自己習慣的步伐（而且經常被準備得更充分的行人超越），去探索途中經過的神社、庭園和街區。我發覺自己帶錯鞋子了，因為其他人都穿著雪靴，我卻穿著 Nike 休閒鞋，不過在雪地上滑倒時，我還是能自己爬起來。我開始明白，我會花這麼多時間反覆思考這趟旅行的大小瑣事，也就是條列在紙上的漫長旅程及遙遠旅社，都只是因為我不想面對現實；畢竟這原本應該是另外一回事，應該是同甘共苦、屬於兩個人的事，現在卻完全是我一個人的事。然而，我實際上到底去了哪，走了多少哩，心裡有多孤獨，都不重要，因為這段期間我得孤身一人在日本；比起我必須繞過的任何一座山脈，這都是更大的挑戰。我從未經歷過這種孤單，這並不是透過閱讀或研究就能有所準備的。經過幾個月行政作業及實際經驗的糾結，我有太多感受都得考慮其他人，例如喬許、麥特或我的朋友。我從來沒給過自己空間，從來沒享受過沒有他們的感覺。

倒也不是說一切都有個偉大的頓悟時刻。中山道無疑是美麗又偏遠，唯一的生命跡象，便是從煙囪冉冉升起的無聲炊煙，或是偶爾巧遇的狗兒；兩者的結合，便是某座低矮木造建築裡住著飼養靈敏獵犬的熱情男子，用掛在直火上的鍋具為我斟上綠茶。不過，我還是把覆蓋白雪的竹林及附近川流不息的河流，看作是一般的山水風光，而非偉大的啟蒙之地。我的領悟是種更緩慢、更寂滅的體會，比起其他事物，更無勝於有。我來到夢境裡陽光普照的東京，彷彿描圖紙般變幻莫測、虛無飄渺；只有當眼前這座熟悉的城市化為真實，我才感覺到意識在騷動。我抓著包包，我的票，就如同緊抓著意義和現實之間的空隙。煙燻木頭的氣味還停留在我的髮梢。

我十四歲時，曾在地理課學習有關日本的知識。我記得讀過的熱門教科書都把日本描述得很過時，即使那時的日本看起來又如同是未來一般。我們聽說那裡有超高速列車和抗震建築，大家都比鄰而居，住在都市小公寓裡，還有聽起來宛如警世故事的種種事件，例如令人筋疲力盡的工作文化、效忠公司及漫長工時。聽說，日本年輕人經常得在高壓下實現目標並符合期待，最終無法承受，導致日本社會長期有高自殺率的問題。這種說法並不誇張，儘管日本自殺率比俄國低得多，但還是比英國高。近年來，備受矚目的過勞死案例亦再次向日本政府請命，主張改變工時過長的致命文化，而那些不幸喪命的人無一例外，都是二十幾歲的年輕人。此外，由於技術、失業和收入等一系列眾所周知的原因，日本的千禧世代對於性愛與現實人際關係都不感興趣，刻意迴避。

不過，其中的共鳴點，便是我們如何成為社會的一部分，而這個社會看起來跟我們十幾歲時用近乎反烏托邦的色調所描繪的社會並無二致。自一九八〇年代以來，有越來越多二十幾歲的年輕人搬到城市，選擇便利舒適但較不穩定的住屋條件，而非安全開闊的郊區居住，此外，工作過度也已成為千禧年後的常態。二〇一九年，世界衛生組織更將「工作場所的慢性壓力」所引起的職業倦怠，定義為嚴重的健康問題。我們在廣告看板的薰陶下成長，告訴我們要是還沒有「準備好適合海灘的身材」，就得透過約會軟體尋找緣分。頭版新聞則說，我們即將邁入無性生活。經濟學家認為實際情況更複雜：焦慮的我們是多麼努力想躲避風險；因此，宅在家比出去約會更有吸引力。

不過，這很難相互比較。日本也許在十九世紀中期就已經打開國門，但仍有很多地方會跟外來者或遊客保持文化上的距離。儘管如此，多年來我依然認為東京是個舒服的地方。我喜歡東京的井然有序，喜歡大家排隊等候搭地鐵，而不是全擠在地鐵門前。我喜歡彷彿無窮無盡的粉彩瓷磚，迤邐排列在城市建築及公共廁所的樣子。這是個為孤獨而設的地方，沒有所謂獨自吃飯的禁忌，所以即便是身為老外（意即外國人）的我，也樂於被這座城市的命脈、數百萬計秩序良好的人潮所淹沒。

對喬許和我來說，東京別具意義。就說倫敦吧，我們或許曾一起在倫敦相愛、同居，但倫敦是我一個人自己摸透的。城裡的腳踏車路線早已刻在我的腦海裡，而我對這座城的地理位置印象皆來自於面試、晚餐、飲料和笑聲，來自於已失去的及新結識的朋友，以及我獨自路過某間酒吧時曾佇足久望裡面狂歡的人群。可以說，倫敦是一座我努力去愛、深陷其中的城市；更不用說，這個地方也建立在我十幾歲野心勃勃與二十出頭力求生存的微薄薪資上。我得面對下班後超市裡惱人的大排長龍，初夏河畔幸福的皮姆酒時光，以及搭公車時所花費的通勤時間，思考著自己如何找下一份工作，下一間公寓，下一個俱樂部之夜，以及下一次朋友聚會。

喬許和我漫遊倫敦，但我們也成了倫敦的囊中物，隨著城市的軌道運轉。不在城市之中，而是在城市周圍；這個多年來支撐我、考驗我的倫敦。過去這九個月孕育出了一個全新的倫敦，它容納了浩劫後勇於在此繁衍的大自然。就像牆上冒出的大葉醉魚草，瓦礫堆中長出的野花。這是一座我總能在掘地過程尋得慰藉的倫敦。

但東京不是這樣。東京一直以來都是我和喬許兩個人共同培養密語和習慣的冒險之地。對我來說，路邊的自動售貨機、會說話的廁所，以及巨大、起伏的斑馬線，都充滿難以言喻、無可否認的浪漫，因為這些是我們兩個人一起發現的事物。我任憑回憶一一浮現。在東京剛開始幾天，喬許和我就像普通朋友般交流，這是幾星期、甚至幾個月以來的第一次，我們在跨越不同時區及數千英里的無線網路上友好地聊天。我故意重溫我們走過的路，按照他的指示到我們曾著迷的咖啡館和商店，樂於重溫我們曾擁有的一切，只是現在剩我獨自一個。

經過長達幾個月，每天都要被平凡事物勾起回憶的尷尬或痛苦感受，我終於願意拾起這些回憶。我懂得重新感謝起喬許最好的特質，他是多麼努力挖掘被隱沒的寶藏，過程又是多麼一絲不苟；他能在最小的事物上尋得樂趣，更樂見別人留意細節。藉由容許美好事物的存續，也就是留下好的一面，而非刻意丟失、留空、黯然神傷或放棄一切，我才能好好感謝共同擁有的過去，畢竟曾經的輝煌都已盡數消逝。而且，就如同用黏膩化學藥劑清洗的相片，總期待著見到些什麼亮點一樣，自助旅行正好暴露了我是多麼想以不同的方式生活。我如何獨自占有東京，很可能就看得出日後我如何獨自生活。

有些朋友恰好在東京。他們想在柏悅飯店的高空酒吧裡喝杯雞尾酒，在夕陽時分欣賞《愛情，不用翻譯》（*Lost in Translation*）電影場景的旅遊景點。那天傍晚沒有表演般的日落，反而燈光都從地面往上照射，許多東京摩天大樓頂層的紅色航空警示燈（通常用於提醒直升機及飛機低空飛行的一種安全措施）則依各自的節奏閃爍，如同呼吸般劃過黃昏。這是我在其他不那麼高級的酒店欣賞到的景象，而身邊總是有喬許的陪伴。而此時此刻，五十二樓，在一群女孩忙著使用手機的無線網路之際，我把握了僅僅幾秒鐘的獨處機會望著那些燈光，才意識到自己終於要和這一切告別了。為了喬許，為了我們曾擁有的一切。我終於允許自己全然向前看，不再拘泥於過去，並把我們的回憶及意義安放在我過去的某個地方。

喝完那杯酒後，我開始向東京宣示個人主權，因為我已習慣了最初害怕的一人獨處，在沉澱中得到了滿足。我自在地度過一個又一個小時，任憑自己隨意閒逛或打盹。這段日子裡，我既沒有到處瘋狂觀光，也沒有努力在景點清單上打勾，反而是在快樂的閒暇時光中度過，對於一週前的我來說，這是不可能發生的事。我的動力不是來自於我應該做什麼，像是去找適合放上 Instagram 的素材，或跟隨旅遊指南的建議，而是完完全全隨性而為。之前列印出來的資料和行程表都已被我塞進了行李箱前袋，它們如今都破舊不堪、又軟又皺。我睡了一覺，放任自己被逐漸升起的日光喚醒，只見天空難得沒有呈現晴朗湛藍，反而是一望無際、宛如棉花般的灰色，東京的水泥叢林沐浴在柔和又舒適的光線中，彷彿一條起皺的羽絨被。我開始養成習慣，例如在 Google 地圖上搜索附近的綠地，然後動身前往，雖然主要目的是為了尋找即將到來的賞花地點，不過同時也是為了想找到自己想找的東西。

我知道櫻花季就快到了，所以就算到達東京時，木梨、桃樹和李樹都已綻放，我還是在櫻花盛開前到達。這可是刻意的安排，在冬天而非春天來到日本。此時大家都在為賞櫻做準備，例如在六義園這座「迴遊式庭園」，那裡有棵高大的枝垂櫻，每年都吸引賞花客前來朝聖，屆時相關標誌及障礙物也會一一架設好，準備迎接即將到來的人群，他們將喝著印有櫻花圖樣的啤酒罐，在櫻花樹下拍照。幾年前的春天，喬許和我來到這裡，當時我盡可能地狂飲粉紅色泡沫下的愉悅。日本絕大多數城市的櫻花品種都一樣，也就是染井吉野櫻，粉紅色的柔美花朵是這個國家民族特性的重要一環。這種櫻花樹是基因複製品，所以它們會在同一時間開花，而且在輕盈花瓣鋪滿地面之前，滿開狀態大約能維持八天左右。若要尋找其他不同的特殊品種，就必須去山區、花園或鄉下，但對許多人來說，能見到染井吉野櫻就很美好了，貌似棉花糖的甜美生命會因其短暫花期而更受人喜愛。日本人以櫻花綻放做為一年之始，學校在四月註冊，大學也是如此。櫻花的綻放代表著一個新的開始。

但如今，我在一座已然不同的城市尋覓。這座城市不存在於記憶或傳統中，而是存在於好奇心及跟我所習慣之日常如此不同的平凡、富饒生活中。一個截然不同的更新版本。我愛上每棟方格狀粉彩房屋之間的狹窄縫隙（這是日本某種特有景象，有助於防止地震帶來的破壞），這些縫隙裡塞了泡沫保麗龍盒或啤酒箱，裡面有盛放的雛菊，或搖曳著幾何狀葉片的三角紫葉酢漿草。我停下腳步，欣賞貼滿整片牆的灰色方塊磁磚；在強調實用主義的基調上，裝飾著大量粉紅色花朵的花邊。在高圓寺附近，我經過一家窗明几淨的盆栽園藝店，先是一眼瞥見店主，一個穿著傳統　褲坐在後面的男人，然後再被隔壁店面所吸引；那裡有個年輕女人打扮成幼童模樣，整理著原色服飾及復古玩具架，同時播放著節奏雀躍的斯卡樂曲。

東京的傳統庭園總讓我覺得有點冷淡，大概是因為缺少了必要的身體力行，所以我無法從枯燥單調的禪宗庭園中得到啟發。而且在京都、金澤、甚至是高野山歷史悠久的寺廟中，那些我曾造訪過的庭園，其形式風格不知為何，也總令我感到窒息。日本庭園的藝術精神在其恆定性，這是一種截然不同的園藝風貌，跟我們在英國花園裡所展現飽經風霜的姿態，以及放任季節隨著陽光變化皆有不同。然而，根據我漫步東京居家花園四處觀察的心得，日本人在外頭花園種的植物就跟在室內種的一樣，他們喜歡它們（也或許是喜歡它們的五彩繽紛），也知道如何照顧它們，同時對生活的渴望更勝過對藝術的追求。我在文京區的公寓住宅區兩側發現了棕櫚樹，區內街道上瀰漫著馬鞭草的氣味，粉桃色的木梨花以某種角度從路邊箱形樹籬中間冒出，乳白色的木蘭花則優雅地穿過停車場上方空蕩蕩的廣告招牌灰框。我還注意到窗台上完美的粉紅歐洲銀蓮花及花盆裡豐盛的鐵線蕨，葉子在風中搖曳，彷彿烘乾機下的秀髮。

澀谷以購物聞名，在這些店面旁邊有一排排倒置的塑膠瓶，裝著樹苗及灌木盆栽，不妨說是人行道上放肆不羈的綠色爆炸現場。它們究竟是以怎樣的決心及毅力出現在那裡？答案或許是想到要在人行道上用盆栽種樹的人類，以及一旦放在那裡就會茁壯成長的植物吧。然而，我所想到的是它們一定得做的儀式，如何給那些塑膠瓶澆水；以及在這東京最繁忙的街區之一，這小小的組合盆栽花壇，是如何讓那些人群付出善意和耐心、小心翼翼地繞過？在日本的最後一個下午，我停留在附近較老舊的一區，也就是距離東京只有幾站遠的下北澤。幾天來的日常閒逛讓這些曾經不同的事物披上了正常外衣，我從自動售貨機旁和高空電線下信步走過，雖然沒停下腳步欣賞這片新景色，但有一處罕見的塗鴉吸引了我的目光。被漢字轟炸了兩個星期的我，忍不住受到這面爬滿常春藤的粉紅色牆壁旁、波紋鐵牆牆脊上，那一串英文文字的召喚：東京屬於你（TOKYO IS YOURS）。

麥特的航班比我的晚了幾小時抵達，所以他直接從機場趕來找我。在我們暫時分開的期間，彼此都有陸續保持聯絡，只是頻率不高，因為我想給人在印度的他時間和空間，讓他得以遠離倫敦的生活；相對地，我也很享受自己一個人的空間。不過呢，此時我打開大樓前門，發現他跟著人潮進來，用了個好萊塢式的擁吻迎接我、向後彎了我的腰，同時還緊抓著他布滿灰塵的手提箱。我們置身於一場純真而非激情的重逢裡，沉浸在無須言語、別後再聚的極度快樂。我對自己的喜悅感到驚訝，原來我已經準備好了；很高興自己能走到這裡，在走廊的日光燈下，成為他人眼中的大驚小怪。那種緊張兮兮，糾結在對麥特的愛及對喬許的背叛之間的兩難，那股沉浸在老是覺得太快的感受，都已經離我而去。我們不過是在做自己，就這麼簡單。我們把第二天的時間留給了彼此，一起整理行李，一起克服時差，一起睡眼惺忪地想重新認識彼此相遇的這座城市。只不過我們沒離開房子；當時外面天氣很糟，所以我們只是躺在被子裡，聽著保羅・西蒙（Paul Simon）的歌，交換我們各自的探險故事。

我在春分將至的幾天前返回倫敦。嚴格來說，現在仍然是冬天，但冬天卻不可置信地選擇出走。上個星期我所收集到的天氣資訊是氣候溫暖，所以回來後真的發現陽台上一片喧囂熙攘，如同狂風中的小船。半年前我從哥倫比亞路市場買來後便一直掛心的白色風信子，在陽台東側炸成了一場醉人的動亂，滿是濃郁香味及刺眼白色花瓣，有些花朵還重到把莖都壓彎了，垂頭喪氣地望著下方的蒿草墊。我不在家的時候，山茶花小小的堅挺花苞也已經綻放，開著層層疊疊的花瓣；就在我走入陽台時，它們全都在窗門口迎接著我，猶如一座即將盛開的倫敦。

比較東京之旅，盛開的倫敦明顯是截然不同的一回事。我們倫敦不只一種櫻花，我們有幾十個品種，這點要大大歸功於英國的櫻花守護者，他們對這種日本本土樹種的痴迷，讓他們遠遠不僅只是遙遠異國的專家而已。比方說，柯林伍德・英格拉姆（Collingwood Ingram）就是位相當迷戀櫻花的貴族生物學家。他在皇家唐橋井附近的寬敞後花園種了幾十種櫻花，在那裡送出及接收所帶回的稀有日本插枝（這些都是插在切開的馬鈴薯裡、經過四十天旅程的倖存插枝）；只是，一抵達英國這個土壤被工業化嚴重侵蝕的國家，有些品種在幾十年內就已滅絕了。然而正是他的收集，才促成了英國街道、沉睡的郊區及戰後議會莊園邊界能看見各式各樣品種的櫻花樹。不過可惜的是，我們這裡沒辦法舉辦賞櫻節，因為櫻花綻放的時間遠遠超過八天，樹木會以不太嚴格的順序上演開花記，有些在三月早到的涼風中綻開，有些則持續到五月第一次舉辦烤肉派對為止。倫敦的櫻花有深櫻桃色、淺白色，以及兩者之間所有的色調，跟木蘭花的高雅宏偉、連翹的亮黃及杞柳的討喜粉色相互激盪。倫敦的櫻花很少繞著運河或排在人行道旁，而是照亮了公車通勤路線，或從柵欄中探出頭來。在此，櫻花是種美麗的紛亂，多種色調的融合；是為了那些在一旁賞花的人，而非為了周圍水泥建物而綻放。

我向樓下的鄰居道謝，把那盒豌豆苗放回桌上。鄰居照顧得很好，豆苗竄得又高又結實，綠

意盎然，既沒有澆水過度，也沒有枯萎，而且葉片都很健康。不過，香豌豆已經探出了頭，這情況很常見，因為這種植物很擅於跟蹤、爭奪及攀爬。放任它們反倒是種限制，畢竟這些植物只能向上生長，若不給它們分枝，就會變得瘦弱，開花數量也會變得很少。因此，最好的方法就是掐掉它們。我數了數每根瘦弱的莖上有幾排葉子，把指頭放在某對葉子上面，並感受芽莖在指甲間斷裂。對這種植物來說，這樣做不可能沒損失，只犧牲一邊就已經是最好的結果了。但現在，想必香豌豆會長得更寬、更粗壯，之後也會長出更多枝條，並在夏季稍晚時節開花。我已經介入了它們始終如一的堅持，並給了其他更美好的選項。

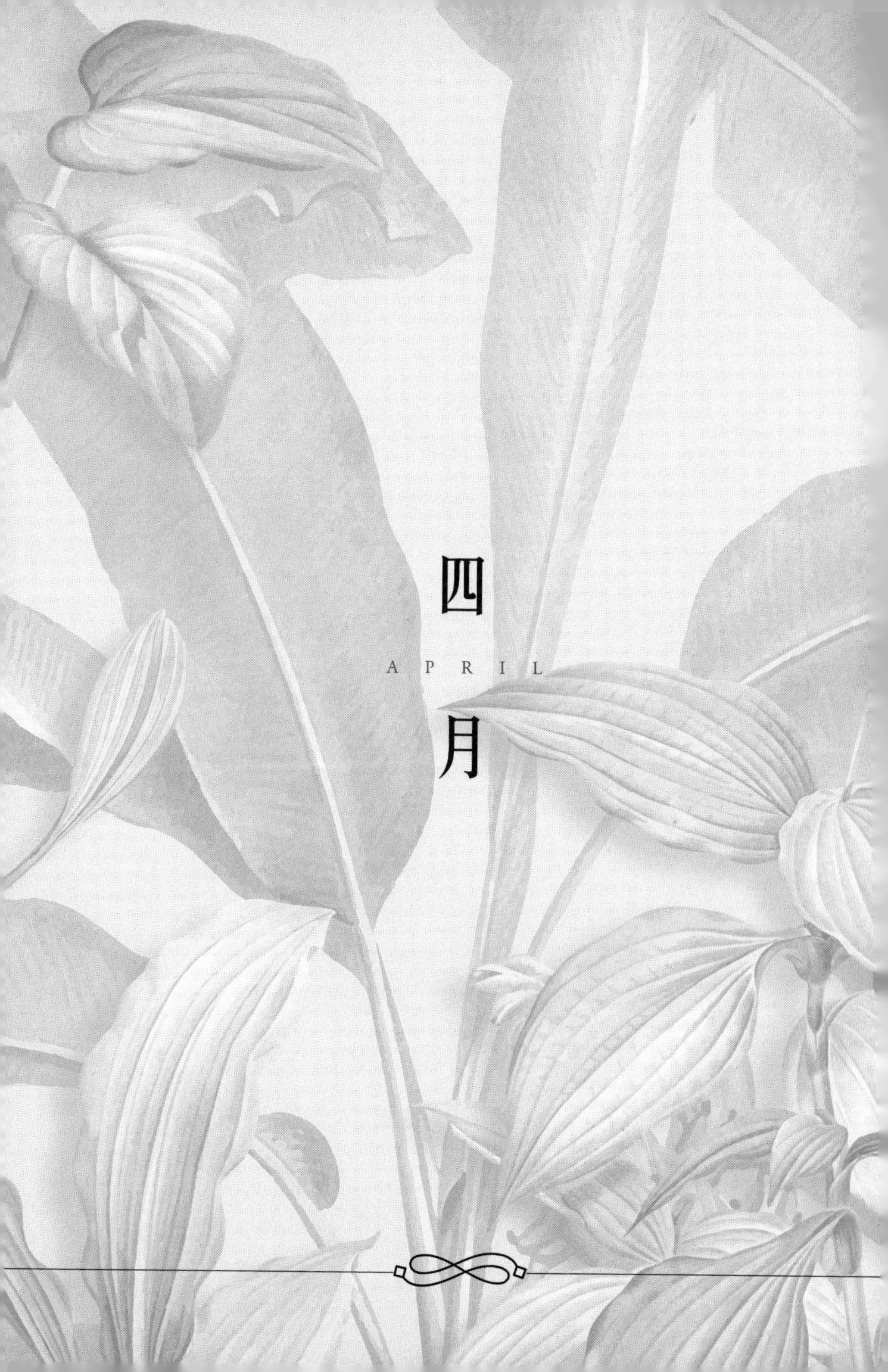

四月

APRIL

我大致記得所有光線和空間的樣子。挑高的天花板夾了層閣樓，整個地方採光明亮，彷彿隨時準備好充滿活力生機。待我一醒來，才朦朧中意識到，這只是陷入沉睡時自己腦袋塑造出來的夢境。雖然這是飄進我睡夢中的夢幻住家之一，我卻發覺那座落於虛構地址周圍的房子實際上存在，宛如一條迷幻的陷阱街道。此後幾個月，我一邊走過坎伯韋爾區，一邊思考自己的潛意識到底是如何把那條街創造出來的。

在這夜晚才出現的場景，我看見了自己的未來，而房屋的色調及問題各不相同。有些可笑得異想天開，有些則更貼近現實，但總是為了最後一刻充滿恐慌。而反覆出現的一個恐懼，便是我即將搬離，收拾陽台，移動所有植物容器的事實。它們即將被搬到哪，從未揭曉，不過已足以使夢中的我焦慮不已，擔心不是所有植物都適合新環境，也擔心它們無法適應新環境，更擔心自己創造的一方天地只能存在於原本那個地方。

在夢見這些植物以外的現實，是我該離開喬許和我曾共同建立家園的倏然驚醒。我們已經啟動了搬離公寓不愉快的談判過程，接踵而來的正式書信，一頁頁鮮明的字體記載著完全不同的心碎。律師信會送到門口，裡面滿是令我憂心的指示，既可怕又陌生，就跟信件本身的存在一樣嚇人。這就是我們的關係寫照。過去那些共同的笑話及故事、冒險與築巢、單純閒逛與成長的時光，竟然已經淪落到如此地步。這實在太悲哀了，實在很不像我們過去曾有的輕鬆寫意。我深受打擊，尤其是我也不得不參與其中，而且那些信件不容輕忽，那些多年前的金錢投入及種種決定背後的密謀詭計，都必須跟腐肉一樣被挑起來。儘管我們都試著在訴訟程序中盡可能關照對方，但我們現在是立場相對的當事人了。就在過去花了多年時間為對方爭取到最佳利益後，現在我們必須開始各顧各的了。

我翻遍了房屋仲介名單，並在工作之餘安排了大量、令人挫折的看房行程，接著騎腳踏車趕到那裡，拿著手機，不斷瀏覽著我以往未曾注意、宛如迷宮般的新房。我非常幸運，能成為我們這世代中還算負擔得起倫敦物價的極少數人之一，我知道這機會少見又特別，但我的預算不多。我不願意離開倫敦東南部，也就是城裡最便宜的地區，而且我拒絕看任何沒有戶外空間的房子，即使只是個小陽台也好。畢竟，若是沒有個得以成長及呼吸的空間，我就會覺得自己要窒息了。

這種要求過多條件的下場，就是看房的選項基本上都大同小異，例如建於六〇年代左右的前國宅公寓，出租多年後被部分棄置，又小又潮濕，而且幾乎都需要大量翻新。仲介根本懶得跟我說它們的故事，大概也沒什麼好講的。帶一個女人看間一房一廳花不到十分鐘，所以他們只會有點不耐煩地站在一旁，注意外面的停車巡警，而我會評估什麼時候會進來什麼光線，有多少整修工程要進行，以及哪些牆能拆掉。幾乎每次，這些地方都不合適，太貴、太遠、太小又太悲慘。因此我已經做好心理準備，不排除搬到更遠的城外，住在不那麼舒適的地方，畢竟我一開始就明確地決定，要用一個人的薪資，而非兩個人的薪資來支付。只不過，我在這些房子身上幾乎見不到一丁點希望。

此外，就正如我夢境所呈現的，我一直是個善於建造個人堡壘的人，只是離開的時候，腦中會有好多想法從事物最小的地方引燃，接著爆炸成綿延不斷的火花。比方說，起一句好想去度假的玩笑話頭，就會讓我進入計劃模式，尋找航班和飯店，以及什麼時候可以出發等等。如同我每次去參加面試時從來就無法不多加考慮，若順利被錄取我的生活會是什麼樣子，會穿什麼樣的衣服，又會選擇什麼通勤方式等等。同樣地，也正是這種動力，讓深冬時節站在陽台上的我，免不了在腦海中描繪起春天，以及即將到來的夏天所變成的模樣。而這也是為什麼我會糾結於計畫以外的變化，宛如生活出現裂縫，從某個沉悶的週二下午或平淡的週六上午撕展開來，接著就開始為自己沒把握的情況，努力想像出各種可能性，然後意識到這根本是不可能的任務，不是所有事情都能馬上解決。我開始意識到這點了，儘管仍然很難接受。

四月頭幾天，我便開始陷入幻想和挫折。我愛上了坎伯韋爾區高樓建物中某間破舊的小公寓，忽略它的所在位置有八層樓高，只知道那是個具有兩面景觀的住處，同時我也忽略了那裡完全沒有廚房的缺點，還夢想著自己能在那裡打造新廚房。我發現自己開始在覆蓋網子的陽台上勾勒植栽設計，並考慮著可以搭哪輛公車。與此同時，搬出喬許和我同居的公寓，那些已然啟動的冗長程序，也把我拉回了現實。我發現我的思緒飄到了自己在這個抽象空間裡所能栽種的花園，並專注於愚蠢的細枝末節——比方說，我的腳踏車要放在哪裡？——而不是房仲拒絕給我答覆，以及這個地方太不體面、可能無法申請到抵押貸款等事實。

這些撲朔迷離的難題在我的腦中循環播放。媽媽和漢娜都非常支持我，總是熱衷看房並聽取意見，對於我所挖出來的任何問題更是盡力發揮創意及開放思維。不過，我還是努力跟朋友們保持一定距離，因為這件事總讓我覺得自己笨拙又無趣，我不想給他們帶來麻煩。對麥特也是如此，我一直保持距離，畢竟我們的生活正是因為沒有過分交纏在一起，才能如此愉快。雖然我已經有勇氣在他面前展現那個有點混亂、零碎的自己，而不是我花了好幾個月努力保持的那個閃閃發亮、晶瑩剔透、讓人誤認是好人的自己，但我還是認為，就別讓他承受房仲經紀人的喋喋不休，以及每天忐忑不安的希望好了。只不過，這種一定要找到屬於我的空間的堅持，讓他感到有點困惑。每隔一段時間，他就會提出讓我搬到他那裡去住的想法，而我總是無法解釋為什麼我還沒有準備好，以及為什麼我永遠都無法準備好。我需要自己的地盤，無論多小或多破舊。

無論一天下來發生了多少動盪，我都會在事後撤退到陽台上。早上六點的清晨逐漸明亮爽朗，甚至在節約日光時間把時鐘撥回一小時之前就很亮了。雖然外面天氣還是很冷，但我喜歡這段寶貴的時刻，喜歡手臂暴露在寒風中的刺痛感。我想在這座大多數人都還在沉睡的城市裡感受它的氣息，感受這彷彿只有我和植物醒著的時刻，做為我展開一天工作的無聲儀式。回家之後接續的植栽時間，也讓我得以在晚上釋放壓力，對於在這兩週內東奔西跑、辦理種種事務的我來說，更是非常重要。畢竟這一切既枯燥又陌生，甚至還來不及哀嘆，就把我的大腦和時間填滿了。一切都變得悶熱難耐。雖然早春的和暖已然消逝，大雪籠罩整個英國北部，將倫敦變得寒冷無比，但融雪的痕跡及急驟上升的氣流，都顯示這是六個月以來第一次出現需要每天澆灌窗台的跡象。這讓我有理由到外面走一走，把廚房水槽裡的澆水壺裝滿，吸一口髒空氣，檢查一下新芽。這樣總比我癱倒在沙發上、疲憊不堪的樣子要好得多。顯然，透過園藝這項嗜好，我能把自己打理得更好。

其實還有很多東西正在生長。就像準備就緒的園藝師，往往更熱衷於身體力行，他們會在冬季最後幾個星期裡盡可能找事做；到了四月，花園也都趕上進度了。蓓蕾開始綻放，種子發芽，生出長莖，穿破孕育它們的土壤。這幾個月裡，植物一直穩定收集地底下的能量；如今它們感受到春雨陣陣及陽光注視，就在飢餓和迷戀中轉了向。好比說，我一月時植在社區花園裡的鬱金香球莖，彷佛都抓緊了最後的機會，開始在一片歡愉繽紛中茁壯。四月初，殘冬與春回並存。就跟角堇一樣，在冬季長出枝節然後最近裁切掉的地方，又開出花來了。那些從十月就一直存活至今的白色仙客來，多肉的葉片在雨中化成爛泥，為回歸塵土的落花獻上了最後的致敬。而有株勇敢的風信子仍佇立在同伴們曾開過花的地方，只是之後在醉茫茫地爬向花槽外部後，就會變小、變成褐色，屆時我也會放任它的葉子在春回乍暖之際萎縮變黃。不過，它們還是能保持著鮮綠外表好幾個禮拜，仍然會收集陽光進行光合作用，為下方球莖供給營養，以利來年再次開花。這是逝去的告別終曲，也是綻放的弱起序曲。陸蓮花和山茶花白色華麗的緊閉花苞，都綻放出了層層花瓣，在灰色地板的襯托下，更有種深不可測的迷人風采。

自從窗台上的幼苗開始竄高後，我就一直在早餐時幫它們轉動方向，好讓它們長得又壯又筆直。現在，天氣已經暖和得足以使植物健化，所以只要早上把香豌豆挪出來，它們就能在涼爽的空氣中慢慢變得強壯，直到晚上再把它們拿進來就好。與此同時，我也播了種；雖然規模小，但很令人滿意。我種的是豌豆苗和金蓮花，它們都有著大顆的棕色種子，發芽速率宛如歌唱般流暢；若天氣異常暖和（像是越來越暖化的四月），一週內就能長出強壯的莖及令人愉悅的小小葉片。豌豆苗往往很強大，剪不盡、長不完，會從最擁擠的容器傾瀉而出，交織出的綠意以一種狂野、賞心悅目的姿態出現。我認為這是得來毫不費力的美麗事物，可點綴廚房裡的佳餚，幾乎每道菜上面都能有一口初夏的氣息。那些種子會結出美味、沒有蚜蟲的大餐，生生不息，遠超過日照最長的那天。

至於金蓮花則喜歡慢慢來，它會開出一串串睡蓮葉狀的葉片，只是在生長結構方面既大膽、又有著令人驚豔的俊美，葉脈在圓葉上舒展，嫩芽狀似柔軟的箭頭，蝌蚪般的尾巴串在葉莖藤蔓上，再經過許多個似乎沒有結果的日子之後，就會一下子爆發出大片的橙色花瓣。金蓮花能食用的部位很多，從葉子、莖和花都可以，若是陽光明媚、土壤夠貧瘠（它們總待在瓦礫處、在人類鋪設的廢棄傾倒處茁壯），它們就會用加倍的豐盛予以回報。這是對伊莉莎白・林奈（Elisabeth Linnaeus）的致敬（伊莉莎白是卡爾的女兒，卡爾是十八世紀將女性拒於學術圈外的植物學家），她在十九歲時確定了某些花的品種（包括金蓮花）會在周圍光線消失時「閃現」。[1]這其實跟人類肉眼如何解讀橙色與綠色間的對比有關，只不過最終，事實依然是滿地看起來如同一場燎原大火的金蓮花。在這個季節的稍晚時分，在盡可能追趕上已經摘掉的枯花之後，我就放任這些花焰被黑蠅澆滅。反正這些昆蟲之後就會被鳥類吃掉，而我也已經吃掉了屬於我的那份。不過，最主要是因為我喜歡這幅黑色在橙色背景下點點爬行的景象，宛如燒紅壁爐內的木炭。

即使我在陽台上的零碎時間已涓滴累積成了幾個小時，但這些植物及其居所，仍跟那些房子一起占據了我的睡夢時間。夢中的我彷彿置身於電玩遊戲，看自己的雙手靈活地從托盤中拔起茁壯的幼苗，接著種在我家室外，土壤很是肥沃豐饒，宛如碎餅乾般鬆軟，綠葉更是充滿了活力。就像是一支歡愉輕快的舞蹈，流暢地彷彿工廠生產線的影片，令人莫名著迷，一遍又一遍重複同樣的動作，為新生命帶來更大的空間。

雖然陽台是我為自己打造的空間，但那裡所種的許多植物，都是一些我成長過程中認識的植物。就如同我姊姊渴望看到象徵我們童年及求學時光的大葉醉魚草，我放任香豌豆爭先恐後地攀上磚牆，並嘗試在每年春天種植成堆的薰衣草，更無意間默許蜜蜂來訪，畢竟這些花曾在我童年老家廚房窗台上泛濫成災，甚至長到外面的人行道上。我也種了些淡粉色天竺葵，因為當每次我摘掉枯花時，毛茸茸葉子留在手上的氣味，就會把我帶回外公的溫室。接著，便是歐洲銀蓮花；除了它們很需要耐心照料，養起來更具挑戰性，一旦開花就是種勝利之外，也因為曾有人告訴我，外婆很喜歡它們。

外婆（她的三個孫子都叫她「婆婆」）在我四歲的時候去世了，生前因為接連中風，所以最後那三年格外痛苦。我對她的記憶很模糊，主要都來自家庭錄影帶和口述故事，我只依稀記得她躺在養老院的床上。還有另外一個更久遠的清晰記憶，那便是一直照顧外婆到最後的外公，曾教我拿一顆吉百利鈕扣巧克力給她，我把黏在我骯髒小手上的巧克力拿下來，放在她椅子前方的塑膠托盤上，這些都證實了她灌輸給我兄弟姊妹及爸媽的愛。她在我心目中一直是個堅強的女人。

1 金蓮花的顏色為黃色或橘色，當陽光還在時，整體周遭的色溫偏黃偏溫暖，一旦陽光退去後，周遭的色溫就轉成冷色調。從而周遭的冷色調和花本身的暖色調產生強烈的對比，而有了花朵閃閃發光、跳出來的感覺。

她曾在狂風大作的海灘躺椅上對著陽光咧嘴一笑，固定住的捲髮被風吹起，在照片上定了格。她衣櫃裡的東西有些已進入了我的衣櫃，比方說，她在我爸媽婚禮上穿的絲綢裙。這條綴有橙色小花的黑裙，自帶著約克郡人低調的驕傲，對於當時七〇年代末的丈母娘來說，算得上是一種風格別緻的冒險。我畢業那天也穿著她五〇年代的黑色連衣飄逸中長裙，到現在也還會穿著她同時代的塔夫綢裙子去上班。在那些個當下，我都很想知道她會怎麼想：她那從未認識的孫女穿著她那件褪了色的舊衣服在報社工作——不是當祕書，而是記者。

外婆活在故事裡。多年來，大家用幽默的經線及記憶的緯線，編織了一幅幅關於她的可愛漫畫。我知道，在維持事物乾淨、整齊及得體方面，她是堅持不懈的力行者，同時她也是很好的陪伴者，喜歡玩橋牌及打高爾夫以保持身心活暢。我知道，她在戰爭期間開過救護車，也曾因喜愛孩子而成為保姆，在歷經多年一點一滴的失去中，也就是我所知道、這個大家輕描淡寫的悲劇裡，她只生了一個孩子，也就是我的媽媽。我知道，她很愛我媽，但她們總被時代觀念所束縛，所以當我媽上大學時，她們每週都給彼此寫信，卻從未深入談論有關長大成人、面對困難等話題，因為外婆去世時我媽才三十幾歲，正撫養三個孩子。我知道，在我媽穿著親手做的高領蕾絲禮服走過紅毯前，外婆讓她坐下來，給她吃了個三明治。我知道，即使在外婆病得再也無法說話的時候，她仍然能跟著宗教節目《讚美之歌》（*Songs of Praise*）唱歌。我知道，外婆還有個叫瓊安的小妹，儘管個子小，但她會用強烈、近乎窒息的擁抱來吞噬大家。瓊安是我所認識的老太太中唯一一位會穿長褲的女人，我為此感到好奇又興奮。我知道，外婆是外公的初戀及唯一。我還知道，她喜歡銀蓮花。

我媽不知道原因，她認為有可能是因為外公外婆沒辦法在他們所處的倫敦通勤帶土壤上栽種銀蓮花。其實我外婆最喜歡的是歐洲銀蓮花，或稱罌粟秋牡丹，那些一種會開出柔和波紋、紅色與藍色花瓣的銀蓮花，但紫色才是她的最愛。每次我媽回約克郡探親，都會帶一束銀蓮花給外婆，因為倫敦有更多花店，但有時她買花純粹就是為了討自己開心。幾十年後，媽媽和我有時也會這樣，在海華德希思車站外面的花店停下腳步，買六枝銀蓮花放在外婆的墳墓上。

我常懷疑，外婆之所以喜歡銀蓮花，會不會是因為它們是我們馴化得最好的野花品種之一。歐洲銀蓮花原產於地中海，每年一到春天就會把山坡染成淡紫色。儘管歐洲銀蓮花在十六世紀末時沒那麼流行，但它還是跟歐洲報春花及鬱金香一樣歷史悠久，都是當時花商培育的少數花卉品種之一。其他像叢林銀蓮花等品種，則是相對較溫順的林地植物，會在早春冒出枝葉，在寬大葉片襯托下開出愉悅的淡藍色和白色小花，並在陽光下張開花瓣，遇到下雨或黑暗時分便閉上，頑強地承受四月的風，所以它們也被稱為風之花。

正因為外婆最先愛上的花卉品種是野花，而且她是約克郡北部車站站長的女兒（她爸爸的爸爸也曾是站長），所以她和妹妹瓊安會一起在鐵路旁尋找野花，然後把它們壓在紙上。她們把整本剪貼簿都貼滿野花，顏色隨著時間慢慢褪去，這可說是她們從小就有的喜好。我曾見過一張照片，裡面有我的曾祖母愛蜜莉（我的中間名就是從她那裡得來的），她和我曾祖父史坦及朋友們坐在布滿冬季殘存景物的林地上，手裡握著一束不起眼的花朵，臉上帶著幸福的微笑，讓我想起了我媽。照片拍攝時間是一九一四年，就在他們婚禮後及第一次世界戰爭爆發前的那幾個月，而他們的女兒（也就是外婆）在經過幾十年長大成人之後，仍能回憶起野花的名字，回憶起知更草和金絲桃草。她還會摘些報春花，放在潮濕棉絮上，裝在小盒子裡寄給我的曾祖父，一包花瓣就能讓他開心起來，精緻花朵充滿了懷舊之情。然而，這種世代相傳的習慣，到了下個世代就失效了。外婆曾鼓勵我媽壓花，給她看自己少女時期製作的剪貼簿，但媽媽卻坦白表示自己不感興趣，她認為把那些死掉的東西放在書裡是件很無聊的事。直到現在，她還是偏好慶祝活著多過於死亡；她紀念的是我已故祖父母的生日，而非他們的忌日。

隨著外婆逐漸成年，這時野花仍四處可見；但就像壓在簿子裡的花莖，這種女孩子氣的喜好也只留存在那段時光。到了我媽成長時代的花園，反而見不到野花蹤影了，因為野花在六〇年代被認為是雜草，而郊區往往流行更華麗招搖的花卉，諸如嬌俏的茶香玫瑰及富麗的大理花，才是大家更期待在圍繞整潔草坪的狹窄花床上能見到的花卉，所以這些品種就從其他土地上引了進來。優雅搖曳的歐白芷和光澤耀眼的金雀花被留在了外婆幼時徘迴的鐵路旁，某些事物也隨著少女時期的結束被拋諸腦後，合理性更隨著期望提高而下降。當然，現在一切都簡單多了，時間為女孩和女人提供了更多她們以往所無法享有的機會；然而對外婆來說，在外公薪資支撐的完美家庭之外領雙薪，是個難以接受的概念，所以她只做飯、打掃、採買和料理家務。我媽媽倒是有工作，雖然她總說自己只有寥寥幾個選擇，例如護士、祕書、教師，但她還是選擇了最後者，而且一直以此為榮。到如今，大家都說我們這世代只要夠努力就能擁有一切，包括任何我們想得到的職業；而對女性來說，無論未來是否當母親，我們都能保住自己的工作——不知為何，這同樣是對我們這世代的預期及假設。

小時候，我並未意識到女孩子應該是粉紅色或甜美的。有個明快又實際的媽媽，加上孩子間總打打鬧鬧的鄉下成長環境，讓我根本無心去享受當少女的感覺。直到二十歲出頭，我還是沒有所謂的性別期待界線與劃分。儘管身為女孩子，卻不太會再聽到旁人告訴我們什麼該做、什麼不該做，而且我們看到女性開船環遊世界，贏得馬拉松比賽，也知道不列顛復仇女王布狄卡和聖女貞德的故事。儘管如此，我倒也了解什麼是淑女，只是從沒因為無法完全符合標準而覺得自己失敗。但我也在一畢業，跟外婆一樣，搬到倫敦後就碰上了障礙。我還是漸漸感受到了所謂的命運不公；那是我們仍背負著的桎梏，只不過沉默又無形。我們還是能彰顯女性氣質，但總是得歷經一百萬次微小的抗爭來實現，例如挑戰幾十種期望，拒絕各種要求，敲打無形天花板，對鏡子裡的自己挑三揀四，閃避鹹豬手，匆匆走過街上挑逗的口哨聲，還要帶著歉意、心懷感恩地接受較差的薪資條件。在公司，在家裡，在所有生活中，我逐漸意識到身為女人是怎麼一回事，並驚覺有些事男人根本連想都沒想過。

喬許一不在，我第一件注意到的事，便是我在他後面收拾了多少東西。桌上裝麥片的碗和大廳裡的鞋子，地上的衣服和晾衣架上的衣服。在未做溝通的情況下，我們早就進入到這種日常規律：不僅僅在兩人公寓裡，而是幾年前我們還分租住同個屋子時就這樣了，當時我的房間很整潔，而他的房間卻不是。我知道自己不是個容易相處的人，我喜歡物歸原處，這點跟我外婆一樣，要是居家環境混亂，就會難耐不安。然而，就在我一個人適應了沒有喬許的公寓後，這時才清楚意識到自己一直以來所扮演的女性角色。雖然我們從沒討論過誰該擔任什麼角色，然而，就如同媽媽及外婆先前碰上的情況，我已經被套上了決定我們何時吃飯、吃什麼，在客人來之前把房子收拾得整齊漂亮，在睡覺前把東西歸位的角色；至於喬許則擔上了其他看似更重要的任務，例如他總是確保牛奶和麥片的供應無虞，或把衣服丟進洗衣機裡啟動開關。此刻回過頭來看自己，不禁感到有些吃驚；那個曾如此融入家庭生活的年輕女子，彷彿就是我的命運。這是我已經代入的角色，彷彿一條圍裙緊緊地繫在我的腰上，而我甚至沒有認真思考過這個問題。

分手後，這一切都消失了。我沒有變成邋遢隨便的人，但用來定義我倆關係的，很大程度上都跟家庭及穩定的概念聯繫在一起；對於未來的想法，也是步入媽媽和外婆的後塵，並參考我姊的作法——先是理智的穩定戀愛，擁有美麗的住宅，最終把戒指戴上無名指，接著就是其他等等。只是現在，這一切八字都還沒一撇（也可能永遠不會有），更別提是跟喬許了。我在毫無心理準備的情形下被殘忍地甩開，回到一片空白的自己。我擁有再次塑造女性氣質的機會，回望這個社會曾教過我、對我的期望，接著另闢蹊徑。

如同之前幾個世代的女性，我們持續挑戰施加在我們身上的限制。關於「擁有一切」（Have it all）[2]的問題主導了晚餐派對及讀書會的話題。第四波女權主義則透過那些以辣妹合唱團為偶像、藉網路發出憤怒和不平之聲的女孩們展現。只是這反而引發了成千上萬的爭辯，討論年輕女性該是什麼樣子的想法。要一位千禧世代的女性住在一間漂亮公寓裡，安穩待在一段穩定關係中，既會被視為是一種失敗，也是一種激進行為。我們退訂了《好管家》（*Good Housekeeping*）

2 討論現代女性是否能兼顧家庭、事業、孩子，有關社會角色及性別分工的議題。

雜誌，轉而選擇 Instagram 和 Pinterest，但對於烹飪和裝飾的關切，以及使生活變得美好的焦點，依然沒有改變。對於我們認為自己所應該成為的人來說，家居生活仍是重心所在。

從分手第一天起，我就一直在思考，自己是個什麼樣的女人，獨處又是什麼，我對獨處的陌生感受，朋友和愛，以及什麼才是組成生活的元素。但是，隨著四月到來，清清楚楚走向結束的兩件事，都使我開始反思自己身在何處，從何處來，往何處去。我在少女時期不同階段認識、跟我來往最久也最好的兩個摯友，都要在一週內相繼結婚了。首先是安娜，她跟我一樣，都是在沉悶無趣、蜿蜒曲折的鄉村裡長大的。在貌似傻氣甜美的親和力之下，安娜展現了一種堅毅機智的決心，我很欣賞並認同這點。我們在相同的幽默感中找到了共同點，我們是兩個擺脫鄉下束縛的女孩，穿著破舊的復古禮服，準備進行更多華麗的冒險。對於新娘和伴娘該做的事，她和我都開始了一場有點古怪、沒啥道理的試驗。她在我的浴室試穿婚紗，而我則在佩卡姆區一家俱樂部裡策劃了「單身派對」，我們一群人在強勁節拍下聊天，她腕上繫著的心形氣球在我們頭上晃動，迪斯可燈光則在氣球的粉紅色鋁膜上跳動。

幾天前，麥特和我站在珀斯郡一座山坡上，在馬丁和愛蜜莉成為夫妻時齊唱《章魚的花園》

（*Octopus's Garden*）。[3]我仍然記得他們相遇的那個夜晚，就在我們大學一年級剛開始幾個星期，也就是十年前。他們的關係看起來平靜而融洽，在那個年代這樣的事很少發生。儘管我們、我們的室友（很可能包括愛蜜莉本人），一直都知道他們倆會結婚，但我懷疑當時大家是否想得到竟能有如此適合的一天：從吹亂來賓完美髮型的狂風，到好幾個小時隨性自在的凱梨舞（cèilidh）和鼓聲，荒野中的巨大聲響能產生如此多歡樂的狂熱氛圍，甚至連空曠穀倉的大石頭都容納不下。於是，麥特和我走到外面，吸了口冷空氣，望著篝火的煙霧冉冉飄入晴朗天空。牽著對方的手時，有種毫不遲疑的幸福。

我看著眼前兩位親愛的好友，我已經和她們一起隨著重大承諾及白色洋裝從少女時期畢業，單純為了她們感到開心而待在那裡。不過，我也陷入了記憶和現實之間，彷彿圍繞著彩紙及花邊展開的事件都只存在於電影膠卷、暫停與播放鍵上，充滿了魅力，跟我現在的生活及努力想理解的生活來說都有著一定的差距。走道上的女人是我的熟識，享受建立維繫友誼之間那種重要但不拘小節的閨蜜，也是最好笑、狡獪及優秀的女孩，同時她們也可以是經過磨練、純潔、近乎完美的女人。僅僅在一天內就有如此多元的面貌，就在她們成為人妻之時。

3 披頭四樂團成員林格・史塔所創作的歌曲。

這是吸引我不由自主前往的一道鴻溝。也許是因為我正準備脫離少女時期，步入其他階段。歷經大一新生週放肆天真的狂歡後六個月，我在新堡度過的第一個春天宛如蛻變。我們在三月初離開這裡，幾週後的四月再回來，窗外的櫻花樹上掛滿了如同溫暖希望的粉紅色花瓣，以及常駐整個夏季學期的蔚藍天空。我在位於南方的家度過了這段過渡期，糾結在我青春期交往的男友及北方的曖昧期男友之間，但大致感覺自己處於變化之中，知道未來和我體內都有著變化與生命力，但對於該如何善用卻沒什麼想法。當土地變軟並長出水仙花，我感覺這種力量也正在甦醒，就像開滿花的樹木，一旦花落就會長出嫩葉；而在沁寒春風中、在閃耀陽光中，總隱約有股什麼在湧動。十年後，我再次感受到了這股湧動；只是這一次，我更加有自信了。

我開始意識到，自己從來沒有設想過（也沒有期待過）會遇上生活走向分崩離析的低潮，而在歷經幾個月的悲傷、無知、分心和自憐後，還得設法把這件事變成對我有所意義的事。我學會了放下，不再執著自己必須在生活中各個面向都仰賴確定性所帶來的安心舒適，並試著去擁抱其他事物，充分利用其所賦予的種種可能，學會珍惜當下，而非總是被未來所吸引。這並不是說，我成為了比起跟喬許在一起時更好、或是完全不同的人，而是我學會了成長，超越他人對我的期望，尤其是我自己。

婚禮是安娜和愛蜜莉邁向人生新階段的華麗儀式，也是我們回顧過往時光的反思機會。就某方面來說，也是向我們的少女時期告別。我在其他舊室友的陪伴下慶祝愛蜜莉的婚禮，我們共用一間塞滿三張雙層床的房間，活像週末的女導遊，把婚禮前興奮緊張的能量轉化成會場周圍山坡上的一場輕快散步。天氣異常暖和且晴朗，我們脫下針織衫和大衣，漫步在長著明亮金雀花和誘捕著光線的林地中，發掘倒塌枯樹下翻覆的穀倉和精巧的蕈菇，瀰漫四周的清新空氣充盈著我們離開多年後的痕跡。美好冒險的日子總能讓我們相聚，而且從一開始，我們就會做一些在晴朗冬日到泰恩茅斯海灘（Tynemouth Beach）忍著寒風吃炸魚薯條，或冒險到河岸邊協助海洋生物相關實驗的事。姊妹們之所以結識，並不是因為共穿鞋子或交換化妝技巧，而是因為果醬布丁卷及疊羅漢，也是因為我們是一群知道如何使用荒唐雙關語和「我懂！」（Gotcha!）的吟笑來戳破浮誇自負嘴臉的年輕女性。

我一直在感受、追尋這種擁抱大自然原始邊緣的感覺。在慶祝活動結束、我們各自道別後，麥特和我飛到了蘇格蘭北部的奧克尼（Orkney）。在這段往後會停留在記憶中很久、朦朧又輕盈的四天裡，我們感受吹拂過臉上、身上那陣原始又古老的風，彷彿在這片連綿起伏、光裸無樹的土地上，我們闖入了風的領地。當夜幕降臨，帶來烏雲及嚴寒之際，我們把自己包裹起來以抵禦黑暗，有時甚至感覺我們倆是這充滿海霧、小小的島嶼上唯一的人類。我聽著外頭風聲咆哮，穿過寄宿低矮石屋的煙囪並發出聲響，但我一點都不害怕。我們放任自己的軀殼迎向清新、洶湧氣流的襲擊，如同站在它面前一般，捲髮拍打我泛紅的臉蛋，而肺腑滿盈如斯氣流。

不過，倫敦已經變得很熱。陽光照進城市，觸及玻璃和磚塊，路上通勤者把冬日大衣夾在腋下或披在肩上，來自溫暖地帶的遊客則穿著連帽衫，有些不知所措。今年第一波熱浪正穿過黎明時分留下的輕薄雲層，讓人猝不及防，晚起的人則穿著看似樂觀的T恤走出自己的房間，放任許久不見天日的肢體在晨光下閃閃發亮。嶄新陽光灑落在早生嫩葉上，葉面還帶著剛從樹芽中鑽出來的蛇皮狀皺紋。人們會在外頭尋找一張長椅或一座公園，捲起褲管，暫時躺在草地上。

安娜和詹姆士在一座十八世紀的豪宅裡結婚，這座豪宅包圍在一片綠意中，跟斯托克紐因頓教堂街（Stoke Newington Church Street）有段距離，豪宅後的人造河流更承載了一段愛情與叛逆女性的歷史。回顧豪宅過去，第二任主人是伊萊莎（Eliza），是工業家威廉・克萊蕭（William Crayshaw）的女兒，當時她想嫁給當地的牧師，但父親不允許，所以兩人便一直等待。

一八三四年克萊蕭去世，四十幾歲的伊萊莎繼承了豪宅，並與她鍾愛、極有耐心的牧師奧古斯都・克利索德（Augustus Clissold）結婚，之後這座公園和宅子就以他的名字命名並沿用至今。一八八九年，在布洛克威爾公園打開大門前幾年，克利索德公園曾迎來大批遊客，幾年前大都會工程委員會更為民眾買下了這裡。

於是，我們穿著禮服，帶著鮮花，跟著安娜的裙擺走在公園小路上，前往她的婚禮場地，引得那些歡喜於嚴寒冬季後、氣溫首次回暖的倫敦人紛紛轉過頭來。在炎熱籠罩下，倫敦發生了變化。人們為了各自的慾望變得輕快，決定享受其中。慢跑的人得開始應付無所事事、新出現的行人，各式計畫都轉移到有戶外花園的酒館，冰淇淋車的汽笛聲也適時在空中響起。

我發現自己沐浴在我倆成長的過程中。安娜和我都曾在二十出頭左右當憤青，不滿於在社會方面太過溫馴的青春期，以及少得可憐的社會補貼等等。同時也在轉變成女人之際，一起為自己的天真畫下句點，努力磨練得以整頓世界的能力，這種意識也將我們推離了少女時期。在晴朗的一天消逝於靛藍色天空之際，我們坐在宏偉的喬治時期風格會場的台階上，海瑟、安娜、傑米和我，分抽著一支菸，看著菸霧在空氣中裊裊升起，頭靠著肩，手摟著腰，快樂地靠在一起，迪斯可光束輕輕地在我們的背上點著。我們盼望著這個夏天，而我心裡有股充滿希望的終結將至，畢竟大夥的人生全都處在進入成年階段的邊緣，就是那種會花上整個星期六在 Ikea 家具店買上一堆東西的人，而不是把時間全部睡掉的人。

我覺得，即將到來的夏天，很可能就是我們最後一個自由自在的夏天，所以我想好好把握，跟他們一起充實自己的人生。我希望我們能有深刻、均勻的曬痕，指甲縫裡都能見到泥土；我希望我們的頭髮生得又長又美，顯得我們的肩線更加優雅；我希望我們的眉毛上有汗珠，能大口喝水，腦中滿是輕微的困惑和太多的選擇；我希望這最後的夏季，能在天空變暗時，有著令人窒息、催人淚下的笑聲和旋轉著手臂的舞蹈。就許我美夢成真吧，我默默地祈求。在我們的人生就此展開之前，能有最後一個縱情享樂的夏季。沒有目標，無需在意，只有渴望與愛。

我們的少女時期正在消逝，隨著我們無法逃避的成長而化為歷史，披上我們曾見證並重新剪裁的女人外衣。雖然這本是件值得悲傷的事，但我並未選擇為此感傷，反而選擇記住青春，珍惜尚存的一切。在我們成為女人時，無論一起還是分開，都要保持敏銳的目光，尋找閃閃發光的角落。我們的人生並沒有損失，而是變成了另一種事物，一種不同於我們的母親和祖母輩所做過（不知何故仍為人傳頌）的那些事。

••••••••••

到了安娜婚禮場地的熄燈時刻，賓客慢慢穿過公園，走向外面街道找酒館續攤。燈光一開，新娘指示我們剩下幾個人去拿花，以免花被白白浪費了。我的花束在歷經幾小時的舞蹈後活了下來，那場令人騷動不已又汗流浹背的活動，最終伴隨著日輝牌（Day-Glo）油漆、發黑鞋底和高聳胸部等種種混亂達到高潮，接著那束花才終於插進了麥特臥室窗台上的品脫瓶中。我醒來時，暈開的眼影早已把眼眶染黑，但一見到鐵線蓮的捲度和香豌豆的唇，我就心生歡喜，儘管沾了些泥水仍美麗依舊。這些在英國生長的季節性花卉，一般都不會持續太久，即使多麼悉心照料，以固定角度切開花莖，插入溫水中細心調理，它們的魅力還是轉瞬即逝，那些當下的甜美正因不持久而更顯珍貴。這是星期六早晨，又是個比前一天更晴朗的日子，海瑟、傑米和我決定去公園春遊野餐，在不合時宜的熱浪中消除宿醉，交換前一天和前一晚的奇妙故事，並在記憶消散前將其封存起來。

在我看來，這就是我們所擁有，而我祖母那代人從未擁有過的。我永遠無法擁有只要把家顧好、老公就會養我一輩子的保證，而且我的工作未來並無定數，我的住處更是如此。我所處時代的女性被教導著能擁有一切，儘管後來才知道這一切既不是絕對又令人疲憊不堪；我們實在需要重新定義自己人生所想要的事物。雖然我一直在尋找明確方向，並因為失去確定性而覺得被連根拔起，但我之後所獲得的自由卻令人振奮不已，所以現在的我已然清醒。我永遠不會被花園裡所種的茶香玫瑰所束縛，而是能在不久後就不再屬於我的陽台上的水桶裡種植歐洲銀蓮花，剪下它們（也或者不剪）放進杯子。我永遠不會被告知只能在三種不同的職涯道路中做選擇，也不會有人期望我完全放棄工作去生孩子——儘管這將成為另一場我該打的仗。但若我能夠承受不確定性的風暴，那麼回報就會存在於所有事物之中，例如陽光普照下的隨性野餐，深夜在蘇活區漫步的樂趣，或是足以迴避他人的期待、那份能自行解決問題、強大而無畏的能力。

而這一切很可能都不會持續太久。銀蓮花的美，就如同四月底滿樹飄落的花朵將人行道妝點成粉紅小道那般短暫，畢竟花瓣能承受風吹的時間就只有這麼長。幾天、也許是幾週後，花瓣就會散盡，留下之後被陣風帶走的種子，或許落在他方、定居下來並發芽，也或許不會，什麼都沒發生。然而它們一旦發芽，就能茁壯成長，盡情綻放。為了抓住這一生一次的機會，很可能這一切都值得。

這個月已經過了大半，生長中的植物也跟幾週前出現的截然不同。細葉香芹在城市東南郊區的路緣石和火車站旁冒出，搖曳花莖上點綴著白色小花。現在，一直要到八點，天才會開始暗下來。公車窗戶也都被推開了。最後一株聖誕玫瑰似紙般蒼白，蜷縮在喧鬧擁簇的新葉下，樹梢及灌木叢掛滿了這些新葉，彷彿是種綠色驚喜。城市裡逐漸可見到野生的混種藍鈴花，它們是從花園裡逃逸出來的後代，跟原產於林地的英國品種混交，再於安全島和市政花壇裡現身。勿忘我爬上了被人遺忘的牆壁。春天彷彿正醞釀著什麼，花粉開始紛紛飄落於人行道，如同不小心灑出碗外的糖霜。

我匆忙趕著路，身上穿了件太暖和的外套，所以到達倫敦南部某處之際，我出了滿身大汗。當時是下午，漢娜推著嬰兒車裡已經六個月大、結實又胖嘟嘟的侄子，陪我去看布羅克利郊區一間微不足道的花園公寓。房仲經紀人來晚了，而且有種推托的感覺，接著提起種種有關屋主、冗長又無聊的故事，也許是為了掩蓋這地方充其量只是間套房的事實，不過是額外加上一道牆所隔出的一間小臥室。儘管確實有個花園，但我們卻把這點視為缺失。我道了謝，讓漢娜帶著孩子回家睡覺，而我則趕著去搭那些往返城郊、顛顛簸簸、總是慢吞吞的小巴士。

接著要去的地方，在房屋市場上已放了一段時間；事實上，我在半年前就看到過一次了，那時閒來無事，只是想看看會不會有剛好我買得起的房子。那時，它彷彿是座希望的燈塔，一間寬敞、略顯破舊、具有綠葉陽台的單人房，座落於杜利奇高爾夫球場（Dulwich Gold Course）旁邊。從衛星地圖上看，房屋包圍在一片綠色中，但屋主的預售價格太高，大約一週前才降價（仍然高得超過我所能負擔），而且它並不容易找，位於一個規劃得不太合理的住宅區角落。只是當我走上山坡時，房仲早已經在那裡等我了，更對著在公寓區周圍長滿青草的河岸上玩耍的孩子們微笑。我們先進行一番我已經習慣了的尷尬閒聊，宛如愚蠢的貓捉老鼠遊戲，潛在客戶都必須對此過程採取一種視若無睹的態度。接著是一扇紅色大門，打開後是破舊的海報，接著向左轉，映入眼簾的是一整面長滿新生綠葉的牆。整座公寓面向樹林，成熟的橡樹才剛長出葉子，低垂花瓣還掛在上面，迎向幾小時後即將沉下的太陽。這個地方看上去很疲憊，也散發著霉味，堆滿了悲傷的家具和厚重的窗簾，斑駁的聚苯乙烯天花板籠罩在浴室和臥室上方。廚房以橙色松木鑲板組成，中間有個看似古怪、占據了大部分空間的壁龕。從公車站到這裡要走一段路，最近的地鐵站到這裡也要花上至少二十分鐘。然而，這裡感覺充滿潛力：我覺得它能成為我的家，我能在這裡得到幸福，因為樹林中有我所需的一切，一出門就有戶外景色向我打招呼。那是我一直在尋找的安定——在植物之中，在它們的生長過程之中，在它們的潛力及環境適應力之中——就在這裡，在那群宛如把這裡包覆成繭的巨大橡樹之中。於是，我先是對房仲表現得不慌不忙，然後給我媽及姊姊打了電話，告訴她們，下週一定要和我來看這間房子。

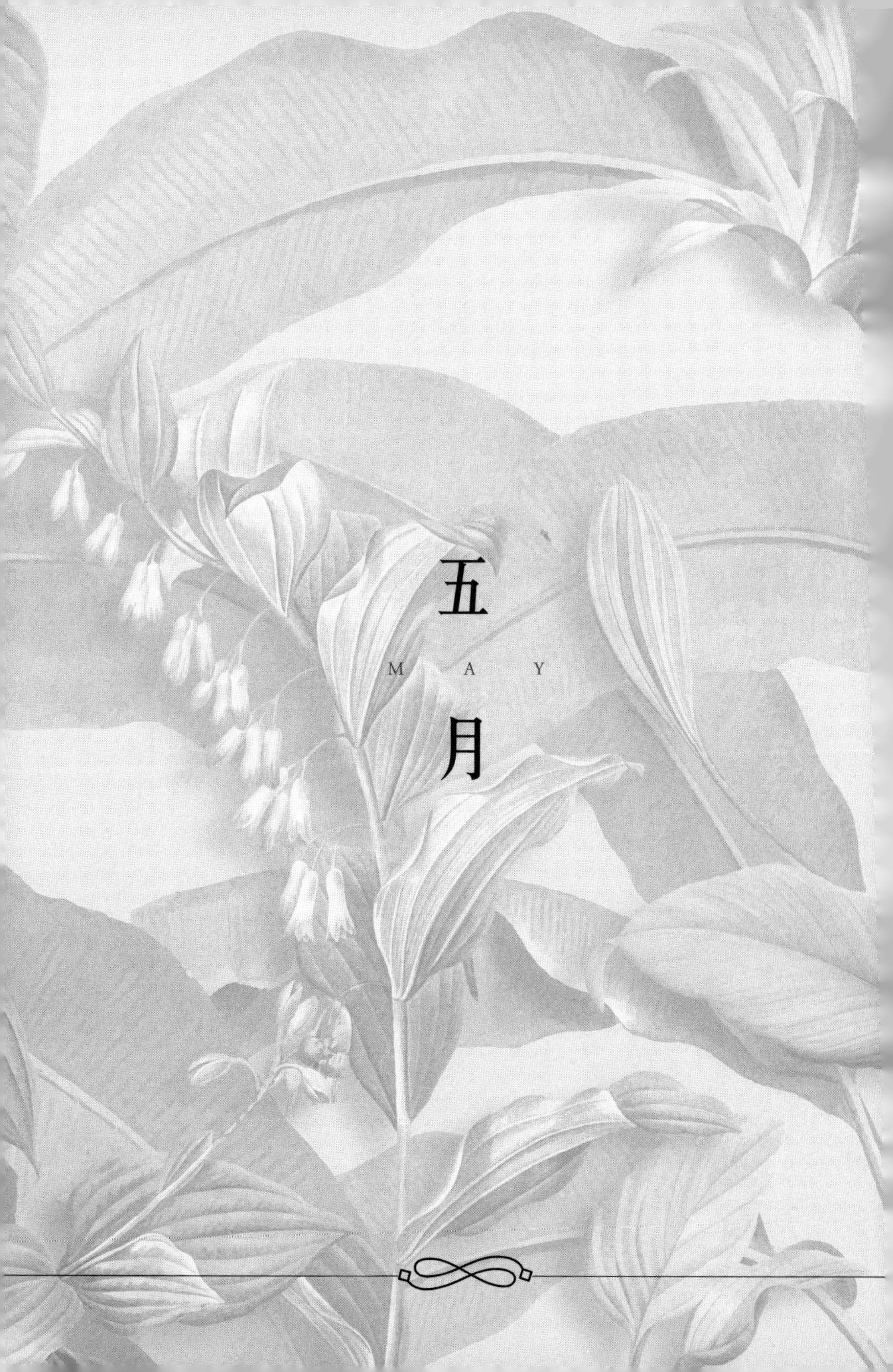

五

M A Y

月

若不是那些片段時光，我也不能確定這是從什麼時候開始的；不管是我與海瑟的友誼，還是我對周圍植物所帶來感官享受的理解。當然，尋求植物品種、積極植栽等等，都是經年累月才培養成的習慣。但二〇〇八年第一個溫暖的夜晚，我突然深刻感受到通體飽滿的喜悅，領悟到自己之所以回到植物身邊的原因。我在它們身上發現了魅力和慰藉。我開始渴慕它們，尋找它們，寫下並夢想著它們。

海瑟和我因為共同的朋友凱蒂才碰在一塊。之前我們曾見過對方，但就如同在小地方有類似興趣的女孩那樣，彼此都有點猶豫不前。即使我們曾出現在同一個舞池，簽名也曾出現在學生報同一張墨色頁面上，但我們都沒勇氣去建立真正的友誼。為此凱蒂安排我倆認識，一起出去，只是有點尷尬，某種程度上就像約會。但事後看來，在這個城市最新潮俱樂部之一的舞池裡，倫敦流行雜誌所舉辦的一場派對上見面，倒是非常合適；在接下來十年內，海瑟和我更是一次次地把自己帶向這種地方。我們的友誼可說是一起在舞曲中跳到腿軟，在汗水及刺激快感交織下建立起來的，另外還加上當我們決定該回家時，漫步在人行道上無意義、蜿蜒曲折的快樂。我們都很清楚能在這裡找到自由，所以我們會帶對方去參加聚會，並且知道彼此會像衛星般望著對方，守護對方，避免被討厭的人纏上；但要是有合適的人出現，就會放任對方脫離軌道。我們的關係既不黏膩也不冷淡，很少有嫉妒的存在；相反地，更偏向持續深交下輕鬆自在、互相理解的忠誠。

第一個夜晚發生在五月初，就在考試開始前幾個星期。對新堡這個地方來說，不只是刺骨的寒冬，即便都春天了，還是要等到時間夠晚，才能勉強見到天黑。在春分和夏至之間，那裡的夜晚似乎從未真正變黑。反之，天空總會陷入更加深邃的靛藍陰影，並在黎明來臨之際再次回到一片灰白。入夜後會越來越冷，鳥兒卻徹夜歌唱。雖說整座城市的學生都籠罩在考試前夕的沉靜氛圍中，街頭巷尾卻隨著逐漸溫暖的白天與漫長夜晚轉為歡欣雀躍。我們拋開緊身褲和大衣（有些更強悍的女孩無論如何也不穿這種衣服），在圖書館外的草坪上伸展肢體，認真以為自己也能跟在室內用功一樣努力；拋棄式簡易烤肉架出現在學生宿舍周圍的場地上，充滿化學味的煙霧也在校園裡瀰漫。

曾在我臥室窗外那棵樹上綻放的櫻花，現在大半都鋪在下方草坪，為枝椏上昂揚的新葉讓出空間。我開始在窗台擺些香草盆栽，主要是為了改良我賴以維生的簡易版義大利麵口味。我任由窗戶開敞已經有一段時間，因為那個有時和我同睡一張床的男人，喜歡從被子裡露出少許肌膚，享受被夜風吹拂的感覺，而我也已經適應了他這個習慣，也喜歡放任戶外氣息竄入屋裡的感覺，以及微風撩撥金屬窗簾發出的規律聲響。

在喝了廉價啤酒、享受認識新朋友的喜悅下，海瑟和我在市政中心周邊的草坪外分道揚鑣。當時應該是凌晨一點左右，確實還早，不過也算晚了，而且不知為何，城市似乎都已靜止，畢竟考試週一旦開始，就沒有多少學生參加派對了。我回家的路程很短，也很安全，不過就是穿越大學庭院，沿著那條熟悉的路通往宿舍，而我猜海瑟回家的路程大概跟到希頓區差不多，她和另外兩個女孩合住一間房子。但對我來說，在她前方的冒險路程似乎危險得多（海瑟比我大幾歲，高一年級，我卻覺得當時她的生活經歷已經是我的兩倍），我對她的從容不迫特別感到印象深刻。

回到宿舍時，裡面安靜、黑暗又悶熱。只是一打開臥室門，我便見到一個截然不同的空間；有股溫暖氣流拂過窗台上的羅勒盆栽，在夜晚時分以一種我過去從未體會過的甜美草香味填滿這平淡無奇的小房間，這股清新誘人的氣息衝擊著我的鼻腔、喉嚨，如同一陣近乎把人撲倒的浪潮向我襲來。當時我根本不需要開燈，月光就已經很亮了，而且我覺得一旦改變這種微妙的平衡——黃昏、氧氣和氣味——就會破壞一切；所以我鑽進被窩，彷彿漂流其中般躺在床上，任憑氣味交織入夢。

其實羅勒也不是什麼迷人的品種。能讓我意識到植物宛如音樂或風雅之物，是一種攀附在記憶及意義之上的第六感，但那盆羅勒顯然已鑽入我的腦海。要是沒有它，跟海瑟度過的第一個夜晚，不過就只是另一個平凡夜晚，如同我們此後曾度過數百個夜晚中的一個。因此，這兩者交織出的美好，把這件事深深烙印在我的記憶中。

若我能更加詩意，也許就會把羅勒換掉，換成幾個世紀以來總令人聯想到「紀念」的迷迭香，或是「感激」之情的香芹。但是，它是羅勒，一種把愛與恨的兩極聯繫在一起的植物，而且過度生長到足以突破超市花盆。我一直認為就是這種植物，讓我意識到自己需要綠意圍繞左右；即使還要經過一段時間，我才開始認真栽種它們。

那晚之後，我慢慢感覺到周圍其他事物的生長。儘管童年在鄉村度過，但我對植物依然相當缺乏辨識力。我學會了一些大家都知道的東西，刺蕁麻、蒲公英、五月樹、細葉香芹、鋸耳草、水仙花、風鈴草，以及容易識別的樹種，但伴隨我成長的綠色植物大多都已成為了家具，也就是那些青春期時老讓我覺得被困在鄉村而感到惶惑的背景。不過，就如同我發現萊茲公園的優美靜謐，比起剛來途中經過的廣闊田野公共步道更加令人振奮一樣，還是城市裡的大自然才能使我眼睛發亮。對我來說，這裡有著全新的教材，能讓我在晚春時節坐在希頓公園頂端，看著燕子在逐漸消失的光線中穿梭。我愛上樹木綻出白花，將傑斯蒙德區人行道點綴得美輪美奐的方式，還有花瓣是如何追逐著東北風、並在我騎車穿過城鎮後乍見它們黏在我的外套上。我還會去看生長在方形庭院的迷迭香土堆，並在經過時用手撫摸它們，使其逸出氣味，同時考慮著是否該像我朋友經常會做的那樣，摘採一些回家放在烤馬鈴薯上。五月在溪谷公園散步，總會沉浸在野蒜的氣味中，野蒜會覆蓋陰涼的河岸，寬大葉子微低著頭，綻放著白色的星形花朵（野蒜，即熊蔥，經常與三角韭菜、即三棱蔥混淆。兩者都有大蒜的刺鼻氣味和口感，同樣都能製作出美味的香蒜醬，但後者開花更早，而且有三角形花莖，形狀跟瑞士三角巧克力一樣），它們會在溪流上起伏擺動，回望自己的倒影。

我會傾向栽種香草植物，因為它們是我成長過程中已知的盆栽（但我所知道的也不過是怎麼養，或怎麼用罷了），它們是一種養在超市的塑膠花盆裡注定會死掉的植物，因為盆栽裡塞進了太多幼苗，若不互相吞噬彼此接觸光照、空間和水的機會，就無法茁壯成長，簡直就是園藝世界中名副其實的貧民窟。我媽一直保留著一塊香草苗圃，我在很小的時候就會被派去採集，只是我經常會帶回一些不是她要的香草，難免惹她困惑惱怒。當我學會自己栽種香草後，也開始出現相同的態度，對於那些傻傻分不清薄荷和香芹的幫手，總會隱隱感到驚訝和憤怒。現在，我只要走過迷迭香，或是不太常見但無限迷人的茉莉芹、馬鬱蘭時，都會忍不住在指間摩挲，嗅吸一番。

我們從園藝中學會的一件事，就是去發現植物的多種用途，包括食用和藥用。這些最初看來陌生、令人擔憂又十分不同的東西竟能緩解背痛，或美美地灑在雞尾酒上，每每發現都讓人讚嘆不已。此外，不只是發現某植物品種，之後更意識到它能食用，而且比商店裡任何植物都要美味，這過程也能使人獲得一種精明的滿足感。但藥草就不同了。幾個世紀以來，人們種植藥草就是為了食用，但隨著時間過去，我們也開始欣賞它們的美。例如，迷迭香花的柔和紫色，即使在嚴冬也能引來蜜蜂；而茴香球莖一經烘烤，口感就變得滑溜，散發著茴香味，只是若任花朵自生自滅，就會炸成一片怪異、復古未來主義式又氣勢磅礴的黃色爆破現場；至於藍色星狀花朵的琉璃苣，更比其名字所暗示的要漂亮得多。大約六、七歲左右，我首次越過了那條存在於食用及觀賞用之間的界線：當時我把細香蔥尖從莖上咬了下來。因為覺得自己會被罵，所以就沒有告訴任何人，也不得不在備感羞恥的沉默中，忍受著長達數小時之久，一股火辣辣、揮之不去的味道。

度過上大學的第一個夏季後，我們搬出了宿舍，住進了有庭院的分租式公寓，但庭院很荒涼，水泥地上堆滿垃圾，除了抽菸外幾乎沒人踏足。只是在天氣夠暖和，我們又懶得去尋找其他更適合地方的情況下，我們還是會坐在那裡。六年來，我一直沒有機會進入一座我自己、而非爸媽的花園，現在眼看機會到來，卻是尚未被改建成公寓、雜草叢生的一塊地，位於倫敦罕見的高大排屋後面。我們曾一同管理著這裡，我和我的四個（有時是五個）室友都忍受著這棟房子，就如同我們忍受彼此，房子也忍受著我們：蛞蝓會從廚房水槽裡鑽出，有好幾年都得在上方閣樓有東西亂竄的聲響下入睡，也從沒在意過潮濕的毛巾和發霉的浴室。浴室雖然看起來很大，大得足以在中間放進一座爪足式浴缸，但裡面太冷，根本無法久坐。儘管如此，我們全都對公寓的破爛視而不見，畢竟這裡徒步就能到酒吧、俱樂部和我們朋友的房子，餐廳房間角落也有空間及停放架供腳踏車使用，而且每月租金不到四百英鎊。

我們粉刷了客廳和餐廳，用微薄的薪資盡力而為。雖然房子很老舊，但仍保留了維多利亞時代的宏偉風格，天花板上的簷口覆蓋著灰塵，卻沒被歲月破壞，高大的單層玻璃鑲嵌在既有的實木百葉窗上。我們穿著多層毛衣，擠在陰暗低矮的廚房裡，舉辦著那種從某個房間走出來，就會有發現幾十個陌生人在另一個房間的派對。至今我還是不知道，為什麼在安裝著揚聲器和仙女燈的地下室莫名被半英尺的水淹沒時，我們沒有全部被電死。派對是我們所有人生活的動力，因為我們都需要賺錢活下去，在一座似乎不想要或不需要我們的城市裡闖蕩。情緒會從亢奮跌入絕望。那些爬上桌子跳舞的人群之中，總是有正在爭吵的情侶，或是喝得酩酊大醉的人。還有更多流竄在舞步中的無形衝動，試著在一大早用噪音及物質來澆滅持續的焦慮。

與其說花園需要人照料，不如說那是我們心懷感激、稱之為「家」的破舊空間的延伸。到了五月，派對便移轉到草坪。位於鋪著龜裂水泥路面的側迴廊外，啤酒會愉快地灑在那兒的草坪上，而我們把廣口玻璃罐串在樹上，再填入蠟燭。喬許和我曾努力把花園打掃得乾乾淨淨（就在某個室友離開倫敦踏上為期六個月的冒險、後來變成長達三年的逃避之際，喬許便搬了進來，那是一段甜蜜充滿愛的時光），我們在暮春夜晚花了好幾個小時，從一度珍貴的加高花壇上拔除猖獗雜草，再從後方灌木叢中清出許多垃圾。成果很令人滿意，跟之後我在陽台進行定期冥想修剪的戶外整理工作相比，所需肌肉量顯然要大得多。室友們以便宜價格買了台割草機，讓我們興奮不已，甚至還有人說可以來種菜。

但是，生活卻阻礙了我們。只要天氣一變壞，我們便轉身回到室內，進入螢幕、酒吧和舞池的懷抱。再加上這些花壇只要一淨空，我就想不到該用它們來做些什麼好，似乎我們的野心總莫名太大，目標範圍卻始終太廣，令人望之卻步。我不知道該在那裡放什麼植物，甚至不懂得培育出自己的心願，儘管我每次走過鄰居前院，見到從塑膠花盆裡哄騙出來的蜀葵和毛地黃芽尖時，都會感到一股心的喜悅。我們整好的這塊地陽光充足又有定期雨水，同時還不受人類干擾。因此，曾馴服的植物又長出來了；我甚至沒有注意到它們，以至於我根本沒有發現它們是什麼。

不過，我確實種了些香草——或者說，試著去種。儘管真正的土地感覺既難以捉摸又狂野，但我還是努力在側迴廊上開拓，因為從廚房很容易就能進入那裡（我真的不太記得有把後門鎖上，若是考慮到我們住的地方，不鎖門真的很大膽），所以就有點像我媽栽種香草的那種空間——距離我童年家裡各個工作檯面幾乎都觸手可及。不同的是，媽媽一直都經驗老道，聰明地把草本植物種在具必要遮蔽和陽光充足的地方；反觀我的側迴廊總有塊陰影，潮濕得厲害，時常受雨水影響，而且某部分還被一面破柵欄圍住。我在那裡種了熱愛陽光的羅勒、迷迭香和薰衣草，認為它們會茁壯，只是它們很快就變得乾巴巴又垂頭喪氣，要不是用力往陽光方向伸展，就是被蛞蝓給吃了。若我當時就懂得把它們種在花園裡，種在花槽那些貧瘠的泥土裡，誰知道這一點點的改變，之後會有什麼樣的光景？

這些命運早有定數的植物，都是從哥倫比亞路的花卉市場一路搭腳踏車運到金士蘭路的。這個市場為倫敦人熟知，不過也越來越受遊客青睞；若超過上午十一點才去，就得接納一種禮貌性的喧鬧：大家會在那裡面對面揮著高級相機，打扮時尚的小狗在腳下亂竄，還有或許是爸媽想法太過樂觀才不明智地帶來兒童和嬰兒車，在熙熙攘攘的人群中擠來擠去；而在這一切之上，則是攤主的吆喝聲，他們其中有許多人都是週日早上才排在長長的家庭人龍中來轉移切花和移盆的。自從肖迪奇和霍克斯頓這兩個圍繞市場的社區在二〇〇五年左右開始轉變為時髦人士的聚集地，並在十年後成為鄰近倫敦金融城有錢、閃亮的科技新創事業前哨站後，哥倫比亞路已經成為遊客和倫敦人週日繁忙活動中既定的一環。附近的布里克巷（Brick Lane）也成了擁擠的市場，代表高度憤世嫉俗又備受譴責的貨櫃公園商場（Boxpark）則提供各式各樣的早午餐及飲料選擇。從銀行站到貝夫諾格林（Bethnal Green）地鐵站的人行道上，有著一束束用牛皮紙包裹的長莖花朵，還有扛在肩上、搖曳著尖頂的袖珍椰子樹。

花市曾經在早上八點開始，下午二、三點左右結束，但後來為了配合悠哉漫步、宿醉未醒的閒暇遊客，都把營業時間往後推了。現在攤位要到九點左右才擺好，下午四點也仍有機會撿到便宜。基於人們對城市綠意的渴求，哥倫比亞路仍然是倫敦最容易買到植物的地方，也因此塑造了幾十年的傳統；而由室內雜誌和社交媒體所定義的時尚，更是幾個月後就會出現在攤位上。三角紫葉酢漿草（也就是我一直都用球莖種植，由幾株植物組成的塊莖，因為它很難買到）現在也成了常客；在一年生植物和切花花材的攤位之間的涼亭下，還有幾十種多肉幼苗盆栽散布在街道上；過去只是花卉附屬品的室內植物，現在已經成為整個植栽事業的一環，時尚的淡粉色條紋竹芋，以及極難養活的琴葉榕，它們的售價差不多等於附近酒吧的一輪飲料費。市場賣的是人們想要的東西。基於二〇一〇年代中期以來千禧世代對綠色植物的渴望，他們城市租屋處的綠色植物，也點綴了這些人行道。

從來到倫敦的第一個夏天開始，我就成了其中一員。那時我只是想看看，後來我也開始購買，以便養大那些食用植物後吃下它們。正值二十歲的第一個五月，我實踐慾望的開端，在成為園藝師的過程中，我也開始磨練自己。我列了張清單，一早就獨自去那裡，在各個攤位（大約三十個左右）逛了一圈，然後回到那些看起來不錯、最划算的攤位，去買想要的東西。哥倫比亞路是我多年來購買植物的主要地點，我在這裡獲得許多購買經驗，例如要檢查土壤是否發霉，根部是否被浸泡得無法生存，植物表面是否過濕發霉；要瞄準有著花苞、而非已開花的植物；要是被購買衝動給左右，就要確保它能在你帶回家之後，待在某個小空間裡茁壯成長。我學會定期在週日上午提早去花市，並在大批人潮出現前離開，才能好好逛遍我最喜歡的攤位，用托盤買入一年生植物，用盒子買入香草植物、球莖和聖誕玫瑰。

或許，年輕又穿著體面的人適合為植物銷售注入新的影響，就像哥倫比亞路市場所開啟的一種縉紳化（gentrification）[1]運動。安琪拉・喬治娜・伯德特・考莰（Angela Georgina Burdett-Coutts）是貴族銀行家的孫女（也是繼承人），她在一八六九年買下了曾惡名昭彰、滿是殺人犯和幫派的貧民窟，之後把它改建成一間加蓋屋頂食品市場。伯德特考莰市場持續營業了幾十年後，變成了一座週日花市，這樣當地的猶太商人就能工作，市場競爭對手柯芬園和斯皮塔佛德市集（Spitalfields）的賣家也能銷售他們的庫存。鮮花則是雨格諾新教徒（也就是那群曾帶來歐洲報春花及銀蓮花的人——我的祖先）自二百年前抵達後，在倫敦東區留下的遺產。

經歷了四月的喧囂與叛逆，先迎來一場熱得驚人的週末，以及乍暖還寒的週一早上後，春天似乎終於安定下來，並在五月逐漸壯大。這是最後一次的驟然降溫，之後園藝師會開始讓他們的作物進行建化作用，先把它們帶出去試試涼爽空氣，接著在室內度過幾晚後，再把它們留在室外，在未經過濾的自然日光與雨水滋潤下生長。陽光會變得更加穩定，夏天也感覺更為具象，不再是個遙遠、微弱又無法想像的概念。突然間，彷彿參與了某場大規模、持續一整夜的密謀，樹木自行轉綠，樹枝上冒出嫩葉，空氣中充滿了重生的感覺，如此近在眼前，彷彿一下子就能聞到它們的變化、可能性及努力。山楂樹上綴飾著亮麗的小白花，不管高壯或低矮的都是；紫藤花在磚牆及房屋上垂下淺紫色的球狀物，既花俏又像在開會一般，有時甚至爬到其他樹上，展開一場神奇的偽裝術；花如其名的丁香在香氣散發的色調中律動。每個人都能分享和看到的草坪，像是路邊的綠地和公共公園，都被蒲公英可愛的完美球形絨毛弄得暈頭轉向，直到下一個陣風的日子來臨。風一吹，就會在瞬間破壞一切，懸鈴木和椴樹會因此爆出花粉，飄散四處；這些花粉被車流沖散，微小顆粒形成小型風暴，然後落在肩上和水溝裡，堆積成一堆堆外來的白色粉塵，讓人忍不住打噴嚏。白天來得很早，隨之而來的是鳴叫和吟唱的嘈雜，宛如黎明合唱團。即使是在倫敦這樣一座城市，也能聽見激盪的鳥鳴聲壓過空蕩冷清的公車隆隆聲，穿透輕聲咆哮的天際。由此可見，經過幾個月的耐心準備，大自然已趨成熟，一切準備就緒。

生命正湧進這座城市，我的身心都反映了這點。也許在我內建的生理時鐘中，五月就像是九月的同伴，既充滿活力，也是個沉浸在反思的月份。而在這樣的新生之後，回顧過去就顯得更加

1　透過更多富裕居民和企業的湧入，以改變某個社區特色的過程。

必要。我以前總是把這個月與夏天的到來、考季的緊張狂熱，以及更溫暖、日照更長的日子到來的興奮連結在一起。但是這一次，歷經分手及之後所發生的種種事情，這個月也變得最是苦樂交織。從我和喬許最後一次真正感到快樂開始算起，已經整整一年了，而分手週年紀念日也將帶來難以言喻的意義。但不知為何，這樣一個我曾認為是年度轉捩點的時節，一個擁有許多可能性、實際上卻證明為空洞虛假的黃金時刻，反而更加令人難以面對。前年，我們曾外出度假一個週末，感覺就像第一次約會，既有感染力、刺激又充滿慾望。在倫敦之外，超脫了我們日常工作的艱苦繁瑣，也擺脫了我們彼此曾編織的家庭理想，樂觀主義就這樣灌入我腦中。當時天氣溫暖，陽光明媚，我們手牽手去散步。當然，我從來沒想過我們的關係會結束，我只知道我們當時已經突破了某個艱難時刻，正要走向另一個階段，也就是他和我仍能獲得的熾熱幸福。

正是這點讓我在一年後感到悲哀。我花了好幾週時間來確定一場莫名的悲痛，同時緬懷過去的一切。希望與否認交融的情緒多麼容易令人耽溺，讓我變得如此沉迷其中，以至於無法接受周圍所發生的現實，也就是我的生活即將被徹底摧毀的事實。分手後，我反覆沉浸在麻木、不安、憤怒、困惑和疏離的循環中，只是嚴重程度不一，從隱隱作痛到嚙咬難耐的狂熱情緒皆有。不過，現在不同了，我反而對曾經那麼天真的自己另外生出一股悲傷和同情，哀悼她曾懷抱著明明是錯誤、卻仍勇往直前的希望。

這讓我懷疑，我是否早該改變些什麼？比方說，若能回到過去，把她搖醒，告訴她要仔細審視，擦亮眼睛，消除依賴，並明白在沒有她所建堡壘的保衛下還是能自立自強。又或者，早點承認出了問題，並聽從喬許的警告就好了。

不過最後我的結論是，這真的沒辦法；過去還是必須以這種方式展開，必須在我仍完全處於愛及強烈的保護之中，以及身邊有個男人正努力與我相處、共享一同創造的生活之際，把我撕碎。只不過，結果還是一樣；我仍會為她感到難過，因為我知道那是她最後一次甘心為愛痴狂。從那時起，許多事都染上了一抹無常的色彩，像是知道世事往往好景不常，所以對於稍縱即逝的遺憾，總是多少有點心理準備。

不過，我已經學會把這種無常視作珍寶。為了消化所有殘存的憂鬱，我讓自己全心投入五月，而把那年春天／夏天留給那年的我倆就好。在這過程中，我會啜飲身邊美妙的事物，吸收彷彿花蜜般甜美鮮活、而且越來越寶貴的季節精華。我放任自己更加輕鬆自由，花了幾週時間往返柏林一帶，那裡彷彿所有的人都在河裡游泳，公園裡閒逛，撣去黑色牛仔褲上的椴樹花粉。我還去了趟巴塞隆納，跟海瑟、傑米及其他人一起盡情去愛、徹夜歡笑，並在黑夜過後為全新黎明的到來而讚嘆。至於尾隨著四月不放的行政瑣務及煩心事，也像是慢慢鬆了手似的。我陶醉於漫長夜晚的即興計畫，一次又一次地愛上倫敦的新生綠意及滿地花瓣的街道，並看著全新一季的淡淡雀斑散落在我的鼻樑上。

以往隨著春天到來，我都會把陽台園藝當作一場軍事行動，先用新的一年生植物填滿盒子，之後播種、挖出球莖、移盆；但我現在反而歇了下來，覺得實在沒必要為了換季太過講究。其實這些花盆容器都長得自成一格，冬天的聖誕玫瑰到了春天會變成淡綠色，而且很結實，生命力驚人的種莢迅速膨脹，下方的嫩葉紛紛長出。一度長期休眠及頹廢的蕨類也從土壤中伸出琴頭般的嫩芽，毛茸茸又精神抖擻，就如同幼犬一樣。山茶花的榮景正在褪去，優雅的白色花瓣都化成一片棕色爛糊，正面朝下落在灰色水泥地上，留下大量閃著光澤的新葉。以前我會把正在枯萎的葉子摘掉，很在乎這種明顯的不完美，但現在我樂得任其自然發展，只因為我意識到，這些葉子都美麗、得以填補空間又適得其所。我寧可帶著好奇，放任一切自由生長，看它們能變得多美麗，而不是持續努力去控制一切。

我從巴塞隆納回來後，一開門便發現麥特在廚房。從走廊上就聞到晚餐的香味。我把鑰匙借給他，讓他能在我不在家的時候，給幼苗及剛曬過太陽的植物澆點水，而且他也為我準備了回家禮物。這間公寓已經不再只是一個家，更是令人愉快的生活儲藏室；不再是個牢籠或勉強及格的地方，而是個我有幸在此、並且很快就會離開的地方，另一個地方會成為我人生的一個章節。他在這，我們在這，過著兩人的新居生活。我並沒有因為他來照顧我，就不再能獨立自主。我也沒有因為過去幾天在歐洲開趴，就能符合千禧世代認定成功人士的標準。他是一個我所愛著、也同樣愛著我的男人，我們讓彼此十分快樂；這點無須張揚，正常又基本不過。在經歷剛開始幾個月的動蕩後，我也在他長住了很久的地方安頓下來，而且很滿意這樣的生活方式。一般來說，裡面要是空間不夠就會對我造成困擾，因為我本來就很容易驚慌失措，也會為了他的隨性感到沮喪，可是我早已不再追求確定性，而是開始學習活在這種隨遇而安的狀態中，聽從他常掛在嘴邊「就這樣」的建議。

五月中旬開始下起大雨。四月，除了婚禮那個忙碌的週末外，基本上是涼爽但缺水的月份，因此，對於五月雨，我就像接待老朋友一樣熟悉，是那種交情好到會在進門後為自己泡杯茶的朋友。淅瀝瀝的聲響在不起眼的第一道黎明曙光中牽動著我的意識，經過一夜後雨水回來了。我喜歡仰著頭，想像雨滴在臉上的感覺，細細體會雨水短暫淨化空氣的方式。幾天後，大雨真的來了。我走到窗前，地面水窪的層層漣漪持續泛著一整天。我淋雨騎腳踏車去上班，讓雨水濕透我的每寸肌膚，但脫下萊卡T恤後，卻發現我的背被路邊車子濺起的汙水弄髒了，濕成一個黑灰色半圓，衣服裡面大概也髒了。在吸收含化學成分的自來水數星期之後，植物終於能喝到不少雨水。現在幼苗都在外面找到了自己的家，像是曾經在窗台上的番茄長得高大又自信，香豌豆的莖部變得粗壯，而羅勒與香芹在綠意盎然的夏天到來之前，就能搶先採收了。

雨水留下的清新氣息，將陽台上的城市灰塵和花粉都洗刷乾淨，隨後就盡數咕嚕嚕地流入下水道。彷彿在傾盆大雨中，空氣裡不存在任何氣味，只留下動作，還有之後綿延的美好餘韻。令人驚訝的是，即使是水泥夾縫裡的植物，泥土所散發出來的清香竟也如此強烈，只見萬物初生多麼完美，蘊含著無比希望，翻動過的土壤及新生命更是充滿了潔淨樸實的氣息。不知不覺中，雨水把我帶到傑斯蒙德溪谷公園那豐饒綿延的樹蔭下，在派對結束後的寂靜清晨讓我踏入哈克尼區的後花園，到那些不太可能有新生命的地方一探究竟。

我曾在倫敦不同地區分別度過二十幾歲各階段的時光，但我們很少會在倫敦西部閒晃，儘管我發現自己在大學一年級夏天常待在克拉珀姆區或巴勒姆區，因為有些朋友正好住在那裡。哈克尼區的東北部把我從佩卡姆區拉出來好幾年，只是過了二十五歲後，我又重新回到了那個角落。這座城市總讓我既沮喪又興奮，因為它一邊用珠光寶氣誘惑著我們，又一邊用玻璃牆和天花板把我們拒於門外，只是我很少會想到要離開它。對我來說，倫敦是最具說服力的情人：即使為它受種種不公待遇，我依然為它深深著迷；儘管在這裡花費既高、要求又多，但若是懂得要去哪裡看風景，它就美得令人無法自拔，所以只要一找到倫敦的祕密綠地，我便覺得自己又多馴服了這座城市一點。儘管條件艱難，但這座城仍有許多生命正蓬勃發展，所以我不需要遼闊土地或寧靜鄉村，我只需要夠大的祕密綠地及城市綠肺。

河流也許分歧多股，卻是倫敦的命脈，也是我待在這座城市歷經的一種常態。在我騎腳踏車、坐公車、偶爾坐車或步行穿越泰晤士河的污穢之際，總有股陰暗洶湧的混濁味不時飄進我的鼻腔，只見灰色河面被少有的晴朗天空映照得波光瀲灩，兩岸建築在霧氣中閃閃發光，讓我對自己能生活在這裡、而不只是過客充滿感恩。

雖然往往擠滿遊客及外地人，但南岸中心（Southbank Centre）這樣一棟二十世紀中期野蠻主義的華麗衝擊，總深深吸引著我和朋友們。跟鄰近的國家劇院及經常被遺忘的英國電影學院一樣，皇家節日音樂廳（Royal Festival Hall）和海沃德畫廊（Hayward Gallery）都座落在泰晤士河南岸，令人眼花撩亂，它們輕蔑地注視著亨格福德橋（Hungerford Bridge）和滑鐵盧橋（Waterloo Bridge）那頭，薩默塞特宮（Somerset House）、河岸街（Strand）和柯芬園的過分繁瑣。我和喬許的初次相遇就是在這個地方，在滑鐵盧車站對面一間破舊酒吧裡。正是在這裡，當時手頭拮据的我沿著河邊徘徊，沉浸在這個我負擔不起的城市。我曾無數次把轉了好幾手的老舊腳踏車停在水泥建築下的大量車架上，只為了到這些建築群裡參加文學聚會和街頭市集、畫廊開幕式和講座、演出、戲劇和免費活動，並在我不應該進去的會員室裡看夕陽，或在城裡逛了一天後衝進去借廁所（一九五〇年代的古色鑲板光澤仍然閃閃發亮）。在這些活動中，我一直追逐著運氣及失去的事物，思索著為什麼我沒能感覺到更多，為什麼還是不夠，未來有沒有可能變得更好；但有時我又覺得如此美好，好到無法再更好了。

我總沿著黃色旋轉梯走上伊莉莎白女王音樂廳（Queen Elizabeth Hall）的屋頂花園。要理解這棟宛如迷宮的南岸中心，其實很耗時間，因為長達兩座橋之間的距離，有著彷彿數不盡的樓層和充滿魔力的台階。過了整整一年，我才意識到自己都是從佩卡姆區搭車坐了很久，並從黑衣修士站開始步行，但我原本大可搭另一輛公車在滑鐵盧橋站下車，就能直接到達目的地了。

但不知為何，我總能找到那片宛如祕密似的小草坪，而草坪就如同其他一切事物一般，夾在兩排林立水泥牆之中。寬矮又不好坐的長椅隔開了一片茵茵綠地，但整體景色很豐富，在下方節日音樂廳前方的混亂中有音樂和孩童掠過的喊叫聲，一群人拿著昂貴的飲料坐在椅子上；再往下，就是西敏寺，以及雲霧中閃閃發光的倫敦眼摩天輪了。看著天際線，我彷彿鳥兒一般，在這個我常努力理解的城市裡自由自在飛行，感覺自己也是其中一員。只因為這片草坪是我發現的，我短暫擁有的一小部分城市。

起初，花園只是塊草坪，幾乎算不上是花園，比較像是灰色市中心難得一見的空地和灌木叢生的綠意，裡頭還有個酒吧小屋，周遭的樹木矮小得毫不起眼。花園在二〇一一年開張，那是我在倫敦的第一年；我們就跟多數人一樣，把這裡當作一個新鮮的飲酒場所，畢竟倫敦難得有夠大的屋頂得以容納人潮，在傍晚的餘暉下更是格外令人怯懦和興奮。同時，這塊地和我一樣都在成長，迎接著各種本地物種與諸多橄欖樹的到來；只是，過去為了吸引人們到這個蓄勢待發的空間所大方擺放的庭院桌椅，現在卻越來越少見。大型容器中充滿了生氣蓬勃的綠色植物，其中大部分都能食用，例如盆栽裡開著花的迷迭香，兩旁長椅靠著水泥建築；薰衣草吸收著日光，繖形花科植物（Umbellifers）在蔓生的金蓮花葉上搖曳；花園後方棚架長滿了花與葉，在布滿冷硬線條和水泥灰牆的天際線之中，如同一條豐饒的動脈。而連接大樓之間一座時常封閉的天橋上，在鋪路石板和及胸牆壁間的狹窄縫隙裡，生長著罕見的蘭花。是的，就在這裡，在這個最不可能的地方生長著。此外，在平日還能看到一些生態方面的小小交易，像是蜜蜂在車水馬龍中嗡嗡作響，蚜蟲和蒼蠅聚集在新生植物上，鳥兒則為了牠們而來。可以說，這些全都存在於人造建築上的花壇裡。

每次到了春夏之際，我都會不知不覺來到這裡，莫名就被帶領至這個空間，天氣暖和時還會來杯皮姆酒，坐在草地上看個一小時的書，或在此跟人閒聊或認真對話，以便填滿工作和晚間邀約之間的空檔。起初，我是衝著前面那些能讓人看到風景和優越感的長椅去的；但隨著時間過去，我被吸引到更遠的地方，走入了滿是灌木叢和昆蟲的背景，在盎然綠意中找到平靜和分寸。

這種對大自然的需求，其實一直存在。我的祖父母跟他們的祖父母都曾諄諄教誨過這種需求，包圍了我的童年，以至於置身其中的我覺得太過理所當然，才如此視而不見。城市生活吞噬了這種需求，因為我太想學會加入酒館、酒吧、俱樂部和倉庫派對，希望在工作、事業、家庭、生活、朋友與戀人、長夜與清晨，以及在所有這些方方面面上，都能有正確又得體的表現。就在我汲汲營營的同時，大自然蟄伏在側。它不疾不徐的演進，像是發芽、長苞、開花、播種，接著葉子出現、成長、落下。冬天使我們寒冷，春天令我們驚喜，夏季則老是過得太快。它一直持續等待著，反而是我總忙著追逐自己的理想生活。然後，就在我認為自己已經達成目標，緊緊抓著，並保持一切安定無虞時，大自然又使我感受到了它的存在。在一切都陷入不確定之際，那股對大自然的渴望便驅動我開始去尋找，因為在它的神祕節奏及謙遜中，我見到了依存與撫慰。我想翻譯大自然的語言，理解其運作方式，但過程中我意識到自己可能永遠都做不到，畢竟大自然總是出乎我意料之外；即使只是顆花芽，一旦盛開，便是個小小的奇蹟。大自然總令我措手不及，如同一個充盈著羅勒氣息的溫暖房間，或是一個在陽台上微笑著叫我名字的男人，都會使我們開啟某種喧譁不休的愛戀，享受之後所發生的每一刻。然後，大自然會再次演進，變作不同的事物，只不過一樣具有專屬魅力。

有人說，花園在監護人過世後一年看起來最美，因為任其自生自滅的植物反而掙脫了束縛。蟲害控制及修剪限制都沒了，枯萎的花不算真的枯萎，種子以原有方式散落，乍然發芽，生根落地，其他則突破固有圈養、奔向自由，不再被拘禁在原地。一切都狂野無章，以往所擺放的安排與設計也都變得模糊不清：雜草蔓延至小徑，鮮花出現在縫隙，花朵和落葉都堆積在盆栽下方。

在那段幸福走向結束之後一年，我曾獨自一人在中午時分到屋頂花園。那是五月下旬某個灰濛濛、令人昏昏欲睡的日子，想必那些下班後想喝一杯的上班族根本不會想來這裡，更不用說待上幾個小時。而我在這裡既不是為了閱讀或社交，也不是為了跟朋友敘舊或讚嘆風景；我只是想站在這裡，四處走走，看看有什麼正在生長，以及如何生長。我花了幾分鐘悠遊其中，走出倫敦高要求的城市步伐，一一進入這些植物及其寄居昆蟲所遵循、無數條不同的時間軸，例如一年生植物、多年生植物，還有生長得較長或較短，違反了該品種既有期許的生命。所有活動都在靜默中進行，正當城市在下方發展得如火如荼之際。這裡有驚喜，有挫折，有奇蹟。生命，如此不羈，而我正努力翻譯中。

尾聲

我拿起剪刀，剪下一株最美的波斯菊。成堆的羽狀葉子和緊閉花蕾從未為我開過花，但現在，我愛不釋手地把它們裝在品脫瓶中，放在餐具櫃上供大家欣賞。箱子和手提袋裝得滿滿的，一切都準備好了，堆積起來，看起來龐大得令人生畏。我努力壓抑著非理性的恐慌發作，例如，擔心搬運工人不會出現，擔心那輛遠比實際需求還要大的貨車裝不下我的東西，不過，都沒用。我反而想努力填滿貨車剩下的空間。

這裡看起來仍然像我曾經的家，因為沙發、床、衣櫃、桌子都在，可是在過去幾天內，感覺又不像是個家。我原本的臥室，現在變成了一個充滿新油漆氣味及他人物品的空間。我在黑暗中醒來，聽著鸚鵡的叫聲，知道光線很快就會變化，並帶來我從那扇窗戶所看到、最後一次的日出。幾小時後，我到走廊上，看著盡頭門下透出的光線透在牆上，想必這就是我所害怕的離別。只是現在，感覺卻一點也不糟。

事實證明，盆栽是最重的。我們把它們留給了搬運工人，他們將裝著蕨類的大型盆栽宛如枕頭般扛在肩上。傑米跟他的朋友、麥特，他們拿起箱子，迅速把它們裝進電梯裡。我頓時覺得自己很不中用，總是打開門，一再地表示我那可憐兮兮的感謝，就在我知道自己的生活已拂袖而去，徒留我身處一片空蕩的同時。

我在四月找到的那間公寓，也就是樹林裡的那間，在經歷了種種差點失之交臂的有驚無險後，即將成為我的公寓，載走我一半家當的搬運貨車的目的地。但其他人還沒見過它，所以在到達公寓時，他們還搶在我前面去看了看。傑米跑了下來，告訴我，這裡很完美，可我還是不敢進去，對於正式認識這個即將成為我的家的地方感到羞怯。後來，搬運貨車一離開，就開始下起雨。室內植物和陽台上的盆栽先是填滿了停車場空間，並在被搬進去之前，接受了它們生命中第一次來自大自然的甘霖。我走進去，頓時發現陽台的擺設一應俱全。「這裡看起來就像你的家，你的植物現在全都在這裡了。」麥特如此說道，並在我的額頭邊落下一個吻。我在陽台上辦了個小型慶祝活動，擺出不相配的椅子來野餐，還有一瓶氣泡蘋果汁，大家傳來傳去，仰著頭喝。

然後男孩們就離開了，留下我一個人在那裡。我開始動起來，做點事以填補這段時間。我先拉下窗簾和燈罩，讓光線進來，在陽台上釘上幾個懸掛花盆，接著把我爺爺的鏡子掛在牆面某個鉤子上，不過隨即就停下了動作。我不禁想，還有這麼多事要做，要粉刷、剝除、拆卸和建造，之後還要買東西、修補和規劃。不過，打造自己的窩確實需要很多時間，而我願意付出時間。對我來說，光是能走到這步，就很了不起了。

在拼命掙錢、處理文件、打電話給律師並圓滑交涉的過程中，這個夏天就在過渡期的苦痛縫合中匆匆溜走了。陽台上的葉子變得越來越多，我開始在這裡盡情享用著番茄和豌豆苗、芝麻葉、沙拉、香草植物和食用花卉。我盡可能逃離這座城市，盡可能為我的友誼乾杯，努力分散自己的注意力，不去理會那些真實的苦痛過程，從喬許和我共同留下的事物中掙脫出來。我們曾經的過去，還有他，都留在我的記憶中，同時又出沒在我的夢中，修飾著我的日常思緒。隨著時間過去，我逐漸意識到，他將永遠占據我腦海某處；而接受這一點，比抗拒來得容易。

現在已經九月底了，我知道這個新的空間，既是個全新的開始，也是既有發生一切的延續。我仍然是同一個女人，也是個煥然一新的女人。我更穩定、更平靜、也不那麼恐懼了。我很清楚、也相信自己腳下的平衡，更知道自己在跟其他人分享思想與心靈交流方面有著高度依賴性，所以便懂得降低期望，並樂於去挑戰。同時，我已經降低了驕傲自尊，縮小了夢想，所以更能接受自己身邊及原本便擁有的東西。

在我身邊成為我的止痛劑及心靈慰藉的，現在換成陽台外的那片樹林。當然，這是一幅美景，讓寬廣、閃閃發亮的城市變得更會吸收光線、更溫和、更活躍，但它更有助於持續提醒我，無論身在何方，周圍環境總有神奇之處。在城市和郊區的每一棵樹、每一株植物和每一片樹籬中，在這些我們日常毫不在意的事物裡，都存在著大自然無聲的科學。我對於之後這裡將發生什麼，仍然所知甚少。我知道，我會試著拆掉廚房裡的松木鑲板；若是能刷上一層油漆，把一扇窗戶打開，這個地方會更加好看。但我不知道，我和麥特緊緊守護著的愛情會不會持續下去，還是會走向消逝破碎，我也不知道我的友誼會枯萎或綻放，我的家庭會擴大或縮小，以及我是否會想在這些關係中得到更多。但是，現在的我已經有能力接受這些不確定性了，我不會被它們擊垮。

現在，我還知道新家窗外的樹葉會枯萎、變黃並落下。除此之外，我也知道在幾個月內就能欣賞到那些存活下來的強壯枝骨。寒冬會隨著風到來，黑暗、冰冷、乏味，而春天也會降臨，帶來好聞的氣味；我知道自己將看著這一切，置身於季節之中。我會變得更好的。

謝詞

在這本書寫成之前，我原本都把文章發表在新聞電子報上，算是抒發個人思維及想法方面，一塊略顯粗糙又很小的遊樂天地。訂閱的讀者，尤其是那些閱讀並回覆的讀者，都鼓勵我把這些文字寫得更多一點。我的出版經紀人瑞秋・米爾斯（Rachel Mills），她也是其中一位讀者——而且，重要的是，她是第一個對於《這一年，我靠植物找回自己》所能達致的成果展現出熱情及遠見的陌生人，使我也開始認為這是件得以完成的事。

我想感謝坎農格特出版社（Canongate）裡的每個人，感謝他們從一開始就關切這本書。我尤其要感謝我的編輯喬・狄格萊（Jo Dingley），她接受了這本書的提案，用她敏銳的思緒協助我成為一位更具深刻思想的作家。也要感謝萊拉・克魯克斯漢克（Leila Cruickshank）一絲不苟的審稿作業。還有，我非常感謝露西・鍾（Lucy Zhon）和傑米・諾曼（Jamie Norman）對本書的熱情和支持。

這本書是在我日常工作的同時寫成，所以如果沒有同事們的默默付出，也是不可能完成的。感謝羅斯・瓊斯（Ross Jones）無止盡收拾著我的爛攤子，感謝瑟琳娜・戴維斯（Serena Davies）

的默默支持。我還要感謝喬安娜・福特納姆（Joanna Fortnam）的慷慨解囊，沒有她，就不可能成就這一切。

感謝皇家植物協會（RHS）圖書館的員工，儘管我從來沒有帶過會員卡，但他們還是在空間、時間上給我方便，以及提供搜尋難找書籍的善意。

在資料方面，園藝社區仍然是我所知道最慷慨大方的知識來源。感謝傑克・威靈頓（Jack Wallington）和安德魯・歐布萊恩（Andrew O'Brien）應要求進行了許多植物實地查證，即使在外面工作時，他們手上總沾滿了泥土。

感謝夏綠蒂・朗西（Charlotte Runcie），她總能使最複雜的事情看起來變得簡單。感謝艾咪・瓊斯（Amy Jones），感謝她在無數次的談話、挫折和寫作過程中的同理相待和陪伴。感謝安娜・莫里斯（Anna Morris）和海瑟・威爾斯（Heather Welsh），謝謝他們維持了比任何書都重要的友誼。

感謝我最親近的文森們——媽媽、爸爸和湯姆——讓我繼續寫下去，並以只有他們才知道的方式支持著我。還有漢娜・墨菲（Hannah Murphy），她長久以來始終如一的雀躍興奮，對我來說意義十分重大。

最後，感謝麥特・楚曼（Matt Trueman），感謝他一直以來對我的耐心、鼓勵及信心。

國家圖書館出版品預行編目 (CIP) 資料

這一年，我靠植物找回自己：讓疲憊歸零，綠活慢療重啟人生／愛麗絲．文森（Alice Vincent）作；鼎玉鉉譯——初版——新北市：臺灣商務印書館股份有限公司，2023.04　面；公分（MUSES）
譯自：Rootbound: Rewilding a Life

ISBN　978-957-05-3486-3（平裝）

1. 文森(Vincent, Alice)　2. 心靈療法　3. 園藝學

418.98　112002064

MUSES

這一年，我靠植物找回自己

讓疲憊歸零，綠活慢療重啟人生

原著書名　Rootbound: Rewilding a Life
作　　者　愛麗絲．文森（Alice Vincent）
譯　　者　鼎玉鉉
發 行 人　王春申
選書顧問　陳建守
總 編 輯　張曉蕊
特約編輯　賴皇良
責任編輯　洪偉傑
封面設計　莊謹銘
內文排版　菩薩蠻電腦科技有限公司
版　　權　翁靜如
業　　務　王建棠
資訊行銷　劉艾琳、張家舜、謝宜華
出版發行　臺灣商務印書館股份有限公司
23141 新北市新店區民權路 108-3 號 5 樓（同門市地址）
電話：（02）8667-3712　傳真：（02）8667-3709
讀者服務專線：0800-056193　郵撥：0000165-1
E-mail：ecptw@cptw.com.tw　網路書店網址：www.cptw.com.tw
Facebook：facebook.com.tw/ecptw

局版北市業字第 993 號
2023 年 4 月初版 1 刷
印刷　鴻霖印刷傳媒股份有限公司
定價　新台幣 450 元

法律顧問　何一芃律師事務所